圖解

五南圖書出版公司 印行

營養生化學

第二版

閱讀文字

理解內容

觀看圖表

圖解讓
營養生化學
更簡單

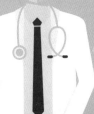
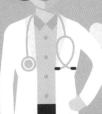
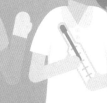

第一章　醣類

第二章　膳食纖維

第三章　蛋白質

第四章　脂質

第五章　熱量平衡

第六章　維生素

第七章　礦物質

第一章
醣類

詹恭巨　編著

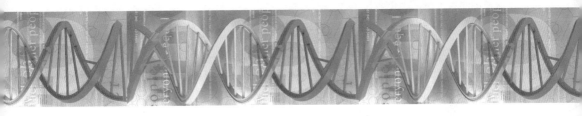

1-1 **醣類簡介**
(Introduction to carbohydrates **)**

醣類是人類飲食中提供熱量的主要來源，每日所攝取的總熱量，至少有一半或更多來自於醣類。飲食中的醣類大約有一半是屬於多醣類（Polysaccharides），例如澱粉與糊精，大部分都來自於穀類與蔬菜類食物。另一半則屬於簡單醣類（Simple sugars），其中最重要的莫過於雙醣類的蔗糖（Sucrose）、乳糖（Lactose）與麥芽糖（Maltose），單醣類的葡萄糖（Glucose）、半乳糖（Galactose）與果糖（Fructose）。

醣類是由碳、氧及氫三種元素構成。醣類主要分成兩大類：簡單醣類（Simple carbohydrates）與複合醣類（Complex carbohydrates）。簡單醣類包括單醣（Monosaccharides）與雙醣（Disaccharides）。複合醣類則包括寡醣（Oligosaccharides）由3～10個單糖組成，及多醣（Polysaccharides）由10個以上之單糖組成（圖1）。

食物中之單醣為葡萄糖、半乳糖與果糖，雙醣則為蔗糖、乳糖與麥芽糖。單醣與雙醣稱為簡單醣類，其餘的稱為複合醣類。寡醣的分子大小介於簡單醣類與複合醣類之間，由3～10個單糖所構成，例如蜜三糖、水蘇四糖等。食物中之寡醣無法被消化酶分解，因此不提供熱量，但是不能在小腸消化之寡醣，可在大腸為腸道益生菌（Probiotics），例如乳酸菌或雙叉桿菌利用，而有促進腸道益生菌繁殖之特性，此種特性讓寡醣被稱為益生素（Prebiotics）。複雜醣類主要是植物性的澱粉（Starch）與膳食纖維（Dietary fiber）及動物性的肝醣（Glycogen）（圖2）。澱粉與肝醣可被消化酶分解為單糖而吸收，膳食纖維則無法消化。澱粉依其構造又可分為直鏈澱粉（Amylose）與支鏈澱粉（Amylopectin），直鏈澱粉的糖與糖之間的鍵結是屬於 α 1-4 鍵結，而支鏈澱粉分支部位的鍵結是屬於 α 1-6 鍵結，澱粉的 α 1-4 鍵結可被消化道所分泌的 α 澱粉酶消化，α 1-6 鍵結則可由 α 糊精酶消化（圖2）。肝醣也具有如澱粉般的鍵結，只是分支更多，分支越多越容易吸水而穩定結構，分支越多也更容易被水解而釋出葡萄糖，因此肝醣在維持血糖濃度方面的功能是很重要的。膳食纖維的構造如圖2所示，膳食纖維糖與糖之間的鍵結是屬於 β 1-4 鍵結，由於消化澱粉的酶並無法分解 β 1-4 鍵結，因此膳食纖維並不能被消化。飲食中的膳食纖維將隨著未被消化的食物殘渣進入大腸，在大腸，有些可溶性膳食纖維會被腸道菌利用來發酵，發酵副產物的短鏈脂肪酸被大腸黏膜細胞吸收後可提供身體部分熱量。

圖1 醣類的分類

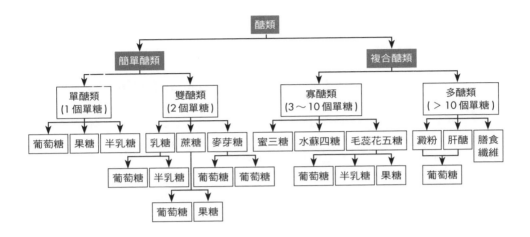

圖2 複合醣類

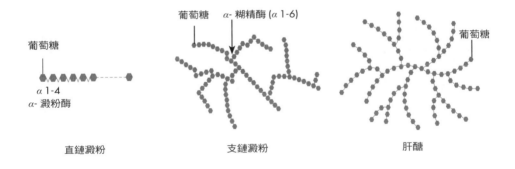

直鏈澱粉　　　　　　　　支鏈澱粉　　　　　　　　肝醣

1-2 **簡單醣類**
(Simple carbohydrates)

　　單醣與雙醣是屬於簡單醣類。單醣存在於自然界或是複合醣類消化的終產物，結構通常含有 3～7 碳，依序為三碳糖、四碳糖、五碳糖、六碳糖及七碳糖。單醣也可依官能基的不同進一步分類為具有羥基（Hydroxyl group）的醇糖、具有醛基（Aldehyde group）的醛糖與具有酮基（Ketone group）的酮糖。單醣進一步依其結構式上原子或官能基所在空間的幾何位置不同，又可再分為 D 型與 L 型的鏡像立體異構物。在營養學上，D 型的單糖遠較 L 型的單糖重要，因為飲食中的單糖幾乎都是 D 型，而且身體內作用在所有醣類的酵素都只能代謝 D 型。D 型及 L 型的葡萄糖及果糖如圖 1 所示，注意結構式中碳原子上之羥基都處在相反之方向。相較於六碳糖，飲食中的五碳糖（Pentose）所能提供的熱量很有限。然而，五碳糖很容易在細胞內以六碳糖為先質而合成，並被納入許多代謝上重要的化合物。例如，屬於醛戊糖（Aldopentose）的核糖（Ribose），是核苷酸類（Nucleotides）物質的組成分，譬如腺核苷磷酸鹽類（Adenosine phosphates）的腺核苷單磷酸（Adenosine monophosphate, AMP）、腺核苷雙磷酸（Adenosine diphosphate, ADP）、腺核苷三磷酸（Adenosine triphosphate, ATP）及環腺核苷單磷酸（Cyclic Adenosine monophosphate, cAMP）。去氧核糖（Deoxyribose）是核糖核酸（Ribonucleic acid, RNA）及去氧核糖核酸（Deoxyribonucleic acid, DNA）的組成分（圖 2）。核糖的還原產物核糖醇（Ribitol）是維生素 B_2- 核黃素及核黃素的輔酶 - 黃素腺嘌呤雙核苷酸（Flavin adenine dinucleotide, FAD）與黃素單核苷酸（Flavin mononucleotide, FMN）的組成分。

　　雙醣是由兩個單糖以糖苷鍵（Glycosic bond）結而成。依糖苷鍵形成時羥基所在之位置，雙醣可分為 α- 型及 β- 型糖苷鍵結，且依兩個單糖形成糖苷鍵時碳原子的位置，而有 α 1-4、β 1-4、α 1-6 等不同糖苷鍵結型式（圖 3）。雙醣是飲食中最主要提供熱量的營養素，最常見的雙醣為麥芽糖（Maltose）、乳糖（Lactose）與蔗糖（Sucrose）。麥芽糖是由兩個葡萄糖以 α 1-4 糖苷鍵結而成。飲食中之麥芽糖可由澱粉之部分水解產生，啤酒及小麥汁中含量很豐富。乳糖是由半乳糖與葡萄糖經 β 1-4 糖苷鍵結而成，自然界的乳糖只存在於牛奶與乳製品中。蔗糖由葡萄糖與果糖經糖苷鍵結而成，是自然界最廣泛存在且是最常用的天然甜味劑。由於化學結構上沒有半縮醛（Hemiacetal）或是半縮酮（Hemiketal）鍵結，蔗糖並不是一個還原糖。

圖1 D-型與L-型的葡萄糖與果糖

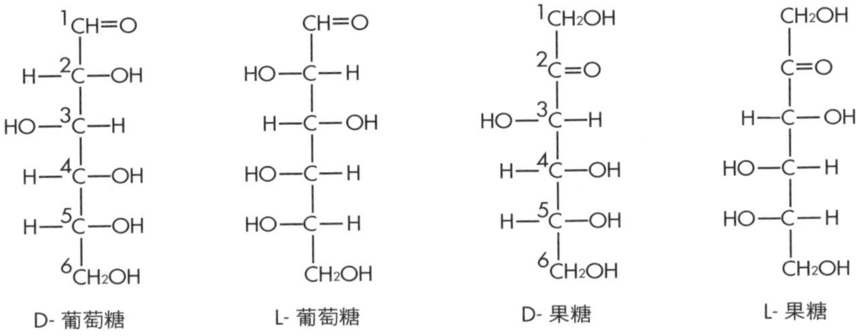

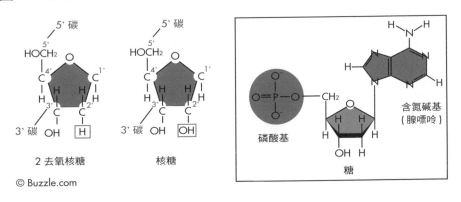

D- 葡萄糖　　　　L- 葡萄糖　　　　D- 果糖　　　　L- 果糖

圖2 五碳糖與腺嘌呤核苷酸的結構

5' 碳

$HOCH_2$

3' 碳　OH　H

2 去氧核糖

5' 碳

$HOCH_2$

3' 碳　OH　OH

核糖

© Buzzle.com

含氮鹼基
(腺嘌呤)

磷酸基

糖

圖3 雙醣結構的 α- 與 β- 糖苷鍵結

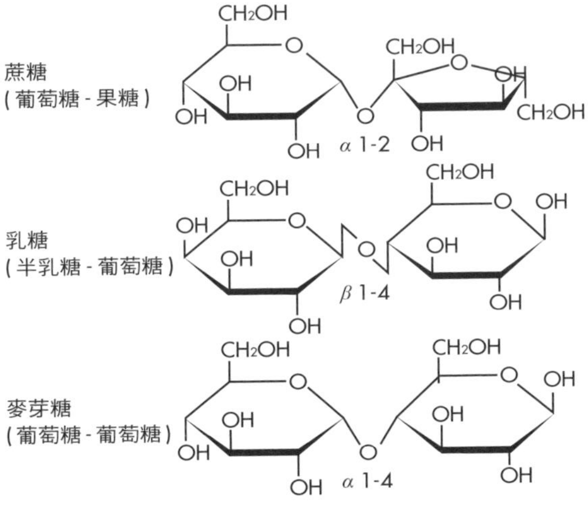

蔗糖
(葡萄糖 - 果糖)

α 1-2

乳糖
(半乳糖 - 葡萄糖)

β 1-4

麥芽糖
(葡萄糖 - 葡萄糖)

α 1-4

1-3 **複合醣類**
（Complex carbohydrates）

寡醣是由 3～10 個葡萄糖、半乳糖與果糖所聚合而成，例如蜜三糖（Raffinose）、水蘇四糖（Stachyose）、毛蕊花五糖（Verbascose）等（圖 1）。寡糖無法為人類小腸的消化酵素分解，但卻會被大腸菌叢所發酵利用，這是攝取含有寡醣的食物，例如豆子、麩皮及全穀類後會產生脹氣的主因。多醣則是由 10 個以上的單糖以糖苷鍵結不斷重複連結而成的高分子量聚合物。同聚多糖（Homopolysaccharides）由單一型態單糖所聚合而成，是天然食物中主要的多醣型式。屬於同聚多糖的澱粉與肝糖，分別是植物與動物組織中主要的醣類儲存型式，分子量介於數千到 500,000 道爾頓（Dalton）。直鏈的聚葡萄糖多糖（Polyglucoses），其中一端是半縮醛鍵結，因此具有還原力；而另一端因為不是半縮醛鍵結，所以不具還原力，這種標記在要區別某個直鏈多糖的哪一端可跟特定酵素作用時非常有用。

澱粉是植物中最常見的可消化性多糖，通常以直鏈澱粉（Amylose）與支鏈澱粉（Amylopectin）型態出現，兩者都是 D-葡糖糖的聚合物。直鏈澱粉的結構是一長鏈的葡萄糖互相以 α 1-4 糖苷鍵連結（1-1 醣類簡介的圖 2）。支鏈澱粉是一種具有支鏈的聚合物，分支點則是以 α 1-6 糖苷鍵連結。直鏈澱粉與支鏈澱粉存在於穀類、馬鈴薯、豆科植物及其他的蔬菜中，一般澱粉顆粒中直鏈澱粉約含有 15～20%，而支鏈澱粉則含有約 80～85%。

肝醣是動物組織中主要的儲存性多醣，主要存在於肝臟與肌肉。如同支鏈澱粉，肝糖亦是一種高度分支的聚葡萄糖分子，其分支的程度又較支鏈澱粉更高（1-1 醣類簡介圖 2）。當身體缺乏能量時，肝糖支鏈上非還原端的葡萄糖可依序水解而提供熱量，這個過程稱之為肝醣分解作用（Glycogenolysis）。肝醣與支鏈澱粉的高度分支結構，在代謝上有特殊的貢獻，因為支鏈提供大量的非還原端葡萄糖可供水解，葡萄糖則可迅速氧化並提供熱量。

纖維（Cellulose）是植物細胞壁的主成分。如同澱粉，纖維也是葡萄糖的同聚多糖，但不同於澱粉的是葡萄糖單元間是以 β 1-4 鍵結，因此無法為只能水解 α 1-4 鍵結的 α-澱粉酶所分解（圖 2）。由於纖維無法被哺乳類消化酵素所分解，因此被定義為膳食纖維（Dietary fiber），也被認為在飲食中不提供熱量。然而，纖維是重要的糞便增量劑，也是大腸菌叢行發酵作用的重要碳源。纖維在大腸被細菌發酵所產生的熱量是否可被人類吸收利用仍舊存疑，但發酵所產生的少量短鏈揮發性脂肪酸應可被吸收而轉變為熱量。

圖 1 蜜三糖與水蘇四糖是飲食中最常見的寡醣

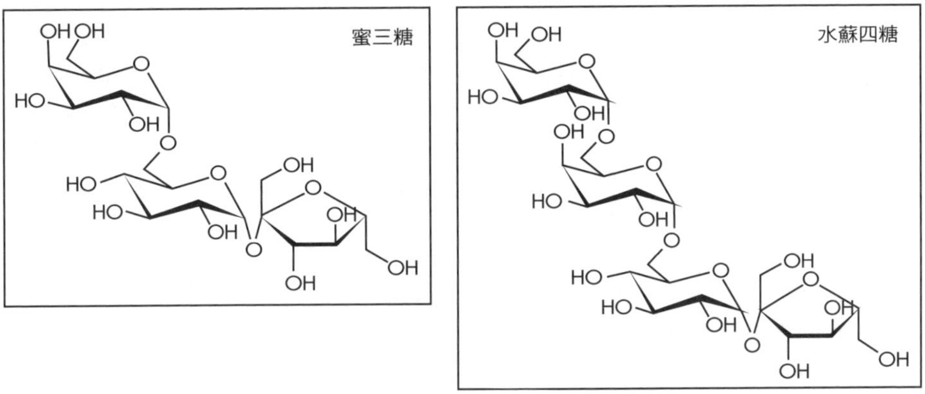

蜜三糖

水蘇四糖

圖 2 纖維單元糖間是 β 1-4 鍵結，纖維間則是以氫鍵連結

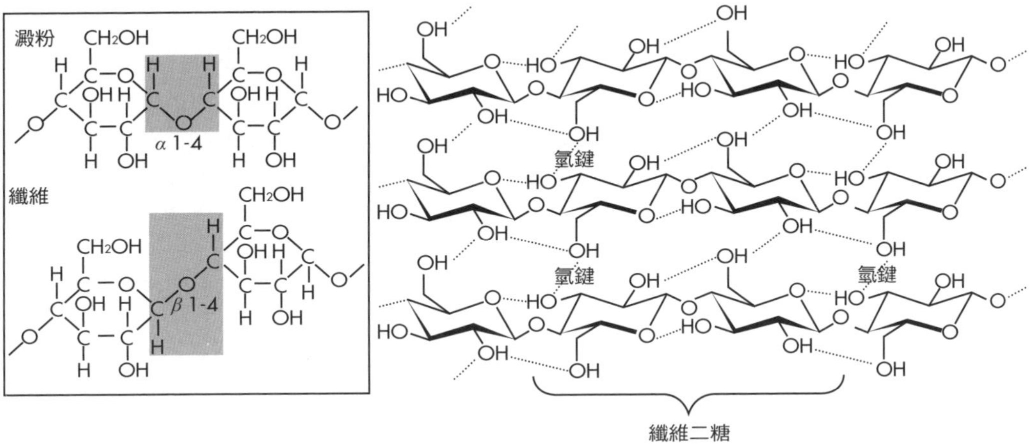

澱粉

CH₂OH CH₂OH

α 1-4

纖維

CH₂OH

CH₂OH

β 1-4

氫鍵

氫鍵 氫鍵

纖維二糖

＋知識補充站

　　許多食物含有寡醣，洋蔥、捲心菜、青花菜、全麥及豆類食物都含有蜜三糖與水蘇四糖。有些人攝取太多豆類食物後，由於寡醣會在大腸被細菌發酵利用，產生氣體及揮發性短鏈脂肪酸，進而造成脹氣與腸胃不適。Beano® 是一種市售酵素產品，含有能分解寡醣的酵素 -α- 半乳糖苷酶 (α-galactosidase)。此產品可促進部分寡糖在小腸的消化分解，減少寡醣在大腸的發酵量，因此有助於緩解攝取豆類食物後腸胃不適的症狀。

1-4 **醣類的消化**
(Digestion of carbohydrates)

消化系統由許多具有消化功能的器官組成，例如口腔、食道、胃、小腸、大腸及附屬器官如胰臟及肝臟等（圖1）。食物中的醣類主要是澱粉，澱粉的消化始於口腔，消化的關鍵酵素是唾液 α-澱粉酶，屬於糖苷酶（Glycosidases）的一種，只能專一的水解 α 1-4 糖苷鍵結。α-澱粉酶無法水解以 β 1-4 鍵結的纖維素、以 β 1-4 鍵結的乳糖及具有以 α 1-6 鍵結的支鏈澱粉。唾液腺所分泌的 α-澱粉酶可將食物中部分的澱粉初步分解為糊精，較長時間的咀嚼，甚至會有麥芽糖分解出來，此為長時間咀嚼澱粉類食物會產生甜味的原因。

澱粉的消化在食物停留在胃時會暫時停止，因為唾液 α-澱粉酶會被胃酸給破壞。醣類的消化主要是在小腸進行，胰臟所分泌的胰澱粉酶及小腸所分泌的糊精酶與雙糖酶將澱粉做最後的分解並成為單糖後方可被身體吸收利用。α-澱粉酶因為無法水解支鏈澱粉上的 α 1-6 鍵結，因此會產生帶 α 1-6 鍵結的異麥芽糖，再經異麥芽糖酶水解為葡萄糖。其他的糖苷酶如蔗糖酶可將蔗糖分解為葡萄糖與果糖，麥芽糖酶可將麥芽糖分解為兩分子葡萄糖，乳糖酶則可將帶有 β 1-4 鍵結的乳糖分解為葡萄糖與半乳糖（圖2）。乳糖酶活性在嬰兒期非常高，但在幼兒離乳後數年內即會降低。成年之後乳糖酶活性的不足將造成乳糖吸收不良及乳糖不耐症（Lactose intolerance）。乳糖不耐症在非裔美國人、猶太人、阿拉伯人、希臘人及部分亞洲人族群的盛行率很高。目前市場上已有許多改善乳糖耐受不良的產品，例如添加乳糖酶的乳製品及許多不含乳糖的產品。

澱粉在小腸最終分解所產生之單糖會利用不同的機轉進行吸收，由於葡萄糖與半乳糖（特別是出生第一年）為細胞產生熱量的主要燃料，因此小腸以需要耗能的主動運輸機轉吸收，果糖則以不需耗能但吸收速度較慢的攜體加速擴散機轉吸收。此種單糖在腸道吸收機轉的差異可應用於臨床，由於果糖的吸收速度較葡萄糖慢，倘若以果糖取代飲食中的蔗糖，可能會產生降低飯後血糖值的效果，此點或許有利於需要控制飯後血糖值的糖尿病患。

小博士 解說

乳糖不耐症（Lactose intolerance）可分為原發型與繼發型。乳糖不耐症是因腸道乳糖酶活性不足，導致未能消化的乳糖進入大腸後為細菌發酵產氣造成腹脹與腹痛，未消化的乳糖也會增加腸道內滲透壓而引起腹瀉。原發型乳糖不耐症大約占所有病例的 75%，主要致病因為乳糖酶分泌不足。繼發型乳糖不耐症是因腸道疾病，例如克隆氏症（Crohn's disease）與嚴重下痢，傷害黏膜細胞使乳糖酶分泌不足所致。繼發型乳糖不耐症通常都是短期性，一旦腸道經治療後恢復健康，症狀即可獲得改善。

圖1 醣類在人類消化道的消化過程

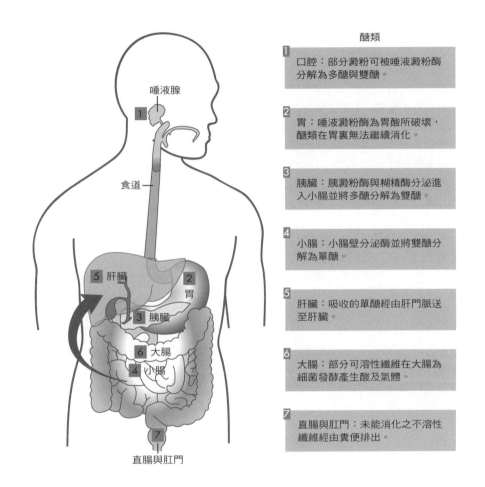

醣類

1 口腔：部分澱粉可被唾液澱粉酶分解為多醣與雙醣。

2 胃：唾液澱粉酶為胃酸所破壞，醣類在胃裏無法繼續消化。

3 胰臟：胰澱粉酶與糊精酶分泌進入小腸並將多醣分解為雙醣。

4 小腸：小腸壁分泌酶並將雙醣分解為單醣。

5 肝臟：吸收的單醣經由肝門脈送至肝臟。

6 大腸：部分可溶性纖維在大腸為細菌發酵產生酸及氣體。

7 直腸與肛門：未能消化之不溶性纖維經由糞便排出。

圖2 乳糖分子間為 β 1-4糖苷鍵結，只有乳糖酶才可分解乳糖

1-5 腸道吸收機轉
(Intestinal absorption mechanisms **)**

溶質透過半滲透膜由高濃度往低濃度的方向移動稱為擴散。有些物質，例如水或是小分子脂質，可自由擴散進出細胞膜，稱為簡單擴散，不需要耗費能量。

物質無法自由擴散進出細胞膜，需要膜上攜體蛋白幫忙轉運的方式稱為攜體加速擴散，此種方式的吸收也不需要耗費能量，單醣中的果糖即以加速擴散方式吸收。

細胞透過攜體蛋白之幫助，以耗費 ATP 能量的方式，主動將物質吸收的方式稱為主動運輸，單醣中的的葡萄糖與半乳糖即以主動運輸方式吸收。

以擴散方式吸收的物質，依賴濃度梯度使物質移動，因此，當膜內外濃度相當時，物質將不再移動，吸收將暫時停止，需待濃度梯度重新建立，方可再行吸收。此種無法持續進行的吸收方式，無論是吸收的速度或是量，都遠較主動運輸之方式不及（圖1）。

澱粉消化所產生之糊精、麥芽糖及麥芽三糖，最後會經小腸所分泌之各種糖苷酶分解為葡萄糖。臨床上使用之降血糖藥物之一的 Acarbose（Glucobay®）是一種寡醣，會抑制糖苷酶及 α- 澱粉酶的活性。服用適當劑量的 Acarbose 後會使得食物中部分的澱粉、糊精與雙醣無法被水解成單糖而吸收，因此可產生降低飯後血糖值的療效。小腸絨毛（Villi）上的微絨毛（Microvilli）展平後的總面積高達 300 m², 可有效促進單醣的吸收，據估計人類小腸每天可吸收的葡萄糖量約為 5,400 克，果糖的吸收量則約為 4,800 克，已遠超過一般飲食中所含的單糖量。人類消化與吸收醣類的效率極高，幾乎所有的單糖都可被空腸吸收。

葡萄糖與半乳糖是以需要耗能及特殊運輸蛋白的主動運輸機轉吸收。吸收葡萄糖與半乳糖的運輸蛋白稱為鈉 - 葡萄糖運輸蛋白 1（Sodium-Glucose transporter 1, SGLT 1），所使用的熱量來自於 ATP。SGLT 1 的基因突變會導致葡萄糖與半乳糖吸收不良。吸收進入黏膜細胞的葡萄糖約有 15% 再流回腸道，25% 經由擴散進入微血管，大部分（～60%）則經由葡萄糖運輸蛋 2（Glucose transporter 2, GLUT 2）運送進入微血管。果糖是透過一特殊的運輸蛋白 5（Glucose transporter 5, GLUT 5）以加速擴散的機轉吸收。當濃度高時，GLUT5 也可以運送葡萄糖與半乳糖進入黏膜細胞。吸收果糖不需要耗費 ATP，且不受高濃度葡萄糖的影響，但需要有適當的濃度梯度。當黏膜細胞內外果糖濃度相等時，果糖的吸收便會暫停，要等到已吸收的果糖運出黏膜細胞，濃度梯度重新建立才會再恢復吸收，因此果糖吸收的速度遠不及葡萄糖與半乳糖，已吸收的果糖亦經由 GLUT2 運送進入微血管（圖2）。雖然果糖吸收的速率不及葡萄糖與半乳糖，但是卻較糖醇類（山梨糖醇、木糖醇）快速，因為糖醇類是以簡單擴散之機轉吸收。

圖1 腸道營養素的吸收機轉

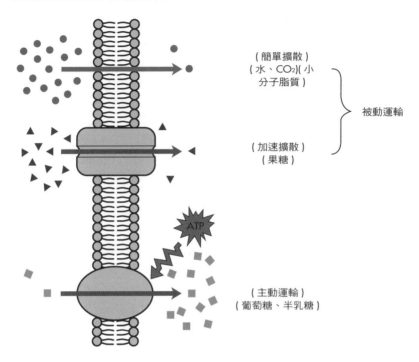

（簡單擴散）
（水、CO₂）（小
分子脂質）

（加速擴散）
（果糖）

被動運輸

（主動運輸）
（葡萄糖、半乳糖）

圖2 單醣的吸收需要SGLT1、GluT5、GluT2等運輸蛋白

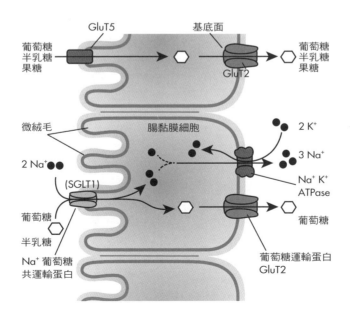

GluT5　基底面

葡萄糖
半乳糖
果糖

葡萄糖
半乳糖
果糖

GluT2

微絨毛　腸黏膜細胞

2 K⁺

3 Na⁺

Na⁺ K⁺
ATPase

2 Na⁺●●

（SGLT1）

葡萄糖

半乳糖

葡萄糖

Na⁺葡萄糖
共運輸蛋白

葡萄糖運輸蛋白
GluT2

圖1 腸道營養素的吸收機轉

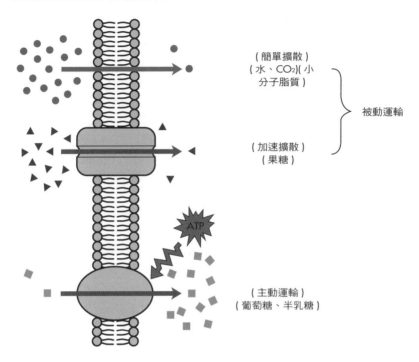

（簡單擴散）
（水、CO_2）（小
分子脂質）

（加速擴散）
（果糖）

被動運輸

（主動運輸）
（葡萄糖、半乳糖）

圖2 單醣的吸收需要SGLT1、GluT5、GluT2等運輸蛋白

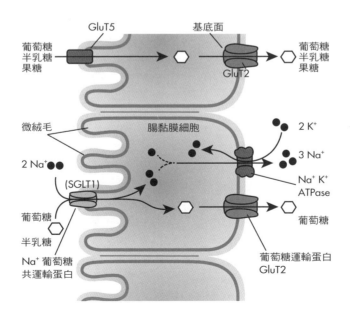

GluT5　基底面

葡萄糖
半乳糖
果糖

葡萄糖
半乳糖
果糖

GluT2

微絨毛　腸黏膜細胞

$2 K^+$

$3 Na^+$

$Na^+ K^+$
ATPase

$2 Na^+$●●

（SGLT1）

葡萄糖

半乳糖

葡萄糖

Na^+葡萄糖
共運輸蛋白

葡萄糖運輸蛋白
GluT2

1-6 單醣的運輸與分佈
(Transport and distribution of monosaccharides)

單醣吸收後即經由門脈循環直接送至肝臟。肝臟是半乳糖與果糖主要的代謝器官，半乳糖與果糖在肝臟細胞內會代謝成葡萄糖之代謝衍生物，之後便與葡萄糖一樣合成為肝醣或是氧化產生熱量。血液中半乳糖與果糖的濃度，並不像葡萄糖一樣受到荷爾蒙的調節，只有在攝取量很大的情況下，才會間接的受到荷爾蒙調節。葡萄糖是在營養上最重要的單醣，它不僅是澱粉的唯一組成分，也是三個主要的雙醣的主成分。大多數的葡萄糖也是在肝臟代謝，但不像半乳糖與果糖完全在肝臟代謝，未能在肝臟代謝的葡萄糖即釋出至血流並供應給其他組織，例如肌肉、腎臟與脂肪組織等（圖1）。葡萄糖是以加速擴散的方式進入組織細胞，且葡萄糖進入肌肉與脂肪組織的機轉是胰島素依賴性的，因此又稱肌肉與脂肪組織為胰島素依賴性組織（Insulin-dependent tissues）。

身體調節葡萄糖代謝非常依賴胰島素，當胰島素分泌不足或組織對胰島素作用反應不良，飯後血糖無法順利進入胰島素依賴性組織（肌肉與脂肪組織）代謝時，便會產生糖尿病。糖尿病可分為三種類型：第1型糖尿病、第2型糖尿病與妊娠型糖尿病。第1型糖尿病大都是因青少年期發生自體免疫性疾病，破壞胰島素分泌細胞，使得胰島素分泌不足所致。第1型糖尿病患必須終身接受胰島素注射治療，搭配嚴格的飲食控制才能維持健康。第2型糖尿病是因胰島素分泌不足，或因組織產生胰島素抗性所致，大約占所有病例的90%。第2型糖尿病患需透過口服降血糖藥物、嚴格且營養豐富的飲食控制，加上規律運動維持理想體重，才能有效維持血糖控制。大約有2~10%的懷孕婦女會發生妊娠型糖尿病，此型糖尿病可能因孕期荷爾蒙之交互作用影響胰島素之作用所致，通常妊娠型糖尿病會在孕婦生產完後消失。妊娠型糖尿病患可接受胰島素治療與適當的飲食控制來維持母親與胎兒的健康，曾發生妊娠型糖尿病的婦女會增加日後罹患第2型糖尿病的風險。

葡萄糖是各種細胞不可或缺的營養素，為了要能持續供應細胞所需的葡萄糖，身體必須要很精確的控制血中葡萄糖的濃度。糖尿病各種症狀的產生，就是身體無法維持血糖恆定的結果。由於具有高度極性的葡萄糖不能靠簡單擴散自由的通過細胞膜，因此必須要有一套有效率的運輸系統能運送葡萄糖進出細胞。除了腸黏膜細胞與腎臟腎小管是透過需要耗能的SGLT系統吸收葡萄糖外，全身幾乎所有細胞都是透過不需耗能，但需依賴濃度梯度的被動運輸機轉來吸收葡萄糖，參與此被動運輸機轉的運輸蛋白則被稱為葡萄糖運輸蛋白（Glucose transporters, GLUT）。人類細胞可表現12種GLUT，這12種GLUT的蛋白結構與基因序列都很類似。GLUT是一種嵌入蛋白（Integral protein），從細胞核表現出來後即被送往細胞膜並被崁入膜脂雙層，除了GLUT4之外。大部分GLUT的胜肽鏈磐穿細胞膜數次，親水性的胺基酸序列分布在膜的內外，而厭水性的胺基酸序列則包覆在脂雙層內（圖2）。所有GLUT的胜肽鏈上都有特定的醣分子結合區，當與醣分子結合後，可透過結構的改變將醣分子送入細胞，完成運送後，GLUT又可恢復原結構以重複運送醣分子。不同種類GLUT會表現在不同的組織細胞，並可在特定的生理情況下，將醣分子精確地分配到不同組織。

圖 1 葡萄糖的運送

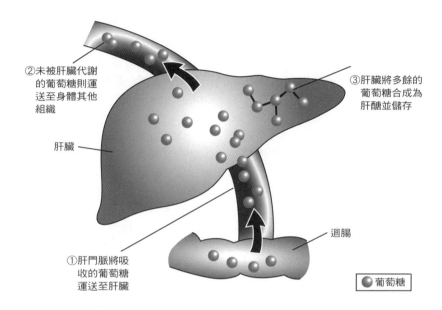

②未被肝臟代謝的葡萄糖則運送至身體其他組織

③肝臟將多餘的葡萄糖合成為肝醣並儲存

肝臟

迴腸

①肝門脈將吸收的葡萄糖運送至肝臟

● 葡萄糖

圖 2 葡萄糖運輸蛋白的結構

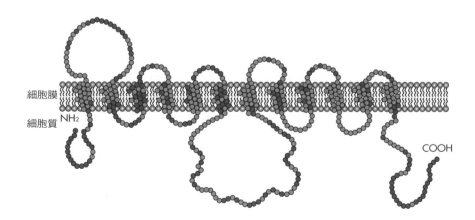

細胞膜

細胞質　NH₂

COOH

1-7 **葡萄糖運輸蛋白**
(Glucose transporters, GLUTs)

葡萄糖需透過細胞膜上葡萄糖運輸蛋白之轉運方能進入細胞被利用。體內不同組織之細胞會表現不同種類之葡萄糖運輸蛋白以搬運葡萄糖，據估計GLUT至少有12種之多。GLUT1負責提供細胞基本葡萄糖的需求。GLUT1也表現在紅血球及腦部血管內皮細胞。GLUT2是一種對葡萄糖親和力低的運輸蛋白且主要表現在胰臟的β-細胞、肝臟及腎臟，GLUT2也負責將已吸收的單糖從腸黏膜細胞運送入肝門脈微血管。GLUT2運送葡萄糖的速率取決於葡萄糖的濃度。GLUT3是一種對葡萄糖親和力很高的運輸蛋白，也因此主要表現在對葡萄糖依賴度高的組織，例如腦。GLUT4對胰島素非常敏感，因此在胰島素的作用下，細胞膜上GLUT4的數目會顯著的增加。隨著膜上GLUT4數目的增加，受到胰島素刺激的細胞也顯著的增加葡萄糖的攝取。由於GLUT4主要表現在肌肉與脂肪組織，這些組織也被稱為胰島素敏感組織（Insulin-sensitive tissues）。胰島素敏感組織如果產生胰島素抗性（Insulin resistance）則會導致第2型糖尿病（Type 2 Diabetes）的產生。

GLUT5則是表現在腸黏膜細胞特定的果糖運輸蛋白（表1）。

不同之GLUT對葡萄糖有不同之親和力，細胞即利用此特性控制葡萄糖進入細胞之量，以讓體內不同之細胞均能分配到適當量的葡萄糖（表2）。例如，GLUT3對葡萄糖的親和力最大（K_m=1.8 mM），主要表現在腦細胞，這可確保腦細胞就算血糖值低至30 mg/dL亦能源源不斷轉運葡萄糖給腦細胞，以避免因腦細胞缺乏葡萄糖而造成休克。GLUT2對葡萄糖的親和力則相對較弱（K_m=15～20 mM），GLUT2主要表現在肝臟細胞，換句話說，GLUT2只有在飯後血糖值很高的狀況下，方能轉運大量葡萄糖進入肝細胞，這可確保肝細胞不至於代謝太多葡萄糖，而影響肝外組織葡萄糖之供應。進入肝臟的葡萄糖也可在胰島素的作用下轉變為肝糖，或以合成為脂肪酸的形式將過多之葡萄糖儲存起來。GLUT4表現在周圍組織，是唯一需要胰島素幫忙才能轉運葡萄糖的運輸蛋白。其餘的葡萄糖運輸蛋白（GLUT5～12）也分別表現在不同之組織細胞，並利用對葡萄糖不同之親和力幫助細胞從血中擷取葡萄糖。例如GLUT9及GLUT10也同時表現在肝臟細胞膜上，雖然對葡萄糖之親和力較GLUT2高，但因表現量較少，只能負擔基本供應量之葡萄糖給肝細胞。

表 1 人體葡萄糖運輸蛋白的種類

運輸蛋白	受胰島素調節	主要表現部位
GLUT1	No	紅血球、血腦障壁、胎盤、胎兒組織
GLUT2	No	肝臟、胰臟、β- 細胞、腎臟、小腸
GLUT3	No	腦部（神經元）
GLUT4*	Yes	肌肉、心臟、棕色與白色脂肪細胞
GLUT5	No	小腸、睪丸、腎臟
GLUT6	No	脾臟、白血球、腦部
GLUT7	No	未知
GLUT8	No	睪丸、胚泡、腦部
GLUT9	No	肝臟、腎臟
GLUT10	No	肝臟、胰臟
GLUT11	No	心臟、肌肉
GLUT12	No	心臟、攝護腺

*GLUT4 為胰島素調節的運輸蛋白

表 2 葡萄糖運輸蛋白對葡萄糖的親和力（K_M）

葡萄糖運輸蛋白成員			
名稱	組織部位	K_M	附註
GLUT1	所有哺乳類動物組織	2-5mM	基量葡萄糖之攝取
GLUT2	肝臟與胰臟 β- 細胞	15-20 mM	在胰臟，有調節胰島素分泌的功能 在肝臟，移除血中過多的葡萄糖
GLUT3	所有哺乳類動物組織	1.8 mM	基量葡萄糖之攝取
GLUT4	肌肉與脂肪細胞	5 mM	在耐力訓練時，肌肉細胞膜上之數量會增加
GLUT5	小腸	8-10 mM	主要為果糖的運輸蛋白

1-8 **周圍組織葡萄糖 的利用**（Peripheral utilization of glucose）

　　肌肉與脂肪組織的 GLUT4 有一不同於其他葡萄糖運輸蛋白的地方。GLUT4 在表現過程會暫時停留且儲存在細胞質中的微管泡結構，待胰島素開始刺激這些胰島素敏感組織，GLUT4 才會移動到細胞膜上並開始運送葡萄糖進入細胞（圖 1）。血糖濃度的維持有賴於腸道葡萄糖的吸收、肝臟葡萄糖之生成及周圍胰島素敏感組織葡萄糖之攝取與代謝三者之間的平衡，而胰島素在維持飯前與飯後血糖濃度上扮演重要角色。葡萄糖可自由地通過內皮細胞膜進入血管內皮細胞。但是腦部卻有一層上皮組織隔開腦血管與腦細胞，這層上皮組織稱為血腦障壁（Blood brain barrier），因此同樣具有障壁的組織，例如腦脊隨液、視網膜、睪丸與胎盤組織，都要透過對葡萄糖親和力強的 GLUT1 搬運葡萄糖。身體各種不同的組織便可透過表現出不同種類的葡萄糖運輸蛋白，而能在飯前或飯後從血液中擷取到適當量的葡萄糖。

　　胰島素是一種強力的促進合成荷爾蒙，參與葡萄糖、脂質、胺基酸/蛋白質的合成與儲存。胰島素會增加可催化參與肝醣、脂肪及蛋白質合成酶的活性或基因表現，相反的，卻會抑制促進這些物質分解的酶的活性或表現。胰島素也在調節血糖濃度上扮演重要角色。當血糖濃度升高，胰臟的 β- 細胞便開始分泌胰島素，胰島素接著便刺激肌肉與脂肪組織擷取葡萄糖，同時也抑制肝臟製造葡萄糖（透過抑制糖質新生作用）。胰島素與周圍組織細胞膜上之受器結合後，將活化膜內受器上之酪胺酸激酶（Tyrosine kinases），進而活化一系列的胰島素受器受質 1-4（Insulin receptor substrate, IRS 1-4）與另外一些蛋白質激酶。活化之蛋白質激酶則可（1）活化細胞內一些信號傳遞物質，如 CrK、C3G、TC10 等，導致懸浮在細胞質中之 GLUT4 移動至細胞膜上以搬運葡萄糖進入細胞。（2）活化一系列之胰島素反應片段（Insulin response segment, IRS），再透過活化 p65、p110 等蛋白，進一步活化蛋白激酶 C（Protein kinase C, PKC），即可調節代謝酶活性而增加葡萄糖之氧化、增加肝醣、脂肪酸與蛋白質之合成；也可活化一些轉錄因子，進而調節一些特殊蛋白之基因表現，例如 GLUT4。（3）透過活化 Grb2、SHP2 及 SOS、Ras 等因子，進而活化 MAPK（Mitogen activated protein K），促進胞內整體蛋白質表現（圖 2）。胰島素之作用，除了促進細胞內之合成性代謝（Anabolic metabolism）外，也可促進細胞之增生與分化。肌肉與脂肪組織需要胰島素的作用方能從血中擷取葡萄糖，因此被稱為胰島素依賴組織。

圖1 周圍組織的GLUT4需要胰島素的啟動才能運送葡萄糖進入細胞

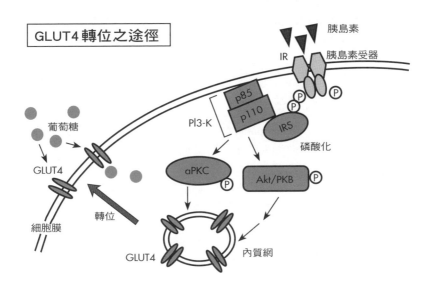

圖2 胰島素的作用

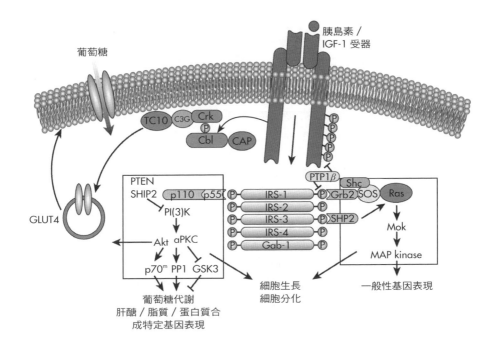

1-9 胰島素之分泌與血糖濃度的維持

(Insulin secretion and maintenance of blood glucose levels)

飯後高血糖濃度導致胰臟 β- 細胞膜上葡萄糖運輸蛋白2（Glucose transporter 2, GLUT 2）開始運送葡萄糖進入 β- 細胞。大量葡萄糖在 β- 細胞內氧化後產生大量ATP，ATP/ADP比率的增加，會抑制 β- 細胞膜上ATP敏感性鉀離子通道排出鉀離子，鉀離子在膜內之堆積會產生去極化作用，此現象導致膜上之鈣離子通道打開，胞外之鈣離子流入，使得 β- 細胞內鈣離子濃度增加。鈣離子濃度增加產生一種信號，啟動 β- 細胞內儲存之胰島素顆粒將胰島素釋出（圖1）。此種胰島素分泌之機轉，利用GLUT2對葡萄糖之低親和力，因此只有在飯後高血糖狀態，才能刺激胰臟 β- 細胞分泌胰島素。

β- 細胞膜上鉀離子通道被抑制所產生之去極化作用為胰臟 β- 細胞分泌胰島素之關鍵。臨床上所使用的降血糖磺醯脲類藥物Sulfonylureas即為一種 β- 細胞鉀離子通道抑制劑，許多胰島素缺乏之第2型糖尿病患服用此種藥物後，可促進 β- 細胞分泌更多胰島素，進而產生降低血糖值之療效。第1型糖尿病患因胰臟 β- 細胞無法分泌胰島素，故磺醯脲類藥物無法應用於該類糖尿病患。

胰島素最重要的作用之一為幫助周圍組織細胞從血液中擷取葡萄糖來滿足代謝的需求。微量元素「鉻」（Chromium, Cr）在周圍組織代謝葡萄糖上扮演重要之腳色。鉻在細胞內會與鉻蛋白原（Apochromodulin）結合形成4鉻蛋白（Cr_4-chromodulin），此四鉻蛋白化合物又稱為葡萄糖耐受因子（Glucose tolerance factor, GTF）。GTF在胰島素與受器結合後，有強化受器酪胺酸激酶活性之作用，因此會促進周圍組織細胞對胰島素之反應，進而增加周圍組織對葡萄糖之利用。倘若細胞因缺乏鉻，造成GTF合成不足或缺乏，將減弱胰島素之作用，導致周圍組織細胞葡萄糖利用率的減少而產生高血糖的現象（圖2）。因此，鉻缺乏的臨床症狀之一為類第2型糖尿病的高血糖狀態。缺乏鉻所產生的高血糖現象可透過多攝取含鉻豐富的食物，例如啤酒酵母，或是服用鉻補充劑而獲得改善。

五穀根莖類食物主要是提供多醣類的澱粉，澱粉消化後主要提供細胞維持能量供應所需之葡萄糖。因此攝取五穀根莖類食物最重要的目的，就是能讓身體維持血糖濃度以隨時提供細胞所需之葡萄糖，正常人血糖濃度為70～100 mg/dL。維持正常血糖濃度是肝臟主要的功能。肝臟在飯後將葡萄糖氧化釋能或合成肝糖及脂肪酸來降低血糖，在飯前則透過肝糖分解作用及糖質新生作用（Gluconeogenesis）釋出葡萄糖以維持血糖濃度。肝臟代謝葡萄糖的生化途徑受到荷爾蒙的調控，主要調控的荷爾蒙為互相拮抗的胰島素與升糖素及腎上腺所分泌的糖皮質激素（Glucocorticoids）。飯後血糖濃度升高時，胰島素開始分泌，升糖素則減低分泌，血糖因此進入肌肉與脂肪組織而恢復正常濃度。相反的，當血糖降低於正常濃度時，升糖素大量分泌，胰島素則停止分泌，肝糖分解與糖質新生作用所釋出之葡萄糖則可維持血糖濃度。血糖濃度降低時，腎上腺也會分泌皮質醇（Cortisol），並進一步刺激糖質新生作用以助於維持血糖濃度。

圖1 飯後高濃度血糖刺激胰臟β-細胞分泌胰島素

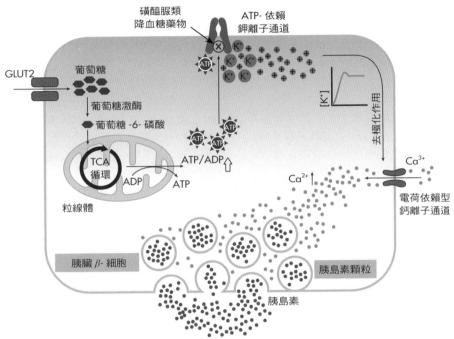

圖2 鉻為葡萄糖耐受因子（GTF）的組成分，GTF強化胰島素的作用

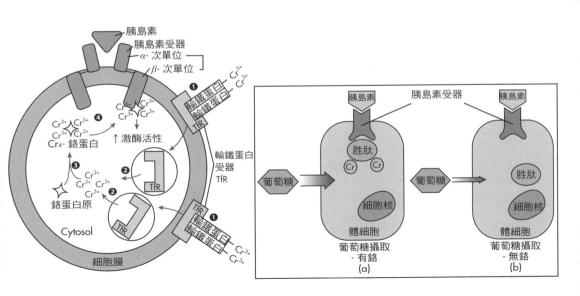

1-10 **醣類食物之升糖效應**

（Glycemic response to carbohydrates）

　　腸道吸收葡萄糖的速率似乎在調控血糖濃度、胰島素分泌、肥胖、甚至於減重上扮演重要角色。膳食醣類在腸道吸收的難易與對血糖上升的影響為另一種分類的方式。研究顯示高升糖指數食物的攝取與慢性疾病及肥胖的發生有關，且升糖指數（Glycemic index, GI）與升糖負荷（Glycemic load, GL）能用來檢視可預防冠心病與肥胖的飲食之相對風險。升糖指數的概念是以量化的數據來代表一種食物影響血糖濃度的程度。升糖指數的定義是指攝取定量的某種食物（通常是50克）後，在2小時內血糖上升的程度與同量的參考食物（白吐司）相比較所得之數據。舉例來說，如果將攝取白吐司後2小時內，血糖上升的濃度曲線下面積訂為100，那將攝取等量某種食物後，2小時內血糖上升的濃度曲線下面積除以白吐司的面積所得之數據乘以100即為該食物之升糖指數（圖1）。由於葡萄糖吸收的速度較白吐司迅速，如果以葡萄糖為參考食物且升糖指數為100，那白吐司的升糖指數則為71。相反的，如果以白吐司為參考食物且升糖指數為100，那許多食物，包括葡萄糖的升糖指數將超過100。因此，看似相同的食物，跟不同的參考食物比較，將會有不同的升糖指數。另外，烹調方式，甚至於食物的溫度都會影響其升糖指數，例如烤馬鈴薯的升糖指數為76.5，馬鈴薯泥的升糖指數則為87.7（以葡萄糖為參考食物）；煮的熱馬鈴薯的升糖指數為89.4，煮熟的冷馬鈴薯的升糖指數則為56.2（圖2）。

　　GI只適用於單一食物，可是一般飲食並不止攝取一種醣類食物，因此GL的概念應運而生。GL不僅考慮醣類食物的量，也考慮其品質。GL即等於醣類食物之GI乘以食物中醣類的克數（圖3），GL愈高，食物的升糖效應與促胰島素作用效應也愈大。

　　研究顯示長期攝取高GL值的食物會增加罹患第2型糖尿病及冠心病的風險。血糖越高且持續越久，罹患慢性疾病與肥胖的風險越高。升糖指數與升糖負荷的概念被證實可用來評估食物與罹患慢性疾病與肥胖的風險。

小博士解說

　　含糖飲料具有高的升糖指數（GI），營養與公共衛生學者擔慮過去幾十年來含糖飲料消費量的激增，會顯著影響國民的健康。許多研究顯示，含糖飲料的攝取與增加肥胖、糖尿病及心臟病的風險有關。因此，為了減少消費含糖飲料，且可募集公衛營養政策基金，有學者主張增收含糖飲料的稅金。在美國，倘若每盎司含糖飲料加徵1分美元，每年可增收1千5百萬美元稅金。另外，提高20%含糖飲料的價格，據估計可分別減少成年人與兒童含糖飲料部分熱量攝取的13%與11%。這些措施或許可減少飲食熱量攝取而有助於體重的控制，也有助於降低罹患糖尿病與心臟病的風險。

圖 1 食物 GI 值的計算

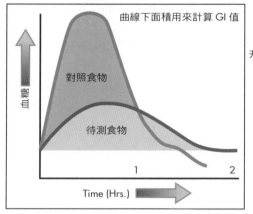

曲線下面積用來計算 GI 值

對照食物

待測食物

血糖

Time (Hrs.)

$$升糖指數 = \frac{待測食物的曲線下面積}{對照食物的曲線下面積} \times 100$$

食物量均含有 50 克的糖類

葡萄糖反應為攝取食物 3 小時
內血糖測量之曲線下面積

圖 2 高 GI 食物提升飯後血糖值的效應較高

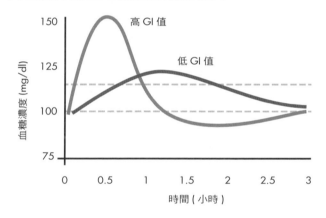

高 GI 值

低 GI 值

血糖濃度 (mg/dl)

時間 (小時)

圖 3 升糖負荷（GL）的計算

$$升糖負荷 = \frac{醣類含量 \times 升糖指數}{100}$$

醣類含量是指各別食物或是一餐中
所有食物的總醣量

除以 100 可以將升糖指數由百分
比還原成比率

計算升糖負荷的公式 (GL)

GL = (GI × 總醣量扣除纖維)/100

低 GL < 10　中 GL 10-14　高 GL > 15

* 高 GI/ 低 GL 食物的範例
1 份 120 克的西瓜之 GI 值為 72，共含
醣量為 6 克，因此西瓜的 GL 值為
(72 × 6)/100=4.3

* 低 GI/ 高 GL 食物的範例
1 份 180 克的義大利麵條之 GI 值為 37，
共含醣量為 36g(42 克醣量扣除 6 克之纖
維)，因此，全麥義大利麵條之 GL 值為
(37 × 36)/100=13

1-11 **醣類之代謝途徑**
(Metabolic pathways of carbohydrates)

澱粉消化所產生之葡萄糖是細胞氧化產生熱量的主要燃料。葡萄糖吸收進入細胞後，經糖解作用分解為丙酮酸，丙酮酸進入粒線體後轉變為乙醯輔酶A，與草醋酸化合成檸檬酸後即進入檸檬酸循環代謝，檸檬酸循環所產生之電子再經電子傳遞鏈傳遞後即可形成ATP。蛋白質消化後產生之胺基酸與脂肪分解後產生之脂肪酸及甘油，進入細胞後也可代謝成丙酮酸或乙醯輔酶A，再循檸檬酸代謝之途徑氧化產能並形成ATP。

單糖代謝的方式與身體熱量的需求有密切關係，而代謝途徑的活性可依熱量的需求調升或調降。主要的調節機轉牽涉到荷爾蒙（例如胰島素、升糖素、腎上腺素與皮質酮的作用）及變構酶（Allosteric enzyme）之活化與抑制。由於調節劑（Modulators）可調節酵素的活性，因此透過控制調節劑的濃度，便可調節代謝的速率。醣類利用與儲存的代謝途徑包括肝糖合成作用（Glycogenesis）、肝醣分解作用（Glycogenolysis）、糖解作用（Glycolysis）、五碳糖合成作用（Hexosemonophosphate shunt）、檸檬酸循環（Tricarboxylic acid cycle, TCA cycle）及糖質新生作用（Gluconeogenesis）（圖1）。葡萄糖代謝中間產物也可用來合成非必需胺基酸，糖解途徑中的磷酸三碳糖所合成的甘油脂與乙醯輔酶A所合成的脂肪酸，經過酯化作用亦可合成三酸甘油酯。

肝醣合成作用（Glycogenesis）對肝臟細胞特別重要，因為肝臟是肝醣主要的合成與儲存部位。肝醣至多可佔肝臟濕重的7%，肝醣分解出之葡萄糖可進入血液，因此在維持血糖濃度恆定方面極為重要。肝醣另一個重要之儲存部位為肌肉，只有少量儲存在脂肪組織，雖然肝醣在人類肌肉組織中只占約1%的量，但由於身體肌肉量遠較肝臟為重，因此肌肉中肝醣的量占全身肝醣總量的75%，肌肉組織所儲存之肝醣只能供肌肉活動之用。肝醣的熱量來自於其組成單元的葡萄糖。當身體短缺熱量時，葡萄葡從肝醣支鏈的末端，以葡萄糖-1-磷酸的形式解離釋出的過程稱為肝醣分解作用（Glycogenolysis）（圖2）。升糖素與腎上腺素，透過調控細胞第二傳訊物質cAMP的濃度，調節肝糖磷酸酶（Glycogen phosphorylase）的活性，便可調節肝糖分解作用的速率。肝臟葡萄糖的儲存（肝醣合成作用）與釋出（肝醣分解作用）間之平衡，有賴升糖素與腎上腺素拮抗胰島素的作用來維持。

圖 1 葡萄糖在細胞內的各種利用途徑

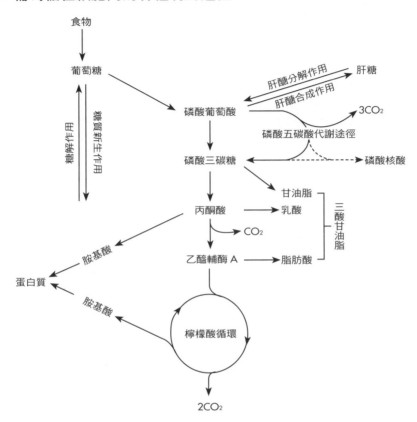

圖 2 肝醣的合成與分解

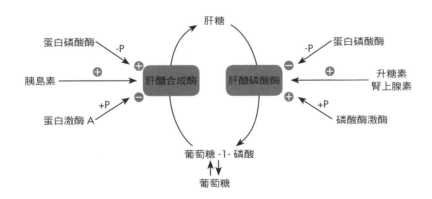

1-12 **糖解作用**
（Glycolysis）

糖解作用是葡萄糖分解為兩個三碳糖（丙酮酸）的代謝途徑。丙酮酸之後的代謝過程非常依賴細胞內氧氣之有無，稱為葡萄糖之有氧代謝與無氧代謝。在細胞缺氧的情況下，丙酮酸被還原為乳酸，例如長時激烈運動之肌肉便會產生大量乳酸，而乳酸之堆積便是造成運動後肌肉痠痛之主因。肌肉在缺氧狀態下所產生之乳酸，會被送回到肝臟重新合成為葡萄糖。雖然葡萄糖之無氧代謝只產生少量ATP，但由於紅血球沒有粒線體，這少許的熱量卻是紅血球主要的熱量來源。在有氧的情況下，丙酮酸會被運送入粒線體，並參與TCA循環且完全氧化成CO_2與H_2O。丙酮酸的完全氧化釋放出大量的熱量，一部分的熱量透過氧化磷酸化作用（Oxidative phosphorylation）形成ATP而儲存起來。糖解作用的酶在細胞質中代謝葡萄糖，但是參與TCA循環的酶則是在粒線體中。因此，糖解作用的產物-丙酮酸便須進入粒線體以便完全氧化。對有適量氧氣供應的正常細胞而言，糖解作用主要的功能便在於提供丙酮酸，以供後續的TCA循環能完全氧化葡萄糖以產生大量的ATP。在沒有粒線體的細胞，例如紅血球，糖解途徑只能透過受質階層磷酸化作用產生ATP。葡萄糖在有氧及無氧情況下之代謝途徑如圖1所示。

細胞缺乏熱量就無法維持生命，因此細胞必需要持續燃燒葡萄糖以獲取熱量。因此，身體要能維持血糖濃度以便隨時供應細胞所需之葡萄糖，細胞也要能正常的代謝葡萄糖以產生足夠熱量，乃維持細胞生命最基本之生化機轉。就溫血動物而言，細胞氧化葡萄糖所產生之熱量，大部分用來維持體溫，一部分則以形成腺核苷三磷酸（Adenosine triphosphate, ATP）之高能磷酸化合物的方式將熱量儲存起來（圖2），以隨時供應細胞做工（例如肌肉收縮）、進行合成作用（例如合成蛋白質）、運輸營養素（例如透過Na^+-K^+ ATPase維持滲透壓平衡）等生理功能。ATP具有三個磷酸鍵，其中 -β 及 -γ 磷酸鍵為高能磷酸鍵，合成高能磷酸鍵需要7,300 cal/mol的熱量，相對的，高能磷酸鍵水解也釋出7,300 cal/mol的熱量。因此，腺核苷單磷酸（Adenosine monophosphate, AMP）合成為腺核苷雙磷酸（Adenosine diphosphate, ADP）需要7,300 cal/mol的熱量，ADP合成為ATP也同樣需要7,300 cal/mol的熱量。

細胞可利用受質階層磷酸化作用（Substrate-level phosphorylation）與氧化磷酸化作用（Oxidative phosphorylation）合成ATP。受質階層磷酸化作用即細胞可利用某些高能磷酸化合物水解時所釋放出之熱量在細胞質中自行合成ATP。例如糖解作用中之高能磷酸化合物Phosphoenolpyruvate水解時可釋放出14,800 cal/mol的熱量，因此在糖解作用的最後一個步驟，丙酮酸激酶將Phosphoenolpyruvate催化為Pyruvate的過程，即可透過受質階層磷酸化作用將ADP磷酸化形成ATP。受質階層磷酸化作用同樣的發生在將糖解作用的中間產物1,3-diphosphoglycerate，透過磷酸甘油激酶催化為3-phosphoglycerate的過程中形成ATP（圖1）。部分含磷化合物在水解時所產生之標準自由能如表1所示。

圖 1 糖解之有氧與無氧代謝途徑

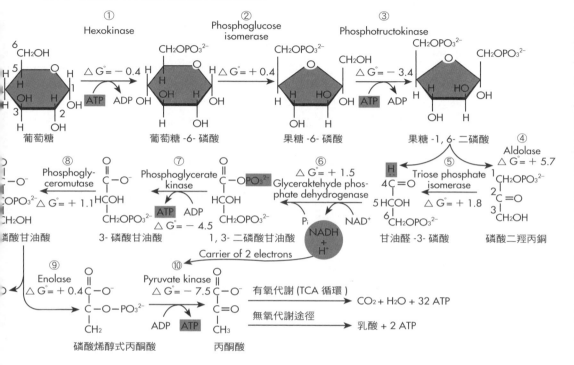

圖 2 腺核苷三磷酸（Adenosine triphosphate, ATP）

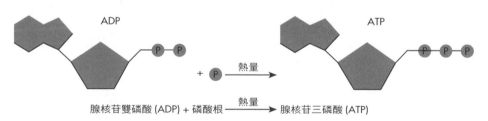

腺核苷雙磷酸 (ADP) + 磷酸根 $\xrightarrow{\text{熱量}}$ 腺核苷三磷酸 (ATP)

表 1 部分磷酸化合物水解時所釋出之自由能（$\triangle G°$）

Compound	$\triangle G°$ (cal)	$\triangle G°$ (KJ)
焦磷酸丙酮酸	− 14,800	− 62,2
1, 3- 雙磷酸甘油	− 11,800	− 49,6
磷酸肌酸	− 10,300	− 43,3
ATP	− 7,300	− 35,7
葡萄糖 1- 磷酸	− 5,000	− 21,0
腺核苷單磷酸 (AMP)	− 3,400	− 9,2
葡萄糖 6- 磷酸	− 3,300	− 13,9

1-13 三羧酸循環
(Tricarboxylic acid cycle, TCA cycle)

三羧酸循環（Tricarboxylic acid cycle, TCA cycle），也稱為檸檬酸循環（Citric acid cycle），處於身體熱量代謝的最前端。TCA循環是營養素的最終共同分解途徑，因為進入TCA循環的葡萄糖、脂肪酸、甘油或胺基酸都將被完全氧化成CO_2與H_2O，同時將所含的熱量釋出。食物中將近90%所釋出的熱量都來自於TCA循環的氧化作用。並非所有進入TCA循環的物質都被完全氧化，有些TCA循環的中間產物，透過糖質新生作用（Gluconeogenesis）被用來合成葡萄糖，部分則透過轉胺作用（Transamination）被用來合成非必需胺基酸。TCA循環位於粒線體內部的基質，所釋出的大量熱量乃透過粒線體的電子傳遞及後續的氧化磷酸化作用（Oxidative phosphorylation）方能形成ATP。TCA循環中的氧化反應其實是指透過脫氫酶將檸檬酸上的氫切下來交給維生素B_3的輔酶NAD^+或維生素B_2的輔酶FAD。由於TCA循環及電子傳遞鏈的所有酵素（酶）都同處於粒線體內部，因此還原態的$NADH$或是$FADH_2$，都能立即透過電子傳遞鏈被再氧化而釋出熱量。除了產生NADH及$FADH_2$並透過電子傳遞鏈完成熱量轉換（食物中熱量轉換成ATP），TCA循環也經由脫羧作用（Decarboxylation）產生大量的CO_2。就葡萄糖代謝而言，一開始葡萄糖先經由細胞質的糖解作用產生2個丙酮酸，丙酮酸進入粒線體後，再經由脫羧作用產生2個乙醯輔酶A及2分子CO_2。換句話說乙醯輔酶A結構上的兩個碳，最終透過TCA循環的脫羧作用產生2個CO_2。粒線體所產生的CO_2大部分經由肺臟排出身體，少部分則被用於進行羧化作用（Carboxylation）。

葡萄糖的完全氧化是結合糖解途徑及後續之TCA循環方能完成。這些代謝途徑中所產生的NADH，經粒線體電子傳遞鏈傳遞電子所釋出之熱量可合成出2.5個ATP，$FADH_2$則可合成出1.5個ATP。細胞質糖解途徑中受質階層磷酸化作用可產生4個ATP，但是一開始葡萄糖代謝成果糖1,6雙磷酸要耗用2個ATP，因此淨產生2個ATP。糖解途徑中G-3-P脫氫酶會產出NADH，由於果糖1,6雙磷酸會代謝成兩個3碳中間產物，此步驟共產出5個ATP。因此加上先前的2個ATP，在有氧情況下一莫耳葡萄糖經糖解途徑共產出7個ATP（圖1）。

丙酮酸進入粒線體後先代謝為乙醯輔酶A，此步驟丙酮酸脫氫酶會產生1個NADH（2.5 ATP）。TCA循環中的isocitrate脫氫酶、α-ketoglutarate脫氫酶、malate脫氫酶各產出1個NADH，而succinate脫氫酶則產出1個$FADH_2$（1.5 ATP），在合成succinate的過程又會產生1個GTP（ATP），因此，丙酮酸經TCA循環一共產生4個NADH（4x2.5=10個ATP），1個$FADH_2$（1.5 ATP），1個GTP（ATP），共計12.5個ATP（圖2）。由於葡萄糖經糖解作用產生2個丙酮酸，因此，一莫耳葡萄糖完全氧化共計可產生32個ATP。

圖1 糖解途徑中ATP的產量

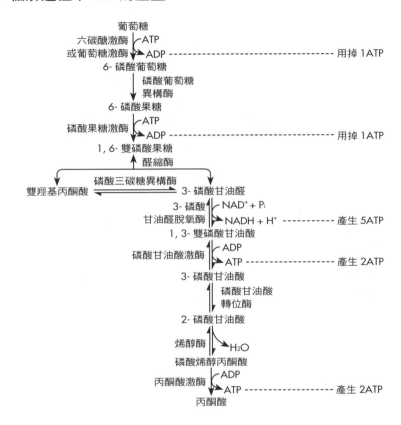

圖 2 TCA 循環中 ATP 的產量

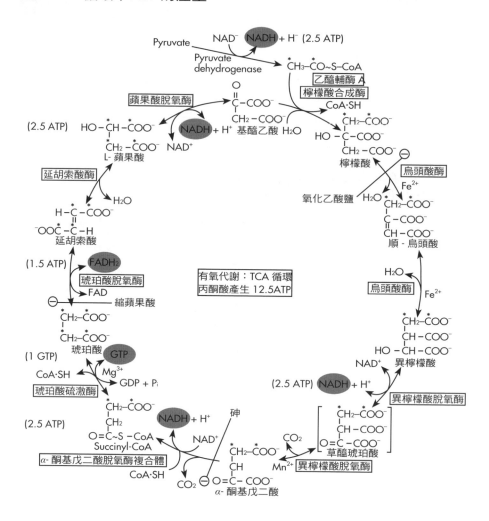

1-14 ATP 的合成
（Formation of ATP）

　　細胞質糖解途徑中 G-3-P 脫氫酶所產出的 NADH，要在粒線體內進行電子傳遞才可釋出熱量，因此糖解途徑所產出的 NADH 必須透過 Suttle system 轉運至粒線體。如果是透過 Malate-aspartate suttle system，Malate 脫氫酶以 NAD^+ 當輔酶，因此產生 2.5 個 ATP；如果透過 Glycerol 3-phosphate shuttle system，Glycerol phosphate 脫氫酶是以 FAD 當輔酶，因此只能產生 1.5 個 ATP，所以在有氧狀態下，糖解途徑總計可產生 5 或 7 個 ATP（1-13 三羧酸循環的圖 2）。

　　丙酮酸要能在 TCA 循環中完全氧化成 CO_2 與 H_2O，並釋放出熱量，足量草醋酸（Oxaloacetate, OAA）的供應是很重要的，因為乙醯輔酶 A 要與草醋酸結合成為檸檬酸才可以進行 TCA 循環。因此，當醣類攝取不足時，丙酮酸轉變成草醋酸的量減少，胺基酸代謝所產生的 TCA 循環中間產物，也被用來進行糖質新生作用以便維持血糖濃度。另一方面，脂肪酸經 β-氧化作用所產生的大量乙醯輔酶 A，便將因缺乏草醋酸而無法進入 TCA 循環代謝，囤積在粒線體內的乙醯輔酶 A 便直接氧化成酮酸，太多的酮酸堆積在血液中則造成酮酸中毒。

　　由於將 ADP 磷酸化成 ATP 只需要提供 7,300 卡的自由能，因此，任何磷酸化合物只要水解時能釋出超過 7,300 卡的自由能，都能透過受質階層磷酸化作用直接合成 ATP，然而細胞主要透過氧化磷酸化作用來合成大部分的 ATP。氧化磷酸化作用發生於粒線體，電子在電子傳遞鏈酵素傳遞過程中釋出大量熱量，此熱量主要被用維持體溫與合成 ATP，因此，粒線體又被稱為細胞的發電廠。粒線體的電子傳遞鏈是由許多酵素所聚合而成的一連串酵素複合體，依序稱為 Complex I-NADH-CoQ oxidoreductase、Complex II-FAD Fe-S clusters、Complex III-CoQ cytochrome c oxidoreductase、Complex IV-cytochrome c oxidase。從 TCA 循環所產出的 NADH 與 $FADH_2$，帶著氫離子與電子進行電子傳遞，NADH 從 Complex I 開始傳遞電子，$FADH_2$ 則從 Comple II 開始傳遞，傳遞的距離越長，產生的自由能越多。電子在電子傳遞鏈傳遞過程所釋出之自由能如圖 1 所示，電子由 NADH 傳遞至 Complex II（CoQ）可釋出 16604 卡自由能，因此，此階段所釋出之能量已足夠合成 1 個 ATP（合成 ATP 只需要 7300 卡）。電子再傳遞至 Complex III，又可釋出 8760 卡自由能，此階段所釋出之能量也足以合成 1 個 ATP。最後，電子經過 Complex IV 再傳遞至 O_2，可釋出 27217 卡自由能，再合成 1 個 ATP 都綽綽有餘。所以 NADH 經電子傳遞鏈所產生之能量至少可以合成出 3 個 ATP，但是 $FADH_2$ 是從 Complex II 開始傳遞，因此只能產生 2 個 ATP。所以電子從頭傳到尾，總計釋出 52581 卡自由能，但是合成 3 個 ATP 也不過用掉 21900 卡自由能，因此沒有用來合成 ATP 的自由能就以熱能的形式散發並用於維持體溫。

　　電子在電子傳遞鏈傳遞過程所釋出之能量，部分用於將氫離子從粒線體的內部運送至莢膜（Intermembrane space）（圖 2），隨著電子傳遞增加，氫離子在莢膜中蓄積越多，所產生之位能可活化同樣位於粒線體內膜上之 ATP 合成酶（ATP synthase），ATP 合成酶利用氫離子從莢膜回流至粒線體內部的動能就將 ADP 磷酸化成 ATP。

圖1 粒線體內電子傳遞鏈各複合體（Complex I、II、III、IV）間之自由能差

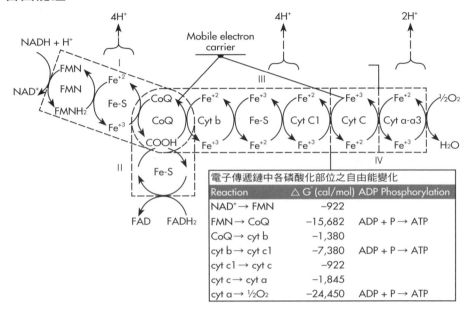

電子傳遞鏈中各磷酸化部位之自由能變化		
Reaction	△ G° (cal/mol)	ADP Phosphorylation
NAD⁺ → FMN	−922	
FMN → CoQ	−15,682	ADP + P → ATP
CoQ → cyt b	−1,380	
cyt b → cyt c1	−7,380	ADP + P → ATP
cyt c1 → cyt c	−922	
cyt c → cyt a	−1,845	
cyt a → ½O₂	−24,450	ADP + P → ATP

圖2 電子傳遞所產生之自由能、H⁺濃度梯度與ATP之合成

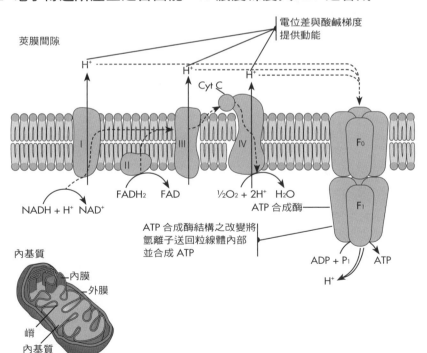

1-15 五碳糖單磷酸分流途徑

（Hexosemonophosphate shunt）

代謝分流（Metabolic shunt）的目的是提供其他代謝途徑無法產生的中間產物。五碳糖單磷酸分流途徑可產生兩個重要產物：磷酸五碳糖，用來合成核苷酸及 DNA 與 RNA 的核酸；NADPH，為合成脂肪酸、紅血球抗氧化與肝臟代謝藥物所需之還原物質。葡萄糖 -6- 磷酸首先經由葡萄糖 -6- 磷酸脫氫酶代謝成 6-phosphoglucono-lactone，此步驟同時生成 1 個 NADPH。接著 6-phosphogluconate 再經由 6-phosphogluconate 脫氫酶複合體代謝成 D-ribulose 5-phosphate，此步驟又在生成 1 個 NADPH。D-ribulose 5-phosphate 再經由 Phosphopentose isomerase 即可代謝成 D-ribose 5-phosphate，或經由 epimerase 代謝成 D-xylulose 5-phosphate（圖 1）。

D-ribose 5-phosphate 生成之後，如果沒有被用來合成核酸，則可經由轉酮基酶（Transketolase）再代謝成果糖 -6 磷酸，再經 hexose phosphate isomerase 又可重新代謝成葡萄糖 -6- 磷酸。因此，五碳糖單磷酸分流途徑除了可以提供細胞所需要的核酸，亦可源源不斷的提供 NADPH。由於具有旺盛脂肪酸合成作用的組織細胞需要大量的 NADPH，因此可預期這些組織將會很有效率的利用五碳糖單磷酸分流途徑，不斷的循環代謝五碳糖單磷酸以產生 NADPH。五碳糖單磷酸分流途徑在肝臟、脂肪組織、腎上腺皮質、甲狀腺、睪丸與正在泌乳的乳腺的作用非常旺盛。由於骨骼肌對 NADPH 的需求不大，且依賴葡萄糖與游離脂肪酸為熱量來源，所以五碳糖單磷酸分流途徑在骨骼肌的作用是相對低的。因此葡萄糖 -6- 磷酸在細胞內會進行糖解作用或是進入五碳糖單磷酸分流途徑，將視細胞當下是需要熱量（ATP/ADP ratio）或是需要進行合成作用（NADP+/NADPH ratio）而定。

小博士解說

NAD+ 與 NADP+ 是體內菸鹼素（維生素 B_3）輔酶的形式，而 NADH 與 NADPH 則是 NAD+ 與 NADP+ 的還原態。身為一種重要的還原劑，NADPH 參與體內許多的合成反應。NADPH 在生化合成反應中提供還原當量（H+），例如脂質與膽固醇的合成作用及脂肪酸碳鏈加長作用。NADPH 也在氧化 - 還原反應中參與麩胱甘肽的還原，而還原態的麩胱甘肽可保護細胞避免活性氧物質所引起的氧化傷害。NADPH 在免疫系統中則幫助巨噬細胞釋出自由基，這些自由基可用於殺滅病原菌。NADPH 也是肝臟解毒酵素 - 細胞色素 p450 在代謝酒精、藥物、芳香環化合物時提供還原當量。

圖1 五碳糖單磷酸分流途徑

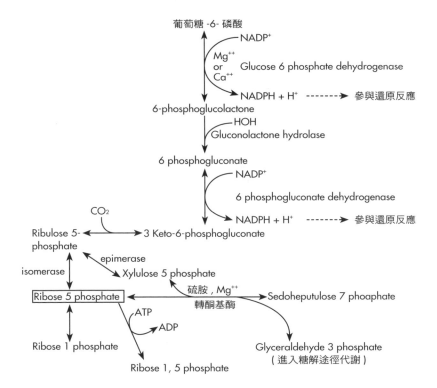

1-16 **糖質新生作用**
（Gluconeogenesis）

D-葡萄糖是細胞維持生命所不可或缺的營養素，特別是中樞神經系統與紅血球特別依賴葡萄糖的正常供應。當醣類攝取不足且血糖濃度下降，荷爾蒙便開始啟動以乳酸、丙酮酸、甘油及部分胺基酸為原料來合成葡萄糖，這個代謝途徑稱為糖質新生作用。肝臟是進行糖質新生作用的主要器官，但是在長期饑餓狀態下，腎臟也會啟動糖質新生作用。由於大部分參與糖解作用的酶，其作用都是可逆的，所以糖質新生作用其實乃糖解作用的相反代謝途徑。糖解途徑中有三個酶是不可逆的，分別是glucokinase（Hexokinase）、phosphofructokinase與pyruvate kinase，如圖1所示。因此糖質新生作用途徑在此三處需要有繞道（Bypass）酶以合成葡萄糖，glucokinase以glucose 6-phosphatase、phosphofructokinase以fructose 1,6-bisphosphatase、pyruvate kinase則以phosphoenolpyruvate carboxykinase（PEPCK）為繞道酶。

乳酸、丙酮酸、甘油及部分胺基酸代謝後即進入糖解途徑與TCA循環，TCA循環的中間產物蘋果酸（Malate）可通過粒線體膜至細胞質並代謝成草醋酸（Oxaloacetate, OAA），OAA則可經PEPCK代謝成phosphoenolpyruvate（PEP），PEP再循糖解相反途徑代謝成fructose 1,6-bisphosphate，fructose 1,6-bisphosphate經繞道酶fructose 1,6-bisphosphatase代謝成fructose 6-phosphate，最後fructose 6-phosphate轉換為glucose 6-phosphate，再經glucose 6-phosphatase代謝成葡萄糖（圖2）。糖質新生作用中繞道酶的活性決定整個代謝途徑的速率，因此這些酶又稱為速率限制酶。由於只有肝臟跟腎臟細胞能表現這些酵素，因此糖質新生作用只能在這兩個器官進行。

骨骼肌在激烈運動過後會因缺氧而產生大量葡萄糖無氧代謝產物-乳糖，這些因氧債而產生的乳糖，便可迅速的在肝臟經糖質新生作用重新合成為葡萄糖。肌肉所產生的乳糖經循環系統運送至肝臟，重新合成為葡萄糖後再運回肌肉被利用，此循環就稱為Cori cycle。肝臟中的肝醣並不直接由進入肝臟的葡萄糖所合成，根據Glucose paradox的理論，是肌肉與紅血球代謝葡萄糖所產生的乳糖，經糖質新生作用轉變為glucose 6-phosphate後才被合成為肝醣，因此合成肝醣的主要原料並非葡萄糖，糖質新生作用的速率將顯著影響肝臟肝醣的合成。

圖1 糖質新生代謝途徑，繞道酶以藍色方框顯示

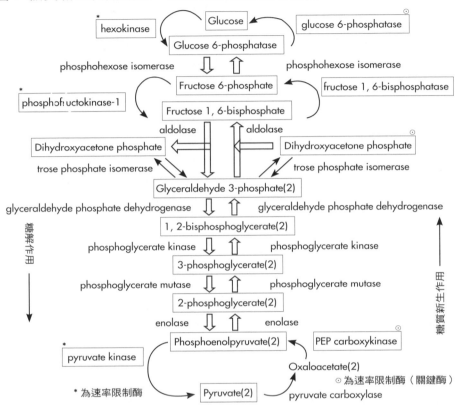

圖2 胺基酸代謝產物可作為醣質新生作用的原料

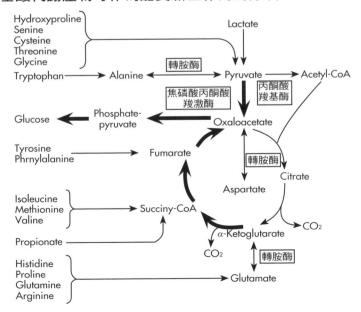

1-17 代謝的調節 1
(Regulation of metabolism 1)

代謝調節的目的是要維持身體的恆定，且透過代謝速率的改變能滿足身體營養與生化上之需求，最佳的例子莫過於細胞質中分解氧化性的糖解作用與TCA循環及合成性的糖質新生作用兩個截然不同的代謝途徑之交互調節。因為細胞透過糖解作用與TCA循環氧化葡萄糖釋出熱量，而合成葡萄糖的糖質新生作用則是一個需要能量的途徑，如果兩條代謝途徑同時進行，TCA循環及後續電子傳遞鏈所釋出的熱量將被用於糖質新生作用，細胞將無法產生任何熱量與葡萄糖。因此細胞便依照對熱量的需求與否來調節代謝，當細胞需要熱量時，只要調升糖解作用酶的活性，並同時調降糖質新生作用酶的活性便可達成。一般而言，細胞可透過4種機制調節酶的活性，包括反應物調節變構酶（allosteric enzymes），荷爾蒙活化或誘發特定酶，反應物或受質濃度改變可逆反應之方向及胞內酶之轉移。

變構酶之調節（Allosteric enzyme modulation）是指變構酶可由該酶所催化之代謝途徑產生之特定化合物調升或調降其活性。調節物一般是透過改變酶的3D構型，也就是調節酶構型的鬆緊度，而較鬆構型的酶會較緊構型的酶有較高的活性。因此，可調升酶活性的調節物，會改變酶成為較鬆的構型。變構酶通常只催化單向，或不可逆反應，而調節物只能單向調升或調降酶的活性（圖1）。

細胞對熱量的需求顯著影響熱量代謝途徑的活性。細胞中ADP/ATP濃度的比例就是一個很重要的熱量代謝調節系

統，通常ADP甚至於AMP濃度的增加即代表細胞缺乏ATP。AMP、ADP與ATP都是變構酶的調節物，但是AMP與ADP和ATP有相反的調節作用。當細胞熱量充裕時，高濃度的ATP將調降葡萄糖氧化途徑中酶的活性，以避免產生過多的ATP。相反的，當ADP或AMP濃度增高時，代表細胞缺乏ATP，此時AMP將會調升葡萄糖氧化途徑中酶的活性以增產ATP。例如AMP可調升肝糖分解作用（Glycogenolysis）中phosphorylase b的活性，肝糖分解所產生的葡萄糖便可氧化以增產ATP；另外，AMP也可調升糖解作用中phosphofructokinase的活性，促進葡萄糖氧化以增產ATP。ADP也同樣可調升phosphofructokinase的活性，但是ATP則是調降活性。許多調節物都可以透過調節phosphofructokinase的活性而調控糖解作用的速率，因此phosphofructokinase是一個非常重要的速率限制變構酶（圖2）。其他醣類代謝的速率限制酶也受到AMP、ADP與ATP的調控。ATP調降pyruvate dehydrogenase complex、citrate synthase、isocitrate dehydrogenase的活性。相對的，AMP調升pyruvate dehydrogenase complex的活性，而ADP則調升citrate synthase與isocitrate dehydrogenase的活性。

另一個重要的熱量代謝調節系統便是細胞中NADH/NAD⁺濃度的比例。特定的變構酶參與NADH或NAD⁺的生合成，而NADH或NAD⁺的濃度則調降自身的產量。由於NADH是葡萄糖氧化的產物，NADH濃度的增加，將會調降葡萄糖氧化的代謝速率酶，以避免產生過多無用的NADH。飢餓狀態下，細胞中NADH濃度的降低，將促進糖解與TCA循環的速率，以維持ATP的濃度。

圖 1 變構酶之調節

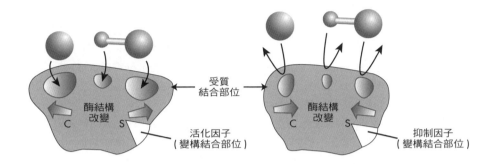

受質結合部位

酶結構改變
C　S

酶結構改變
C　S

活化因子
(變構結合部位)

抑制因子
(變構結合部位)

圖 2 磷酸果糖激酶是一個速率限制變構酶

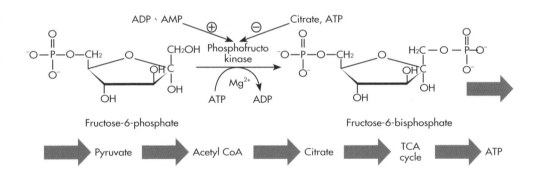

ADP、AMP　⊕　⊖　Citrate, ATP

Phosphofructo kinase

Mg^{2+}

ATP　ADP

Fructose-6-phosphate

Fructose-6-bisphosphate

Pyruvate　Acetyl CoA　Citrate　TCA cycle　ATP

＋知識補充站

整體化學反應之速率通常是由反應速率最慢的一個步驟所決定,這個步驟又稱為速率限制步驟 (Rate-limiting step),所參與的酶就稱為速率限制酶 (Rate-limiting enzyme)。就原理而言, 化學反應途徑中的每一個步驟的反應物與產物的濃度都可分別計算出來,並透過公式可計算並用 以預估整體化學反應之速率。然而,可用於分析與計數每一個步驟影響整體速率的數學模式是複 雜且很難計算的,因此,以單一的速率限制步驟簡化整體化學反應速率的預估是較為可行的。例 如,某個反應途徑的第一個步驟是反應速率最慢的,那整個反應途徑的速率就由第一個步驟的 反應速率來決定。不過,有時候反應途徑的速率限制步驟不只一個,例如糖解途徑 (Glycolytic pathway) 就有三個速率限制步驟,三個速率限制酶分別為葡萄糖激酶、磷酸果糖激酶與丙酮酸 激酶,細胞透過控制這三個速率限制酶的表現與活性,即可調控整個糖解途徑的速率。

1-18 **代謝的調節**2
(Regulation of metabolism II)

荷爾蒙的調控（Hormonal regulation）
　　荷爾蒙可透過共軛調節或酵素誘發來調控特定酶的活性。共軛調節是指以共軛鍵結合一個基團，例如透過磷酸化與去磷酸化作用來調控酶的活性。一般而言，磷酸化作用活化酶的活性，而去磷酸化作用則是讓酶失去活性，但有時候也會有相反的作用。例如，肝糖合成酶與肝糖磷酸酶的活性便是一種荷爾蒙的共軛調節。磷酸化作用讓肝糖合成酶失活，去磷酸化作用則是活化酶，相反的，磷酸化作用活化肝糖磷酸酶活性，去磷酸化作用則讓酶失去活性。另一個荷爾蒙透過共軛調節酶活性的例子便是升糖激素調控肝臟糖解作用與糖質新生作用的相對速率。糖解途徑中的Phosphofructokinase（PFK）與糖質新生途徑中的Fructose bisphosphatase（FBPase）分別是兩個代謝途徑的速率限制酶，也是一個相反代謝方向的調控點，而調節物便是fructose 2, 6-bisphosphate。fructose 2, 6-bisphosphate並非糖解中間代謝產物，它活化PFK活性，同時去活化FBPase，也因此促進糖解作用但抑制糖質新生作用。肝細胞中fructose 2, 6-bisphosphate的濃度是由Phosphofructokinase-2（PFK2）與Fructose bisphosphatase-2（FBPase-2）調控，PFK-2促進合成，而FBPase-2則促進分解。Fructose 6-phosphate透過磷酸化作用以PFK-2催化成Fructose 2, 6-bisphosphate，FBPase-2則促進Fructose 2, 6-bisphosphate降解。血糖濃度下降時所分泌的升糖激素便透過增加FBPase-2活性，同時抑制PFK-2活性，導致fructose 2, 6-bisphosphate濃度下降。由於fructose 2, 6-bisphosphate抑制糖質新生途徑速率限制酶FBPase活性，最終的影響便是升糖激素促進糖質新生作用的速率，增加葡萄糖的合成以維持血糖濃度（圖1）。

　　共軛調節是透過cAMP來調控，而cAMP則是荷爾蒙作用在細胞所產生的第二傳訊物（Second messenger）。飯後血糖濃度高時，胰島素之分泌可顯著調升肝臟肝醣合成酶活性而促進肝糖之合成。飯前血糖濃度低時，升糖激素與腎上腺素之分泌則可調升肝臟及肌肉組織中肝醣磷酸酶活性，進而促進肝醣之分解以維持血糖濃度。這些荷爾蒙的影響都是透過共軛調節。荷爾蒙誘發則是另一種調控酶活性的方式。

　　細胞內的酶可分為可誘發與不可誘發的兩種，糖解與糖質新生途徑的速率限制酶屬於可誘發的酶，意即這些酶的濃度會受到一些分子訊息的調控而增高或降低。這些分子訊息通常是因長期攝取某特定營養素而產生的特定代謝中間物。同時，升糖素透過誘發糖質新生速率限制酶（族群3的酶）的表現，而提升糖質新生代謝途徑的速率。而胰島素則透過誘發糖解途徑速率限制酶（族群1的酶）的表現，而提升糖解代謝途徑的速率（圖2）。糖解與糖質新生途徑中作用可逆的酶則屬於不可誘發的酵素，這些酶必須在任何時間都能在大部分細胞內穩定的表現並維持穩定的活性。這些酶因為不可誘發，因此又被稱為組成型基因（Housekeeping genes）。

圖1 荷爾蒙調節酶活性的模式 – 共軛調節

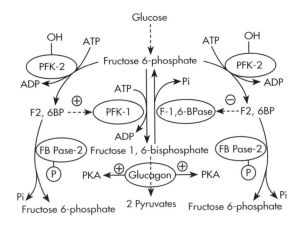

圖2 荷爾蒙與調節因子透過速率限制酶調控代謝途徑的速率

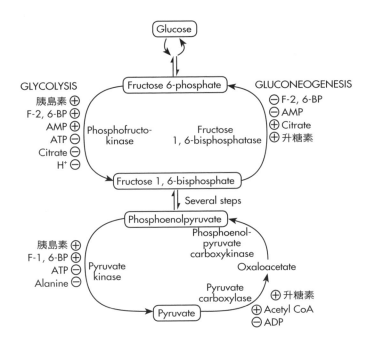

第二章
膳食纖維

詹恭巨　編著

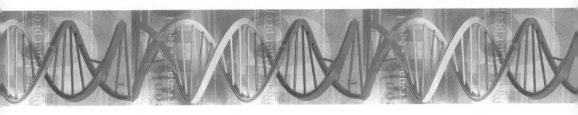

2-1 **膳食纖維與機能性纖維** 1 (Dietary fiber and functional fiber 1)

過去 25 年所累積的研究成果顯示，膳食纖維在維持人類消化道功能與預防慢性疾病上是非常重要的食物成分。膳食纖維主要是指植物固有的成分中，無法被人體消化道消化的醣類與木質素。膳食纖維是植物細胞壁的主要成分（>95%），種類包括纖維素（Cellulose）、半纖維素（Hemicellulose）、木質素（Lignin）、果膠（Pectin）與少量的軟木質（Suberin）、角明質（Cutin）及蠟質（Wax）。纖維素、半纖維素、木質素主要是細胞壁的結構成分，果膠為細胞間的黏著成分，軟木質及角明質為細胞表面不透水、抗酸及抗酵素分解的成分。植物性的食物可提供膳食纖維，然而膳食纖維的成分與含量，則會因植物的種類、生長期、成熟度與植物的部位而有所不同。例如，麥麩（Wheat bran）主要含有半纖維素與木質素，纖維素含量相對較少。而蔬果類則含有約等量（～30%）的纖維素與果膠。

纖維素、半纖維素、果膠、植物膠（Gums）的結構大都是葡萄糖或其他單醣以 β 1-4 糖苷鍵結合而成的長鏈或支鏈聚合物。人類消化道的 α-1-4 澱粉酶或 α 1-6 糊精酶並無法分解消化這些成分。植物細胞壁的主成分是纖維素，為自然界中含量最豐富的有機聚合物。**纖維素**的直線長鏈聚合物間是以氫鍵互相連結成絲，且天然的纖維素不帶電荷，不溶於水（圖1）。

纖維素經過化學修飾後可提高水溶性，例如甲基纖維素（Methylcellulose）、羧甲基纖維素（Carboxymethylcellulose）、乙基羥乙基纖維素（Ethyl hydroxyethyl cellulose）等，可作為食品添加劑、軟便劑與黏結劑（Binder）。纖維素也不易為微生物發酵利用。**半纖維素**由許多不同種類的單醣組成，主直鏈結構常由木糖、半乳糖及甘露糖等組成，支鏈則由阿拉伯糖、葡萄醣醛酸及半乳糖等組成，支鏈上糖的官能基若為羧基，則帶電荷並可稍溶於水（圖2）。結構含六碳糖與醣醛酸的半纖維素較容易為微生物發酵利用。**果膠**的主直鏈是以半乳糖醛酸以 α-1-4 鍵結而成，支鏈則由鼠李糖、阿拉伯糖、木糖、海藻糖等單糖組成，由於支鏈上糖的官能基都帶電荷，因此果膠可溶於水並形成凝膠。凝膠在酸性pH值穩定，故可用於酸性食品當作增稠劑。果膠可為微生物充分發酵利用。**植物膠**主要是植物的膠體類成分，有些是海藻類的膠質，例如藻膠（Algae）與鹿角菜膠（Carrageenan），有些是植物的滲出液，成分為帶電荷的阿拉伯膠（Gum Arabic）、刺梧桐膠（Karaya gum）、Gum ghatti 等，不帶電荷的關華豆膠（Guar gum）、β-glucan（β- 葡聚糖）、葡甘露聚糖（Glucomannan），還有細菌發酵的產物結蘭膠（Gellan gum）與三仙膠（Xanthan gum）等。植物膠的結構主要由半乳糖與葡萄醣醛酸構成，也有鼠李糖、阿拉伯糖、甘露糖等成分。植物膠水溶性高且具有凝膠性與酸安定性，因此廣泛被利用於食品用途，例如阿拉伯膠與關華豆膠都常被添加於各種食物作為安定劑、黏稠劑與保水劑。

圖 1 纖維素，直線長鏈聚合物間是以氫鍵互相連結成纖維絲

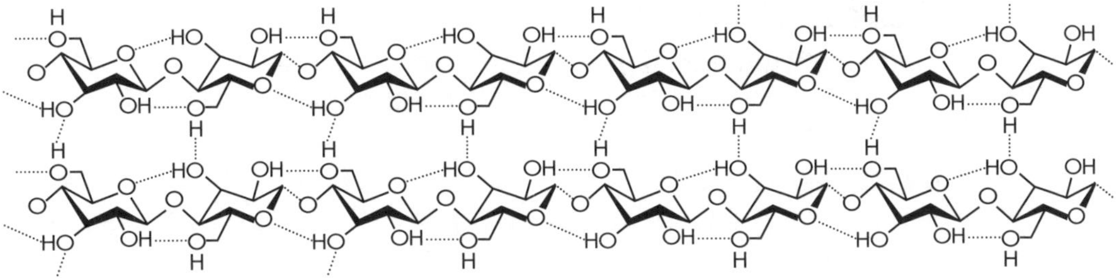

圖 2 半纖維素，有主鏈與支鏈的結構

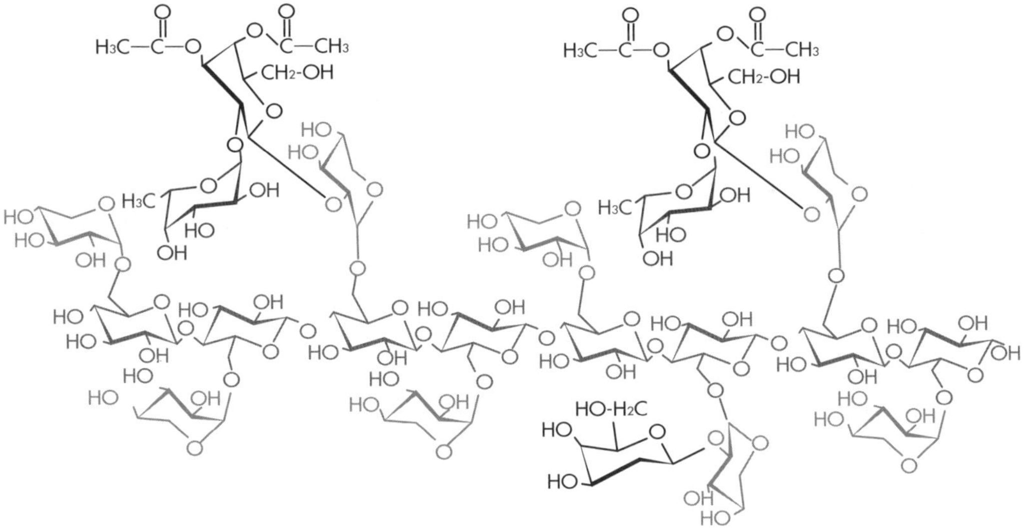

2-2 膳食纖維與機能性纖維2 (Dietary fiber and functional fiber 2)

木質素（Lignin）並非醣類聚合物，而是一種具有高度分枝立體結構的多酚類聚合物。主要的多酚類官能基有反式松柏酚基（Trans-coniferyl）、反式芥子酚基（Trans-sinapyl）、反式-p-香豆酚基（Trans-p-coumaryl）等。木質素是植物結構性的成分，不溶於水，疏水性結合力強，微生物發酵性極低。木質素兼具膳食纖維與機能性纖維的特性，研究顯示木質素可促進人類腸道排除膽鹽與膽固醇，因而有助於血膽固醇濃度之控制。

除了膳食纖維，一些經過分離、萃取或加工處理所得，被證實對人體生理有益的非消化性醣類，則稱為**機能性纖維**（Functional fiber）。**β-葡聚醣**（β-Glucan）是單元吡喃葡萄糖（Glucopyranose）以β 1-4或β 1-3為鍵結之同質聚合物，水溶性佳並可為微生物充分發酵利用。燕麥麩與大麥麩中β-葡聚醣的含量很豐富，從麩皮所萃取出之β-葡聚醣是一種具有商業用途的機能性纖維，因為研究顯示β-葡聚醣具有降低人類血膽固醇濃度與飯後血糖值之功能。**果聚醣**（Fructans）是以果糖為主要單元的聚合物，包含菊糖（Inulin）、寡果糖（Oligofructose）與果寡醣（Fructooligosaccharides）等（圖1）。菊糖是由2～60個果糖以β 2-1鍵結而成。人類消化道無法分解菊糖，但是大腸菌叢，例如雙叉桿菌（Bifidobacteria）便能分解β 2-1糖苷鍵而利用菊糖。寡果糖由菊糖部分水解而來，含有2～8個果糖單元。果寡糖則是由2～4個果糖聚合而成。這些果聚醣都有促進腸道雙叉桿

菌（益生菌，Probiotics）生長的功效，因此也被稱為益生素（Prebiotics）。果聚醣存在天然植物中，菊苣、蘆筍、洋蔥、蒜、朝鮮薊、番茄等含量較多。食品添加用的果聚醣是以葡萄糖添加果糖的方式合成，也可從植物中萃取並純化而得。果聚醣在食品加工上常被用於取代蔗糖、脂肪或是澱粉。由於具有促進腸道有益菌生長的生理功效，果聚醣是一種機能性纖維。**抗性澱粉**（Resistant starch）是人類無法消化吸收的澱粉，其來源有四，分別是RS_1，為植物細胞壁的天然成分；RS_2，乃未糊化之澱粉；RS_3，為澱粉類食物經加熱後又冷卻，或是澱粉經擠壓加工所形成之老化澱粉；RS_4，乃化學修飾澱粉。RS_1與RS_2抗性澱粉屬於膳食纖維，RS_3與RS_4抗性澱粉是可被腸道菌叢部分發酵的機能性纖維。**幾丁質**（Chitin）的構造類似纖維素，是單元N-乙醯葡萄糖胺以β 1-4鍵結而成的聚合物。幾丁質是甲殼類動物外骨骼、昆蟲類外殼、軟體類動物內骨骼與真菌類細胞壁的主要成分，完全不溶於水。**幾丁聚醣**（Chitosan）乃幾丁質經去乙醯化（Deacetylation）所得之葡萄糖胺與乙醯葡萄糖胺混合之聚合物，因而具有不同的去乙醯度（圖2）。高分子量幾丁聚醣不溶於水，但可溶於胃酸並具有黏稠性。小分子量幾丁聚醣則溶於水，黏稠度降低。幾丁聚醣溶於胃酸後形成帶正電的分子，可包裹帶負電性的脂肪小球。被幾丁聚醣包覆的脂肪小球進入小腸後，因酸度降低，幾丁聚醣變成不溶性的膠體外殼，被包裹的飲食脂肪因此無法被消化而經糞便排出。部分的研究顯示人類每天攝取1.4克的幾丁聚醣，可有效的降低血膽固醇與三酸甘油酯的濃度。小分子量幾丁聚醣也具有增強免疫功能與舒緩化療副作用等功效。因此，幾丁聚醣被歸類為機能性纖維。

圖 1 果聚醣的結構式

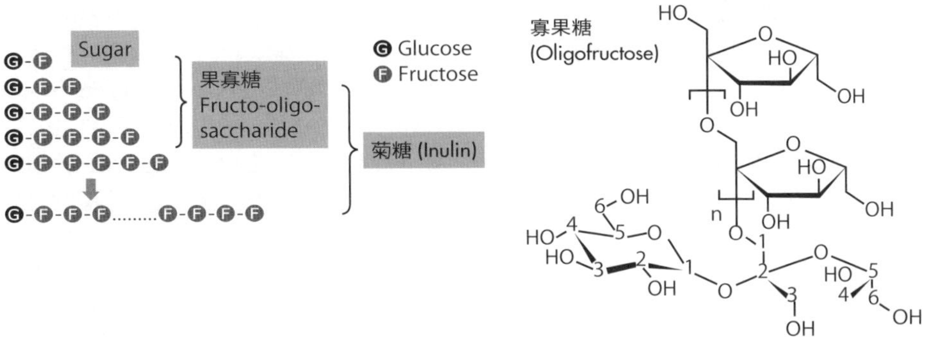

Sugar

- ⑥-Ⓕ
- ⑥-Ⓕ-Ⓕ
- ⑥-Ⓕ-Ⓕ-Ⓕ
- ⑥-Ⓕ-Ⓕ-Ⓕ-Ⓕ
- ⑥-Ⓕ-Ⓕ-Ⓕ-Ⓕ-Ⓕ

⑥-Ⓕ-Ⓕ-Ⓕ………Ⓕ-Ⓕ-Ⓕ

果寡糖
Fructo-oligo-saccharide

菊糖 (Inulin)

⑥ Glucose
Ⓕ Fructose

寡果糖
(Oligofructose)

圖 2 幾丁質與幾丁聚醣之結構

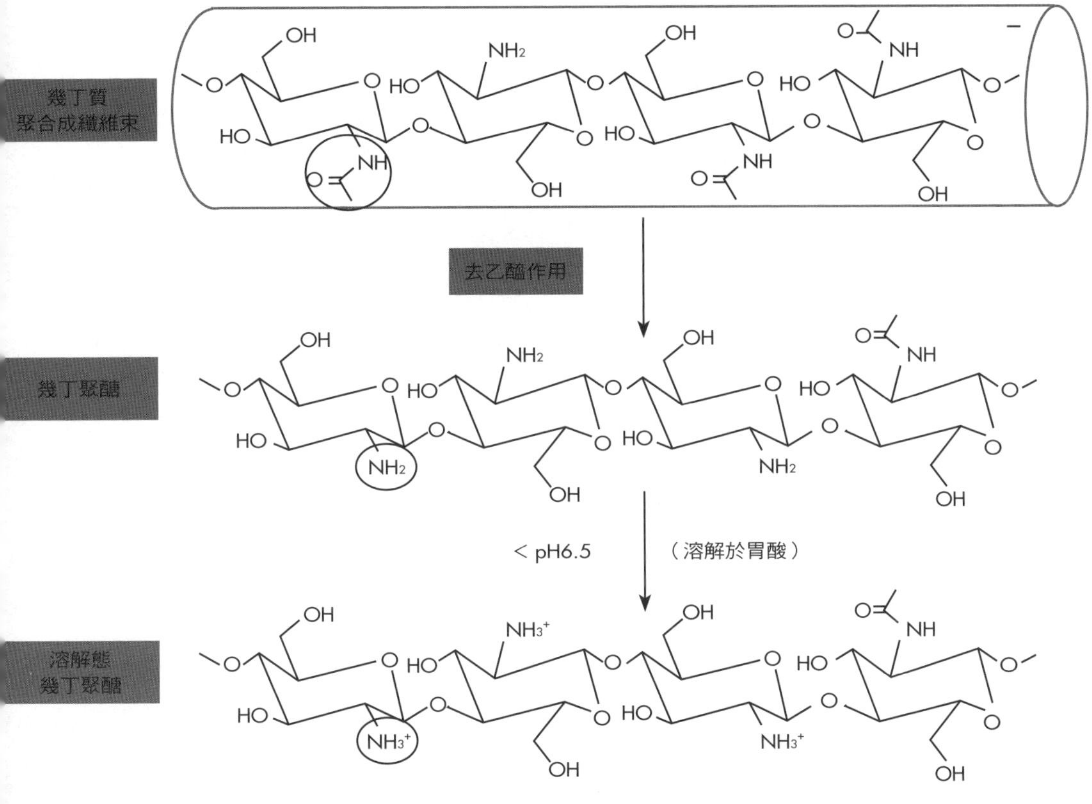

幾丁質
聚合成纖維束

去乙醯作用

幾丁聚醣

< pH6.5　　（溶解於胃酸）

溶解態
幾丁聚醣

2-3 **膳食纖維的分類與生理特性** 1
（Classification and physiological properties of dietary fiber 1）

膳食纖維依其在熱水中的溶解度，可分類為水溶性與不溶性膳食纖維。水溶性膳食纖維為部分半纖維素、果膠、植物膠與β-葡聚醣，不溶性膳食纖維則有部分半纖維素、纖維素與木質素（圖1）。膳食纖維的生理特性則包括保水性與黏性、吸附性與發酵性。

保水性是膳食纖維吸收水分的能力，水溶性膳食纖維的保水力高於不溶性膳食纖維。水溶性膳食纖維，例如果膠與植物膠，溶於水還會產生黏性。由於食物中的膳食纖維可增加消化道中食團的水分與黏稠度，因此，膳食纖維在食物的消化吸收上會產生數種效應（圖2）：

1. 延緩食物的胃排空速率。膳食纖維在胃部溶解所形成的黏稠性，會使食物停留在胃中的時間加長，增加餐後飽足感。

2. 黏稠液會形成屏障，阻礙消化液與食物的接觸與消化，因而也延緩食物消化的速率。

3. 黏稠性食糜在小腸也會干擾消化酶的作用，例如果膠與植物膠會抑制腸胜肽酶與胰脂解酶的活性，機制未明。

4. 延緩營養素之吸收。小腸黏膜細胞分泌的黏液與溶解的膳食纖維會在黏膜細胞表面形成靜水層（Unstirred water layer）。腸道蠕動在腸腔內所產生的對流，推動營養素通過淨水層以便黏膜細胞吸收。由於膳食纖維會增加淨水層的厚度與黏度，因而抑制營養素的擴散而延遲吸收。小腸內消化物的黏度增加，也會降低腸道蠕動所造成的對流，進而延緩營養素的吸收。研究發現攝取具有黏稠性的可溶性纖維，會延遲胃排空時間，延緩葡萄糖的吸收，進而降低餐後血糖值，並緩和血糖誘發之胰島素與類升糖素胜肽 1（Glucagon-like peptide 1, GLP-1）等調節血糖代謝荷爾蒙之反應。膳食纖維延緩餐後血糖值的上升，有助於糖尿病患的血糖控制與胰島素的需求量及反應。

5. 改變腸滯留時間（Transit time）。黏稠的可溶性纖維會延緩小腸內容物的推進速率，不溶性纖維則會加速小腸內容物的推進速率。內容物通過小腸的速度加快，會縮短營養素被吸收的時間，導致營養素吸收減少。另一方面，大腸內容物的移動速度加快，不僅可促進排便，也可減少大腸內有毒物質被吸收，有助於預防大腸癌的發生。

圖1 纖維質可依溶解度分類

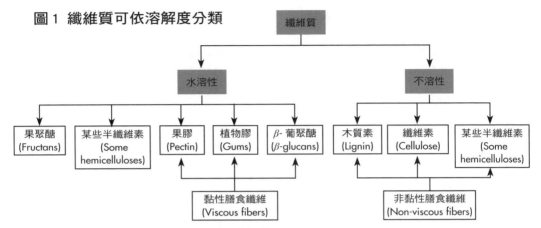

圖2 纖維質在腸道產生的各種效應

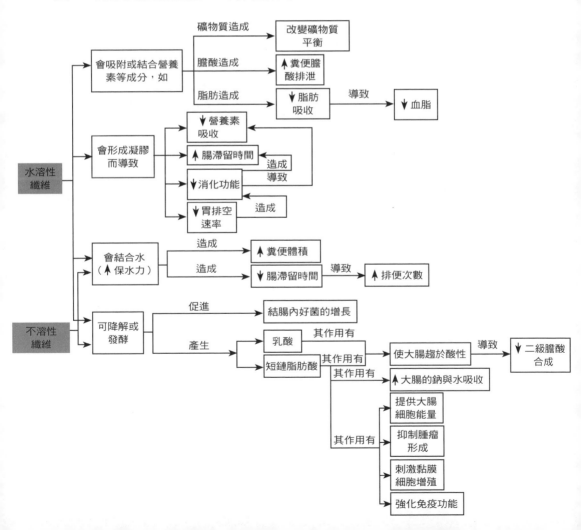

2-4 膳食纖維的分類 與生理特性2

（Classification and physiological properties of dietary fiber 2）

纖維的吸附性是指有些纖維成分，例如木質素、膠類、部分半纖維素與幾丁聚糖等，在腸道中可與消化酶或是營養素結合。纖維的吸附性會產生數種腸道效應：

1. 抑制脂肪消化吸收。雖然機轉不明，黏稠性纖維會降低胰脂解酶活性，減少脂肪的消化。膳食纖維會與脂肪酸、單酸甘油酯、膽固醇等結合，抑制微脂粒（Micelle）的形成，進而減少脂肪的吸收。

2. 增加膽酸的排除。膽汁中的膽酸在腸道幫助脂肪乳化後，會在迴腸經腸肝循環回收利用。纖維質可吸附膽酸，增加膽酸的排除。由於膽酸含有膽固醇，因而也增加膽固醇的排除。

3. 降血膽固醇效應。纖維質有數個降血膽固醇的機轉。第一個可能的機轉乃纖維質增加腸道膽酸與膽固醇的排除，減少了腸肝循環膽固醇的回收，此舉會導致肝細胞膽鹽與膽固醇的濃度降低，為了維持肝臟膽鹽的製造量，肝細胞透過增加LDL受器數目，增加利用血中的膽固醇，而產生降血膽固醇濃度的效果（圖1）。第二個可能的機轉是纖維質會改變肝臟膽酸／鵝去氧膽酸（Chenodeoxycholic acid）的

比例，增加鵝去氧膽酸的產量，而鵝去氧膽酸會抑制HMG CoA還原酶（3-hydroxy 3-methylglutaryl CoA reductase）的活性。由於HMG CoA還原酶是肝臟製造膽固醇的速率限制酶，抑制HMG CoA還原酶活性，便減少了肝臟膽固醇的合成，間接產生降血膽固醇濃度的效果。第三個可能的機轉是纖維質經大腸細菌發酵所產生的短鏈揮發性脂肪酸（乙酸、丙酸、丁酸），吸收後在肝臟會抑制脂肪酸或膽固醇的合成，進而減少脂蛋白的分泌（圖2）。可溶性膳食纖維降血膽固醇濃度的效果較不溶性膳食纖維為佳。

4. 改變礦物質與類胡蘿蔔素的吸收。帶有醛酸（Uronic acid）的纖維質具有陽離子交換能力（Cation exchange capacity），在腸道可與礦物質結合而減少礦物質的吸收。帶有羧基與羥基的木質素也有同樣的作用。纖維質對礦物質吸收的影響取決於其發酵的速率。發酵緩慢的纖維質較能促進腸道微生物的增生，微生物的增生會增加礦物質的利用，而減少礦物質被人體的吸收。發酵速率快的纖維質較容易產酸，而酸性環境則有利於礦物質的溶解和吸收。另外，纖維質因發酵而釋出的礦物質也可能增加吸收。黏稠性的纖維質可能因抑制脂解酶的活性，減少脂肪的消化，間接導致脂溶性維生素吸收的降低。研究顯示飲食添加果膠與植物膠會減少33～74% β-胡蘿蔔素、茄紅素、葉黃素等類胡蘿蔔素的吸收。

圖 1 可溶性纖維質降血膽固醇之機轉

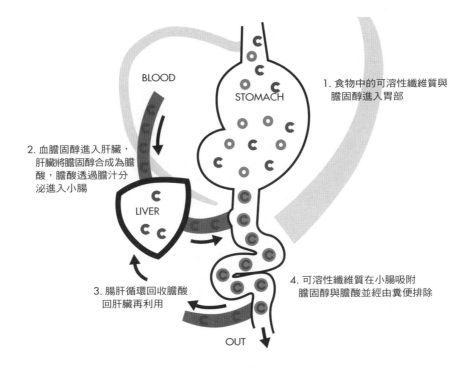

BLOOD

STOMACH

1. 食物中的可溶性纖維質與膽固醇進入胃部

2. 血膽固醇進入肝臟，肝臟將膽固醇合成為膽酸，膽酸透過膽汁分泌進入小腸

LIVER

3. 腸肝循環回收膽酸回肝臟再利用

4. 可溶性纖維質在小腸吸附膽固醇與膽酸並經由糞便排除

OUT

圖 2 纖維質的攝取降低血膽固醇的可能機轉

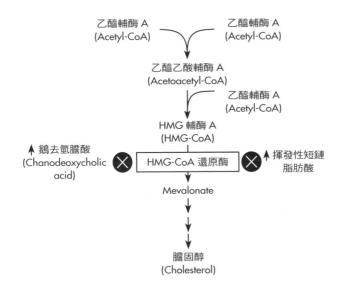

乙醯輔酶 A
(Acetyl-CoA)　　　　乙醯輔酶 A
(Acetyl-CoA)

乙醯乙酸輔酶 A
(Acetoacetyl-CoA)

乙醯輔酶 A
(Acetyl-CoA)

HMG 輔酶 A
(HMG-CoA)

↑ 鵝去氧膽酸
(Chanodeoxycholic acid)　⊗　HMG-CoA 還原酶　⊗　↑ 揮發性短鏈脂肪酸

Mevalonate

膽固醇
(Cholesterol)

2-5 可發酵性纖維質 與非發酵性纖維質

（Fermentable fibers and

non-fermentable fibers）

纖維質可依在大腸能被微生物利用與否，再分為可發酵性纖維質（Fermentable fibers）與非發酵性纖維質（Non-fermentable fibers）。可發酵性纖維質包括屬於膳食纖維的果膠與植物膠，屬於機能性纖維的果聚醣、洋車前子（Psyllium）、聚糊精、抗性澱粉等。發酵性纖維質在腸道的主要功能是促進腸道菌生長，並發酵產生短鏈脂肪酸（Short chain fatty acids, SCFAs）。

果膠、植物膠、果聚醣、β-葡聚醣與抗性澱粉 RS$_3$ 等，在腸道可選擇性的促進益生菌的生長，因此被稱為益生素（Prebiotics）。食物中的寡糖，例如半乳糖寡糖、乳酮醣及黃豆中的蜜三糖（Raffinose）、水蘇四糖（Stachyose）與毛蕊花五糖（Verbascose），也有促進腸道雙叉桿菌與乳酸菌（圖1）生長的功效。益生素的有效劑量依纖維質的種類而有所不同，一般而言，每天攝取 10～15 克，持續 14～21 天即可顯著增加腸道有益菌的數量。腸道菌叢中有益菌數量的增加，可相對的抑制有害菌（沙門氏菌、肉毒桿菌等）的孳生，可預防腸道發炎、腹瀉等症狀，進而發揮維持腸道健康之功能。

乳酸與揮發性短鏈脂肪酸（乙酸、丙酸、丁酸等）是腸道菌叢發酵的主要產物，其他產物包括氫氣、二氧化碳與甲烷等氣體（圖2）。不同的纖維質發酵後會產生不同的短鏈脂肪酸，例如果膠在大鼠腸道發酵產生丙酸，麥麩則產生大量的丁酸。纖維質經不同的微生物發酵也會產生不同的短鏈脂肪酸，例如果膠經擬桿菌屬細菌發酵產生乙酸、丙酸與琥珀酸，經真細菌屬發酵產生乙酸、丁酸與乳酸，經雙叉桿菌發酵產生乙酸與乳酸。發酵產生的短鏈脂肪酸在腸道有促進大腸吸收水分與鈉、促進黏膜細胞增生、提供熱量與酸化腸道環境等功效。短鏈脂肪酸可被迅速吸收，同時也增加大腸水與鈉的吸收。纖維質發酵所降解釋出的物質可促進大腸黏膜細胞的增生。發酵所產生的丁酸可被大腸黏膜細胞利用產熱，沒被利用的短鏈脂肪酸；主要是乙酸與丙酸，吸收後經肝門靜脈送至肝臟，部分被肝細胞利用掉，但大部分的乙酸都被送到周圍組織（骨骼肌與心肌）代謝。乙酸與丙酸在大鼠的肝臟還可抑制 HMG CoA 還原酶活性，間接產生降血膽固醇之功效。膳食纖維雖然無法為人類小腸消化酶分解利用，但是經大腸菌叢發酵所產生的短鏈脂肪酸，吸收後卻可提供身體一部分熱量。但由於很難精確的估算腸道發酵產生的熱量，因此，在計算攝取的食物總熱量時，可發酵性纖維質的產熱量是被忽略的。據估計，已開發國家人民所攝取的醣類食物中，約有 10～15%是可在大腸發酵的，而第三世界國家人民的比例可能更高。腸道發酵產生的短鏈脂肪酸，在未被吸收前，可降低腸道 pH值，酸化腸道的環境。腸道 pH 值越低，游離膽酸越不容易溶解，加上酸性 pH 值抑制細菌 7α-dehydroxylase 活性，初級膽酸便較不易形成次級膽酸，次級膽酸是已知致癌物（圖2）。腸道 pH 值越低，游離鈣也較容易結合膽酸與脂肪酸，這些都可能是可溶性纖維質有預防大腸癌之功效的機轉。

圖 1 腸道主要的益生菌，雙叉桿菌與乳酸菌

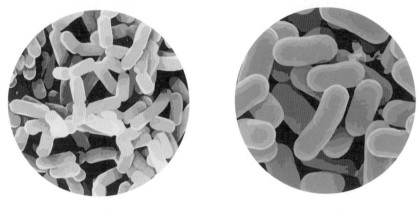

雙叉桿菌 (Bifidobacterium)　　　　　　　乳酸菌 (Lactobacillus)

圖 2 益生菌利用益生素發酵產生短鏈脂肪酸

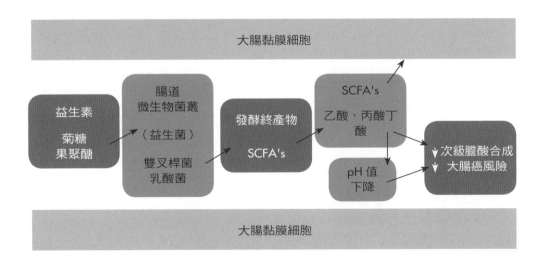

2-6 **膳食纖維與慢性疾病的預防** (Dietary fibers and prevention of chronic diseases)

非發酵性纖維質，例如纖維素與木質素，或是發酵緩慢的部分半纖維素，對促進腸道菌叢的增生更是重要。大量微生物菌叢的生長有助於清除腸道的有毒物質，某些特定的細菌還可抑制腸癌細胞的增生，而延緩腸癌的發生。乳酸菌也透過抑制細菌代謝膽酸的酶的活性，而減少致癌物質（次級膽酸）的量。糞便的主成分是非發酵性纖維質與大量的微生物，以及水分與鹽類。由於非發酵性纖維質會吸水，且微生物含有大量的水，增加纖維質的攝取，即可增加微生物的量與糞便的含水量，也因此增加了糞便量。腸道足夠的糞便量與糞便的含水量可促進排便，因而能預防便祕的發生。可發酵性纖維質因發酵而減少體積，因此果膠、植物膠與 β- 葡聚醣等纖維質較無法增加糞便量而促進排便。麥麩含有豐富的半纖維素與木質素，吸水性強。麥麩透過增加糞便體積、促進腸道蠕動、縮短糞便滯腸時間及降低腸腔內壓等機轉，而成為預防便祕最有效的纖維性軟便劑。米麩甚至於比麥麩更有效，兩者都可用來治療便祕。其他有增加糞便量、軟便功效之纖維質，有纖維素、洋車前子、菊糖與寡糖。

流行病學研究指出膳食纖維攝取量高者，他們消化道方面的疾病、心臟病、乳癌與大腸癌的發生率也較低。攝取足量的膳食纖維也有助於體重之控制，因為纖維質延緩胃排空時間，增加飽足感，進而降低熱量與營養素的吸收利用。然而，高纖飲食用於治療肥胖是否有效尚待證實。許多的研究證實膳食纖維可透過數種機轉來預防大腸癌的發生。1. 膳食纖維可增加膽酸的排除，減少膽酸代謝成次級膽酸的量。2. 纖維質可吸水增加糞便量，稀釋致癌物質的濃度，減少腸黏膜細胞吸收毒素。3. 可發酵性纖維質可改變腸道菌叢的種類與數目，減少致癌物濃度，抑制癌細胞增生。4. 縮短糞便滯腸時間，減少毒素的生成與滯腸時間，減少腸黏膜細胞吸收毒素。5. 纖維質發酵產生的短鏈脂肪酸可酸化腸腔環境，抑制次級膽酸的生成。6. 纖維質降解所釋出的鈣離子形成高鈣的環境，不利於癌細胞生長。7. 體外試驗顯示，丁酸可抑制癌細胞的分化與增生。8. 不溶性纖維質，例如木質素可吸附致癌物，減少毒素被腸黏膜細胞吸收。

國內外的衛生主管機關都認同膳食纖維的攝取有益於預防慢性疾病。美國2002 年版的飲食建議攝取量（Dietary reference intake, DRI）有建議膳食纖維的攝取量，以足夠攝取量（Adequate intake, AI）表示，不同性別年齡層膳食纖維的AI 如表1所示。我國在 2012 年第七版的DRI 中並沒有建議膳食纖維的攝取量，但是在 2013 年所修訂之 [每日飲食指南] 中建議三餐應以全穀類食物為主食，或至少應有 1/3 為未精製全穀雜糧。此外，每天也應攝取至少 3～5 碟的蔬菜類與 2～4 份的水果類，以提供身體足夠的膳食纖維攝取量（圖1）。

表 1 美國膳食纖維的每日足夠攝取量

人口族群	年齡（歲）	纖維總量（克）
男性	19 to 50	38
	≥ 51	31
女性	19 to 50	25
	≥ 51	21
幼兒	1 to 3	19
	4 to 8	25
女童	9 to 18	26
男童	9 to 13	31
	14 to 18	38

圖 1 衛生福利部 [每日飲食指南]，2013 年

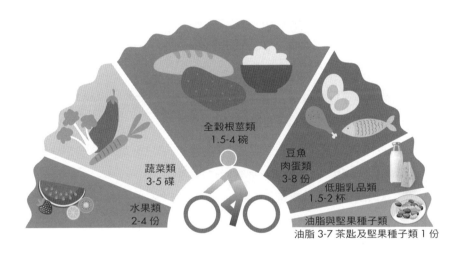

全穀根莖類
1.5-4 碗

蔬菜類
3-5 碟

水果類
2-4 份

豆魚
肉蛋類
3-8 份

低脂乳品類
1.5-2 杯

油脂與堅果種子類
油脂 3-7 茶匙及堅果種子類 1 份

第三章
蛋白質

詹恭巨　編著

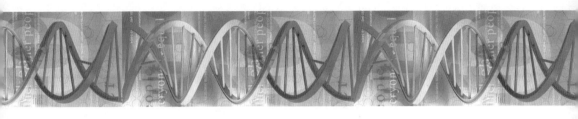

3-1 **蛋白質的功能-1**
(Functions of protein-1)

任何活細胞內的活動與分子結構非常依賴蛋白質，且細胞內的蛋白質在大小、形狀及物理特性方面有非常多的變化，這些變化讓蛋白質具有不同的功能。

催化劑（Catalysts）酶（酵素）是蛋白質分子，是化學反應的催化劑，具有改變反應速率的功能。酶可分胞內與胞外兩種，依照其所催化的化學反應可再將酶分類，例如水解酶（Hydrolases），切除化合物；異構酶（Isomerases），在分子間轉移原子；接合酶（Ligases），接合化合物；氧化還原酶（Oxidoreductases），轉移電子；轉移酶（Transferases），移動官能基等。酶是維持生命所必需，其特殊結構可選擇性的跟受質結合並產生產物，即酶的活性部位。有些酶需要輔因子或輔酶的協助以完成反應，鋅、鐵與銅即為某些酶的輔因子。複合金屬的蛋白質又稱為金屬性蛋白（Metalloprotein）（圖1），部分金屬性蛋白具有酶的活性。維生素B群擔任許多酶的輔酶角色，維生素B_2所形成的輔酶即為核黃素與蛋白質複合所形成的化合物，例如含有黃素單核苷酸（Flavin mononucleotide, FMN）與黃素腺嘌呤核苷酸（Flavin adenine nucleotide, FAD）的黃素蛋白（Flavoprotein）。身體許多生理功能有賴酶所催化的化學變化，例如食物的消化、熱量的產生、血液凝固及神經衝動的傳遞與肌肉的收縮等。

訊息傳遞物（Messengers）有些荷爾蒙是蛋白質，是一種化學性的訊息傳遞物。荷爾蒙由內分泌組織（腺）所分泌，隨血液運送至作用器官並與蛋白質受器結合而產生作用。荷爾蒙透過促進酶的合成與改變其活性而具有調節代謝速率的功能。有些荷爾蒙是膽固醇的衍生物，稱為固醇類荷爾蒙。有些則由一個或一個以上的胺基酸衍生而成，例如酪胺酸與碘被用來合成甲狀腺素，酪胺酸亦被用來合成多巴胺、腎上腺素與正腎上腺素。胰島素是由雙硫鍵所連結的兩條胜肽鏈所構成（圖2），升糖激素、副甲狀腺及降鈣素則是由單胜肽鏈所構成。

結構元素（Structural elements）有些蛋白質參與身體的結構，例如收縮蛋白、纖維蛋白與球蛋白。骨骼肌依賴肌動蛋白、肌凝蛋白、肌鈣蛋白（Troponin）與原肌凝蛋白（Tropomyosin）才能完成收縮的動作。纖維蛋白通常是線狀，例如骨骼、皮膚、肌腱、軟骨、頭髮與指甲中的膠原蛋白、彈性蛋白與角質蛋白。膠原蛋白是由三條胜肽鏈經橫向連結組成，結構富含甘胺酸與脯胺酸，另外還含有羥賴胺酸與羥脯胺酸以強化橫向連結。球蛋白通常具有α-helices及β-pleated sheets結構（3-3圖1）以形成球形，例如血紅素、肌紅素、calmodulin及許多酶。

圖1 金屬性蛋白（Metalloprotein）之結構

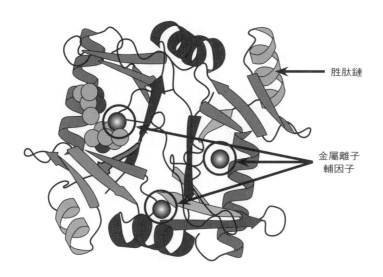

胜肽鏈

金屬離子
輔因子

圖2 人類胰島素之結構

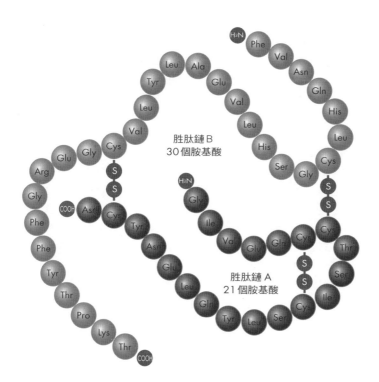

胜肽鏈 B
30 個胺基酸

胜肽鏈 A
21 個胺基酸

3-2 蛋白質的功能-2
(Functions of protein-2)

免疫保護物（Immunoprotectors）免疫蛋白（Immunoproteins）又稱為免疫球蛋白或是抗體。抗體可分為五類，分別是 IgG、IgA、IgM、IgE 與 IgD，是一種 Y 形狀的蛋白質，由四條胜肽鏈所構成（圖 1）。抗體是由白血球中 B 淋巴球所衍生而來的漿細胞（Plasma cell）所分泌，與抗原結合後讓抗原失活，這些抗原通常源自於侵入身體的細菌或病毒。細菌或病毒是透過抗體與表面之抗原形成複合物，再經由補體蛋白或細胞激素的作用而被摧毀。細菌或病毒也可透過吞噬作用（Phagocytosis）而被巨噬細胞或是嗜中性球清除。

運輸物（Transporters）運輸蛋白（Transport proteins）可在細胞內外或血液中運送許多物質，特別是維生素與礦物質。細胞膜上的運輸蛋白有許多種類，可控制營養素進出細胞。部分運輸蛋白只運送一種物質進入細胞，有些則超過一種，例如，腸黏膜細胞膜刷狀緣上之胺基酸運輸蛋白。雙向運輸蛋白則可同時運送不同物質進出細胞，例如 Na^+-K^+ ATPase（Na^+-K^+ pump）將 3 個鈉離子送出細胞，並交換 2 個鉀離子進入細胞（圖 2）。運輸蛋白不只運送胺基酸，hCtr 運輸蛋白運送銅進黏膜細胞。血液中的血紅素運送氧氣與二氧化碳，白蛋白運送許多營養素，例如鈣、鋅與維生素 B_6，白蛋白原（Transthyretin）複合視網醇結合蛋白運送維生素 A，運鐵蛋白（Transferrin）運送鐵，藍胞漿素（Ceruloplasmin）運送銅，脂蛋白則運送膽固醇、三酸甘油酯與其他脂溶性營養素。

緩衝物（Buffers）蛋白質中的胺基酸可擔任緩衝物，因而可調節血液的酸鹼平衡。血液及其他體液的酸鹼值必須維持在適當範圍，血液的酸鹼值在 7.35～7.45 之間，細胞內液則偏酸性，例如肌肉細胞內液之酸鹼值為 6.9。細胞內氫離子濃度是透過磷酸緩衝系統與胺基酸來調節，細胞外液則透過蛋白質與重碳酸鹽緩衝系統來調節。溶解在水中的胺基酸可釋出或接受氫離子，因此具有緩衝能力。

液體平衡物（Fluid balancers）除了參與酸鹼平衡，蛋白質也參與體液平衡的維持。溶解在血液與細胞內的蛋白質所產生的膠體滲透壓有助於維持體液平衡。血液中白蛋白濃度的降低會導致膠體滲透壓下降，血液中膠體滲透壓不足，將使水分滲入組織細胞間隙而導致水腫的產生。

蛋白質的其他功能（Other roles of proteins）細胞膜上的蛋白質，除了運送物質進出細胞外，還有許多功能，例如細胞黏附蛋白，有些也傳輸訊息進出細胞，有些更擔任受器。蛋白質亦有儲藏的功能，組織細胞中的銅、鐵、鋅與蛋白質結合而儲存。有些蛋白質被稱作共軛蛋白（Conjugated proteins），是蛋白質與非蛋白質複合物的成分，糖蛋白即是一個例子。例如身體所分泌的黏液就富含糖蛋白，黏液有潤滑與保護上皮細胞的功能。糖蛋白在結締組織中亦有結構上的功能，例如膠原蛋白與彈性蛋白。

圖1 抗體（免疫球蛋白）之結構

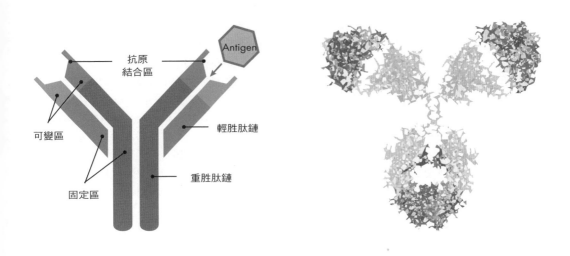

圖2 膜運輸蛋白：Na⁺-K⁺ pump 與 Na⁺、K⁺ 離子通道

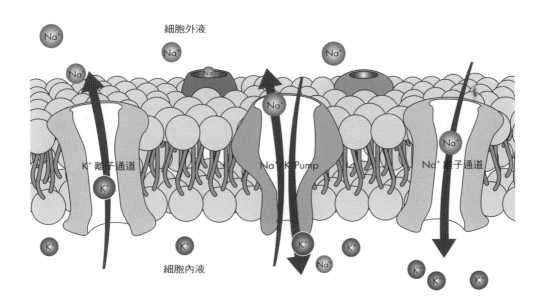

3-3 **蛋白質的結構與組合**（Protein structure and organization）

蛋白質的功能取決於其基本結構與組合。初級、次級與三級結構是蛋白質最重要的組合，有些蛋白質甚至於還有四級結構。蛋白質的初級結構是指胺基酸在核糖體上經轉譯作用，以強的共軛鍵結（胜肽鍵）所形成的直鏈多胜肽序列（圖2）。多胜肽序列由個別的胺基酸所構成，雖然所有蛋白質的多胜肽序列骨幹都相同，但是由於每一個胺基酸的側鏈都不同，所以多胜肽序列是由不同的胺基酸所組成。每一個胺基酸的側鏈會影響蛋白質的盤繞與摺疊，因此可決定蛋白質最後的結構與型式。

蛋白質的次級結構是由較弱的氫鍵所形成。胺基酸側鏈上帶正電的氫會與帶負電的氧或氮形成氫鍵，多胜肽序列上相鄰胺基酸間所形成重複的連結就構成蛋白質的次級結構，例如由胜肽鏈自身盤繞所形成的 α-helix 或 random coil 與摺疊所形成的 β-pleated sheet（圖1）。依功能的不同，蛋白質會在結構上形成許多不同的 α-helix，某些區域上的 α-helix 結構也提供分子的剛性。β-pleated sheet 則是由胜肽鏈折疊後兩條不同方向的胜肽鏈間所形成的連結。α-helix 與 β-pleated sheet 的結構相當穩定，因此這兩種結構形成多數蛋白質的次級結構。例如膠原蛋白即是由三條胜肽鏈互相纏繞所形成的螺旋狀結構，三螺旋胜肽鏈間則由更強的共軛鍵橫向連結而成，因此膠原蛋白的結構為桿狀且非常的堅韌。

三級結構為蛋白質在三度空間折疊後所形成的構造。三級結構由胜肽鏈上近距離或稍長距離之胺基酸間的交互作用所形成。這些交互作用可讓厭水性胺基酸集中於蛋白質的中心、讓不同電荷的胺基酸產生靜電吸引，並讓兩個半胱胺酸上之硫氫基氧化成雙硫鍵而產生很強的共軛鍵結，使得蛋白質能形成環狀或球狀的結構（圖2）。

蛋白質的四級結構通常是由2條以上的多胜肽鏈交互連結而形成（圖2）。具有四級結構的蛋白質一般都由2條或4條多胜肽鏈聚合而成，此聚合體稱為寡聚物（Oligomer），構成寡聚物的多胜肽鏈又稱為次單元，次單元間再由氫鍵或靜電吸引力連結。寡聚物蛋白質在細胞代謝方面特別重要，因為次單元間可形成不同的空間結構而讓蛋白質產生不同的特性。以擁有四個次單元的血紅素為例，每個次單元可結合1個氧原子，次單元間也可透過結構的改變，強化血紅素在肺臟之氧結合力及在周圍組織增加釋氧的能力。其他重要的寡聚物蛋白質，例如酶，也透過調整次單元間的結構而改變與受質間的連結。當受質濃度增加或減少，酶便可透過強化或抑制與受質的連結而調整作用速率。

圖1 蛋白質的次級結構（Secondary structure）

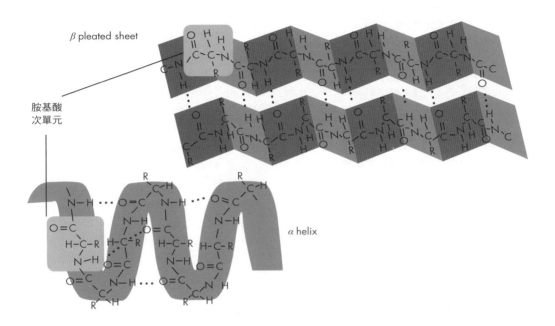

β pleated sheet

胺基酸
次單元

α helix

圖2 蛋白質的初級、次級、三級及四級結構

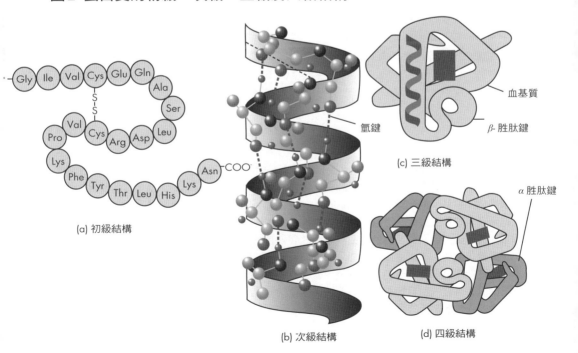

(a) 初級結構

氫鍵

血基質

β- 胜肽鍵

(c) 三級結構

α 胜肽鍵

(b) 次級結構

(d) 四級結構

3-4 **胺基酸的分類**-1
(Amino acid classification -1)

　　胺基酸可依其構造、淨電荷、極性與身體的必需性來分類。就構造而言，所有的胺基酸都有中心碳鏈，含有至少1個胺基與1個羧基，以及可用於區別不同胺基酸的側鏈（圖1）。依據環境的酸鹼值，胺基酸上的羧基可接收或是釋出氫離子，故胺基酸具有調節酸鹼值的緩衝作用。胺基酸上具有特性的側鏈則決定蛋白質的構造，並進而影響其功能。側鏈的特性亦決定身體是否能合成某胺基酸，或必須從食物攝取。另外，側鏈的特性亦決定不同胺基酸的特殊代謝途徑。當胺基酸溶解在酸鹼值介於6～8的溶液中，可依據胺基酸側鏈的不同來進行分類（圖2）。胺基酸也可依據側鏈的淨電荷來分類。溶解在水中的胺基酸，如果側鏈上沒有額外的羧基或胺基，便無法產生電荷，因為結構上帶正電荷的胺基與帶負電荷的羧基會互相抵銷而成中性電荷。由於側鏈上帶有一額外的羧基，aspartate 與 glutamate 稱為負電性胺基酸，蛋白質結構上如果富含負電性胺

基酸，置於電場中將泳向陽極。相對的，側鏈上帶有額外胺基的胺基酸則稱為鹼性胺基酸，在酸鹼值7時帶的是正電荷。

　　胺基酸也可依其極性分類，極性的有無則取決於其側鏈或官能基。雖然極性的高低差異頗大，胺基酸還是可分為極性與非極性。具有極性的胺基酸與水有交互作用，例如帶有雙羧基的 aspartate 與 glutamate，鹼性的胺基酸如 lysine、arginine 與 histidine。中性胺基酸也可區分為極性與非極性。極性的中性胺基酸在側鏈上有功能性的基團，例如帶有羥基的 serine 與 threonine，或是帶有硫氫基的 cysteine，或是帶有胺基的 aspartate 與 glutamate，這些官能基可利用氫鍵與水作用。極性帶電荷胺基酸能在水溶性環境透過形成鹽橋（Salt bridge）與礦物質產生交互作用。因此，極性胺基酸通常位於蛋白質的表面，如果極性胺基酸位於蛋白質內部，那也通常形成受質結合部位。相對的，非極性胺基酸就不與水作用，也因此被稱為非極性或厭水性胺基酸。芳香環胺基酸屬於相對的非極性，例如 tyrosine 的苯環上的羥基只能有限度的與水形成氫鍵。所以非極性胺基酸一般都被壓實於蛋白質內部，或位於蛋白質的核心部位。

小博士解說

　　酶的化學催化作用具有特異性，意即酶會與特定的受質（Substrates）結合，而在酶的蛋白質結構上，能與特定受質結合的部位稱為結合區（Binding site），結合區的特異性是由所構成的胺基酸的側鏈（Side chains）或是基團（R groups）組合而成。由於每一個酶的結合區，胺基酸的大小、酸鹼性、親水性、厭水性或是電荷都有不同，這些差異性的組合就形成了酶結合區的特異性。由於環境的變動會影響酶的受質結合區，也因此影響了酶的化學催化速率。環境溫度的增加，會增加分子移動的速率與結合，反應速率因而加速。然而，增加或降低酶的最適作用溫度，會因改變了胺基酸序列的化學鍵結而改變酶的形狀，酶形狀的改變，就會使得結合區無法與適當的受質結合，因而降低酶的反應速率。太激烈的溫度或是酸鹼值的變動，甚至會使酶產生變性而失活。

圖1 胺基酸的結構（丙胺酸）

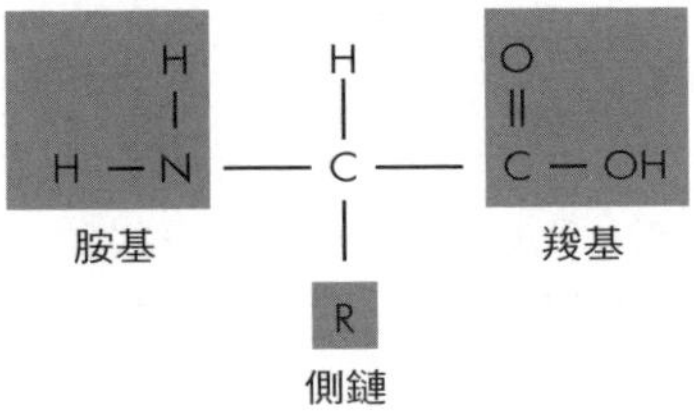

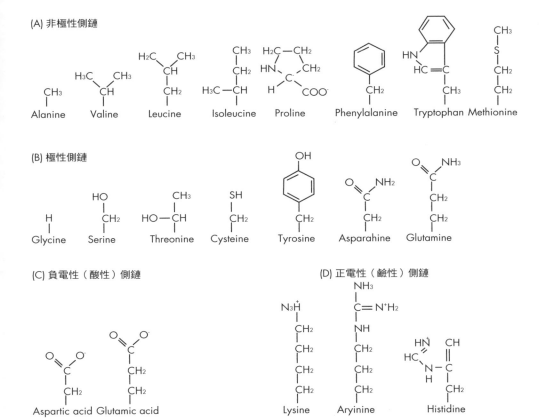

圖2 依側鏈之不同，胺基酸可分類為極性、非極性、正電性（鹼性）及負電性（酸性）胺基酸

3-5 **胺基酸的分類**-2
(Amino acid classification -2)

胺基酸的側鏈上如果含有硫，便可分類為含硫胺基酸，半胱胺酸（Cysteine）與甲硫胺酸（Methionine），屬於含硫胺基酸。如果胺基酸的側鏈上帶有芳香環（Aromatic rings），則稱之為芳香族胺基酸（Aromatic amino acids）。芳香族胺基酸包括苯丙胺酸（Phenylalanine）、酪胺酸（Tyrosine）與色胺酸（Tryptophan）。脂肪族胺基酸（Aliphatic amino acids）的側鏈上如果還帶有分枝結構，又可稱為支鏈胺基酸（Branch chain amino acids, BCAAs），支鏈胺基酸包括纈胺酸（Valine）、白胺酸（Leucine）與異白胺酸（Isoleucine）（圖1）。

胺基酸更可依營養上的需要性而分類為必需與非必需胺基酸。身體不能合成或合成不足，而必須從食物中攝取的胺基酸稱為必需胺基酸（Essential amino acids）。健康成年人所要攝取之必需胺基酸如表5-1所示，其中身體完全無法合成 lysine、threonine 與 histidine，因此這三個必需胺基酸又被稱為完全必需胺基酸（Totally indispensable amino acids）。在某些情況下，身體會無法合成部分的非必需胺基酸，因此這些胺基酸又被稱為條件性必需胺基酸（Conditionally indispensable amino acids）（表1）。例如早產兒因肝臟尚未發育成熟，故無法合成許多非必需胺基酸，如 cysteine 與 proline，這兩個胺基酸即變成早產兒的必需胺基酸。肝細胞受損、肝硬化或肝功能不佳，會使得 phenylalanine 與 methionine 無法轉換成 tyrosine 與 cysteine，因此 tyrosine 與 cysteine 即變成有條件必需胺基酸。基因缺陷也讓部分非必需胺基酸變為必需。例如 phenylalanine hydroxylase 有缺陷的人，因無法代謝 phenylalanine，便無法合成 tyrosine，因此 tyrosine 便成為 Phenylketonuria（PKU）病患的有條件必需胺基酸。

外源性（飲食）蛋白質消化後可提供身體所需的必需胺基酸，且可提供足夠的氮源讓身體合成非必需胺基酸與含氮化合物。飲食蛋白質之來源包括動物性蛋白質，如獸肉、禽肉、魚肉與乳製品蛋白；植物性蛋白質，如穀類、豆科與蔬菜類之蛋白質。內源性蛋白質則源自於體內，包括腸黏膜剝落細胞（每日約產生50克蛋白質）及消化酶與醣蛋白（每日約產生17克蛋白質）。消化酶與醣蛋白主要來自於消化液，這些每天分泌量超過70克以上的內源性蛋白質消化後也可提供胺基酸。

圖1 含硫、芳香族與支鏈胺基酸

1. 含硫胺基酸

2. 芳香族胺基酸

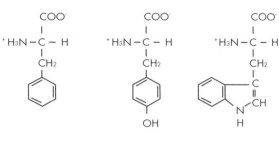

Pheny lalanine   Tyrosine   Tryptophan

3. 支鏈胺基酸

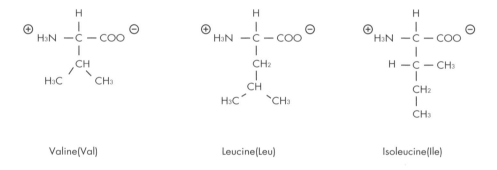

Valine(Val)   Leucine(Leu)   Isoleucine(Ile)

表1 必需胺基酸與條件性必需胺基酸

必需／不可或缺的胺基酸		
Phenylalanine	Methionine	Isoleucine
Valine	Tryptophan	Leucine
Threonine	**Histidine**	**Lysine**

條件性必需胺基酸

胺基酸	前趨物
Tyrosine	Phenylalanine
Cysteine	Methionime, serine
Proline	Glutamate
Arginine	Glutamate or glutamate, aspartate
Glutamine	Glutamate, ammonia

3-6 **蛋白質的消化**
（Digestion of protein）

　　飲食蛋白質需經過消化酶分解為小胜肽或游離胺基酸，才可被身體吸收利用。飲食蛋白質的消化開始於胃，胃壁細胞（Parietal cell）所分泌的胃液含有鹽酸（HCl），鹽酸可破壞蛋白質的四級、三級與次級結構，並活化由主細胞（Chief cell）所分泌之胃蛋白酶原（Pepsinogen）成為胃蛋白酶（Pepsin）。鹽酸雖然可破壞蛋白質結構間之氫鍵或靜電鍵結而解開蛋白質，但無法解開形成蛋白質胜肽鏈之胜肽鍵（Peptide bond）。胃蛋白酶是一種內切型胜肽酶，在 pH <3.5 時可水解蛋白質之胜肽鍵，將蛋白質初步消化為大分子胜肽、寡胜肽及游離胺基酸。這些蛋白質的初步消化產物會混合在酸性食糜（Acid chime）中，再進入小腸繼續消化（圖1）。

　　酸性食糜進入十二指腸後會刺激黏膜內分泌細胞分泌膽囊收縮素（Cholecystokinin, CCK）與分泌素（Secretin）。分泌素與CCK隨血液送至胰臟後便刺激胰臟分泌含有重碳酸鹽、電解質、水與消化酶原（Zymogens）的鹼性胰液。胰液的鹼性可中和胃酸，參與蛋白質消化的酶原則需要經過活化，這些酶原包括 trypsinogen、chymotrypsinogen、procarboxypeptidases A & B、proelastase 及 collagenase。首先，胰蛋白酶原（Trypsinogen）經由腸胜肽酶（enteropeptidase）（也稱為腸激酶，enterokinase）活化為胰蛋白酶（Trypsin），胰蛋白酶再把其他酶原活化為具有活性的酶，例如把 chymotrypsinogen 活化為糜蛋白酶（Chymotrypsin），或是把 procarboxypeptidases 活化為 carboxypeptidases（圖2）。胰蛋白酶與糜蛋白酶為內切型胜肽酶，胰蛋白酶可特異性的水解連結鹼性胺基酸（Lysine 與 arginine）的胜肽鏈，糜蛋白酶則可特異性的水解連結芳香族胺基酸（phenylalanine, tyrosine, tryptophan），或是連結 methionine、asparagine 與 histidine 的胜肽鏈（圖3）。Carboxypeptidases 則是一種外切型胜肽酶，可水解胜肽鏈羧基端的胜肽鍵，並釋出游離胺基酸。Carboxypeptidases 的活性依賴鋅，Carboxypeptidase A 可水解連結在胜肽鏈羧基端的中性芳香族或脂肪族胺基酸，Carboxypeptidase B 則可水解連結在胜肽鏈羧基端的鹼性胺基酸。

　　小腸黏膜細胞也會分泌數種蛋白質消化酶，包括 aminopeptidases、dipeptidylaminopeptidases 與 tripeptideases。Aminopeptidases 與 dipeptidylaminopeptidases 可水解胜肽鏈胺基端的胺基酸，tripeptidases 則分解三胜肽為雙胜肽與游離胺基酸。飲食蛋白質經過腸道各種消化酶分解後的最終產物為雙胜肽、三胜肽與游離胺基酸。

圖1　胃內蛋白質的消化依賴胃酸與胃蛋白酶

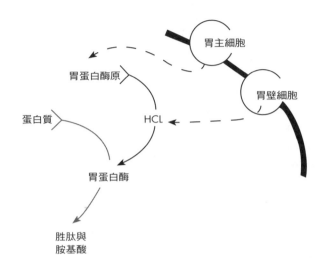

圖2　腸胜肽酶活化胰蛋白酶，胰蛋白酶再活化各種蛋白酶

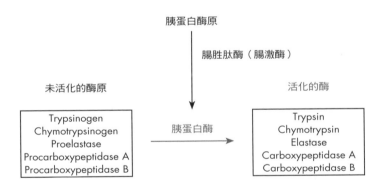

圖3　糜蛋白酶與胰蛋白酶切割胜肽鏈的部位

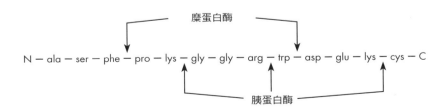

3-7 胺基酸的運輸與吸收 (Transport and absorption of amino acids)

　　蛋白質消化後所產生的雙胜肽、三胜肽與游離胺基酸，要經過吸收才能被身體所運用。小腸黏膜細胞吸收胺基酸需要攜體（Carriers），刷狀緣上各種不同胺基酸運輸系統的攜體如表1所示，大寫字母代表鈉依賴性的攜體（運輸蛋白），小寫字母則代表非鈉依賴性的攜體。鈉依賴性的攜體，例如B，當鈉與胺基酸形成共運輸體時，可改變攜體之構型，並將鈉與胺基酸運送入黏膜細胞，鈉隨後透過Na^+-K^+ ATPase 排出胞外，以維持 Na^+ 離子平衡。胺基酸與攜體的親和力影響其吸收速率，影響親和力的因素主要為胺基酸側鏈基團的大小與靜電荷。側鏈基團的質量越大，對攜體的親和力越強，因此支鏈胺基酸的吸收速率較一些小胺基酸快，中性胺基酸較鹼性或酸性胺基酸快，必需胺基酸又較非必需胺基酸為快，其中又以 methionine、leucine、isoleucine 與 valine 吸收速度最快。吸收速度最慢的則是兩個非必需的酸性胺基酸 -glutamate 與 aspartate。表1顯示有些胺基酸的吸收是共用同一個攜體，因此，當攝取某個胺基酸的量較大時，將會因競爭性的吸收而抑制其他共用同一個攜體的胺基酸的吸收。例如，芳香族胺基酸共用"t"攜體來運送，當 tryptophan 攝取量大時，就有可能競爭性的抑制 phenylalanine 與 tyrosine 的吸收。所以長期攝取大量 tryptophan 當作睡眠促進劑的人，必須要注意可能會產生必需胺基酸缺乏的情況。另外，源自於飲食蛋白質的游離胺基酸，吸收後也較游離胺基酸補充劑更能促進身體蛋白質的合成。市售的游離胺基酸補充劑不僅不會吸收較快，價格也更昂貴，口味不佳，有時還會造成腸胃不適。

　　雙胜肽與三胜肽所使用的攜體蛋白與游離胺基酸不同。胜肽運輸蛋白 PEPT1 運送胜肽進入黏膜細胞的過程，如圖1所示。PEPT1 運送胜肽時需要 H^+ 當共運輸物質，H^+ 在膜上所產生的梯度推動胜肽的吸收。與胜肽同時進入細胞的 H^+，隨後經由 H^+-Na^+ 唧筒（pump）送出胞外，以維持細胞內外酸鹼平衡，而 Na^+ 則經由 Na^+-K^+ ATPase 排出胞外，以維持細胞內外離子濃度的平衡。胜肽吸收的機轉被認為較游離胺基酸為快速，也是腸道胺基酸吸收的主要途徑，約有60%的胺基酸是以小胜肽的形式吸收，其餘的才是以游離胺基酸的形式吸收。胜肽一旦被吸收進入黏膜細胞，通常都被胞內胜肽酶水解成游離胺基酸，但是有些小胜肽亦被發現出現在血液中。

　　吸收進入黏膜細胞的游離胺基酸還要通過腸黏膜細胞的背側膜（Basolateral membrane），才能進入循環系統。運送游離胺基酸通過背側膜的攜體蛋白推測與表1所列的相同，背側膜胺基酸的運送主要為擴散與非鈉依賴性的吸收機轉，但是，當蛋白質攝取量低時，鈉依賴性的主動運輸機轉將變得更為重要。

表1　小腸黏膜細胞膜刷狀緣之胺基酸運輸蛋白與所運輸之胺基酸類別

胺基酸運送系統	是否需納	受質
L	否	白胺酸、其他中性胺基酸
B	是	苯丙胺酸、酪胺酸、色胺酸、異白胺酸、白胺酸、纈胺酸
IMINO	是	脯胺酸、甘胺酸
y^+	否	鹼性胺基酸
X^-_{AG}	是	天冬胺酸、麩胺酸
$B^{0,+}$	是	大部分的中性與鹼性胺基酸
$b^{0,+}$	否	大部分的中性與鹼性胺基酸
y^{+L}	否／是	鹼性與中性胺基酸
ASC	是	丙胺酸、絲胺酸、半胱胺酸
t	否	色胺酸、苯丙胺酸、酪胺酸
asc	否	同 ASC 受質
N	是	麩醯胺酸、天冬醯胺酸、組胺酸
ag	否	天冬胺酸、麩胺酸

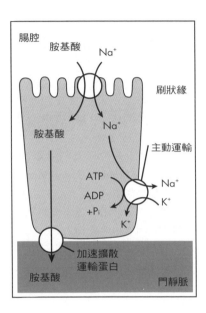

圖1　小腸黏膜細胞刷狀緣上胜肽運輸蛋白 PEPT1 的運輸機轉

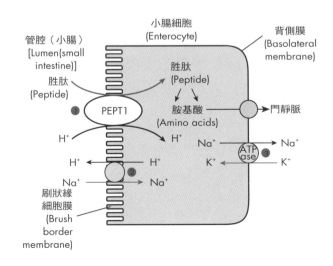

3-8 腸黏膜細胞胺基酸的吸收與代謝
(Absorption and metabolism of amino acids in intestinal endothelial cells)

在臨床上，有一種先天性胺基酸運輸蛋白缺陷的病人（離胺酸尿性蛋白質耐受不良）是因運送鹼性胺基酸的攜體沒有功能，因此使得腸道、肝臟與腎臟無法吸收lysine、arginine與ornithine，其結果不但影響身體蛋白質的合成，也因降低肝臟尿素合成之作用而產生高血氨症、生長遲緩、肌肉無力與肝腫大等臨床症狀（圖1）。罹患Hartnup病的人也是一種先天性胺基酸運輸蛋白缺陷的疾病，病人無法吸收tryptophan與其他中性胺基酸進入腸道與腎臟，在沒有補充高劑量菸鹼酸的情況下，病人通常會出現菸鹼酸缺乏症，因為tryptophan是體內合成菸鹼酸的原料（圖1）。

吸收進入腸黏膜細胞的胺基酸，有一部分被直接利用於促進黏膜細胞增生、合成核苷酸、合成脫輔基蛋白（Apoproteins）以製造乳糜微粒、合成消化酶、荷爾蒙與其他含氮化合物。據估計腸道可利用30～40%，內臟組織可利用50%源自於飲食的部分必需胺基酸。腸道更被認為可利用高達90%源自於飲食的麩胺酸。

麩醯胺酸（Glutamine）可被黏膜細胞利用於許多方面，代謝後可提供黏膜細胞主要的熱量，因此麩醯胺酸被認為具有促進腸黏膜細胞增生的作用。麩醯胺酸也有預防腸黏膜萎縮與抑制細菌轉位之作用。麩醯胺酸與蘇胺酸（Threonine）也大量的被黏膜細胞利用於合成黏液。這些特性讓麩醯胺酸在臨床上被應用於商業腸道營養與全靜脈營養配方的組成分。據估計人類腸道每天可用掉10克，免疫系統甚至用掉超過10克的麩醯胺酸。麩醯胺酸水解後產生胺基與麩胺酸，麩胺酸經轉胺基酶代謝後產生α-ketoglutarate，α-ketoglutarate再進入TCA循環代謝產生熱量，胺基則用於合成丙胺酸。麩胺酸（Glutamate）通常與丙酮酸經轉胺基作用產生α-ketoglutarate與丙胺酸，丙胺酸送至肝臟後經轉胺基作用產生胺基與丙酮酸，丙酮酸便可經糖質新生途徑合成葡萄糖，胺基則在肝臟經尿素合成途徑合成尿素。麩胺酸、甘胺酸與半胱胺酸也用於合成麩胱甘肽（Glutathione），麩胱甘肽是一種抗氧化劑，可幫助細胞清除多種活性氧物質（Reactive oxygen species, ROS）而降低細胞的氧化傷害（圖2）。

圖1 與胺基酸運輸系統中之攜體有關之遺傳性疾病

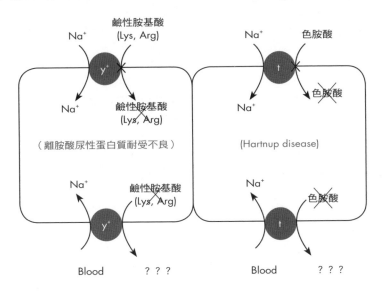

圖2 麩醯胺酸在細胞內之各種代謝途徑

Gln: 麩醯胺酸
GA: 麩醯胺酸酶
GS: 麩醯胺酸合成酶

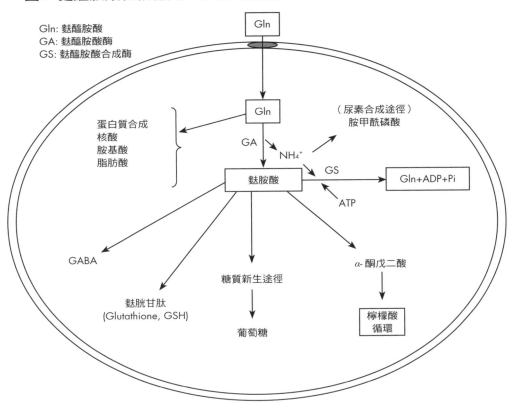

3-9 **胺基酸之運輸**
(Transportation of amino acids)

　　未被腸黏膜細胞利用掉的胺基酸即進入腸肝循環系統送至肝臟（圖1）。胜肽大部分都在黏膜細胞，經胜肽酶分解為游離胺基酸。偶而，微量胜肽會出現在血液循環，此乃因少量胜肽可經由腸黏膜細胞間隙吸收。在臨床上，罹患腸道疾病的病人，通常會因腸黏膜間隙通透性增加而提高血液中胜肽的濃度。全靜脈營養如要提供病人一些特定的胺基酸，例如tyrosine、cysteine或glutamine時，胜肽形式的給予這些胺基酸，可解決這些胺基酸在游離態時之低溶解度或不穩定的缺點。游離胺基酸運送入肝臟細胞也需要如同腸黏膜細胞刷狀緣膜上之攜體的幫忙。肝臟運送胺基酸的攜體蛋白主要是以鈉依賴性的胺基酸運輸系統為主，許多荷爾蒙與細胞激素（Cytokines）都會影響肝臟細胞攜體蛋白的運輸效率，例如升糖激素可提升A運輸系統攜體蛋白之表現，進而增加胺基酸之攝取並用於糖質新生作用。腎臟細胞運送胺基酸的方式基本上與黏膜細胞相似，但多了一個特殊的運輸機轉，稱為γ-glutamyl 循環。γ-glutamyl 循環的運作方式如圖2所示。在γ-glutamyl 循環中，麩胱甘肽作為攜體，將胺基酸送入細胞。在運送過程，麩胱甘肽①與位於細胞膜上之γ-glutamyl transpeptidase 形成複合體，麩胱甘肽結構中的麩胺酸與酶連結成複合體，甘胺酸-半胱胺酸部分則解離成游離胺基酸②。麩胺酸-酶複合體再與膜外的任一中性胺基酸連結並將之轉入細胞②，在細胞質中，γ-glutamyl cyclotransferase 會切斷麩胺酸與中性胺基酸的鍵結③，釋出中性胺基酸④，並將麩胺酸代謝為5-oxoproline⑤，5-oxoproline 代謝成麩胺酸後，在一連串耗能的反應下，與甘胺酸及半胱胺酸重新合成為麩胱甘肽，因此，麩胱甘肽不僅對腎臟細胞提供抗氧化作用，也幫助腎臟細胞從血液中提取中性胺基酸。

小博士解說

　　食物蛋白質過敏（Food protein allergy）主要是因蛋白質不耐（Protein intolerance）所引起。食物的過敏原，是一種小分子量、水溶性的糖蛋白，不僅不被酶消化，也耐熱且耐酸。許多食物都含有會引起過敏的蛋白質，其中牛奶、雞蛋、花生、核果、魚、黃豆、小麥、蝦蟹及貝類就占了九成。食物過敏原要進入循環、免疫系統才會引起過敏，因此消化系統尚未發育成熟的嬰幼兒特別容易發生食物過敏。研究發現過敏原可以透過腸黏膜細胞膜上 IgE/CD23 通道進入體內，也可以透過腸黏膜細胞間隙而進入體內，這可以解釋為何消化器官發育成熟之孩童或是成年人也會發生食物過敏。研究也顯示，母親在懷孕期間或是哺乳期間避免攝取會引起過敏的食物，並不會降低嬰兒或是孩童發生食物過敏的風險。因此，避免讓嬰兒過早或是孩童接觸會引起過敏的食物才是有效的預防之道。

圖1 胺基酸在體內運送之途徑

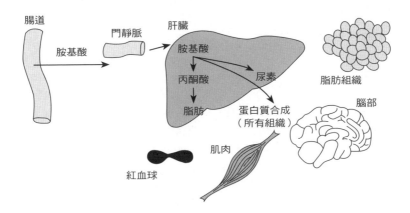

圖2 腎臟細胞運輸胺基酸的γ-麩胺醯基循環（γ-glutamyl cycle）

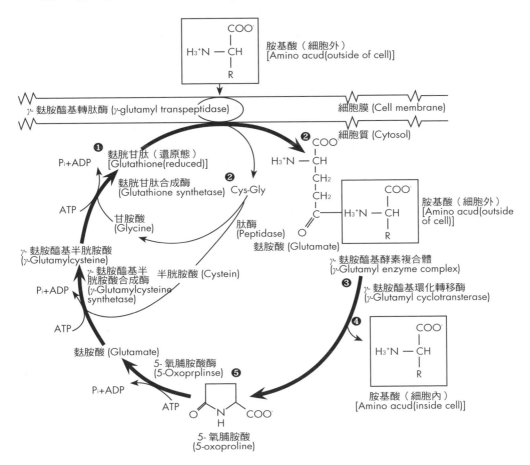

3-10 **胺基酸的代謝：合成作用**
(Anabolic metabolism of amino acid)

餐後進入肝臟代謝的胺基酸約占總攝取量的 50～65%，且肝臟會依據身體的需求調節胺基酸代謝的速率。一般而言，肝臟會將約 20% 的胺基酸用於蛋白質與含氮化合物的合成，這些合成的蛋白質主要為肝臟本身所用，其餘則分泌到血液成為血漿蛋白。血漿蛋白的濃度大約是 7.5 克 /dL，其中又以白蛋白（Albumin）濃度最高，健康成年人每天約合成 9～12 克的白蛋白（表1）。白蛋白的濃度有助於維持血液的膠體滲透壓，白蛋白也運送一些物質，包括維生素 B_6、鋅、鈣、少量銅、游離脂肪酸、一些藥物與荷爾蒙。白蛋白與其他少數血漿蛋白的濃度也被用來評估身體蛋白質營養狀態，特別是內臟蛋白質營養狀態，但因白蛋白的半生期（14～18 天）很長，不夠敏感，因此不是一個好的評估指標。另外，兩個肝臟合成的血漿蛋白為白蛋白原（Prealbumin，又稱為 transthyretin）與視網醇結合蛋白（Retinol-binding protein, RBP）。這兩個蛋白質的複合體可運送維生素 A 與甲狀腺素，且其濃度也被用來評估內臟蛋白質營養狀態。由於半生期短（Prealbumin：2天；RBP：12 小時），它們會較白蛋白為更敏感且更理想的評估指標。飲食蛋白質攝取不足會影響上述血漿蛋白的濃度，一般而言，白蛋白濃度低於 3.5 克 /dL，prealbumin 濃度低於 18 mg/dL 或 RBP 濃度低於 2.1 mg/dL 即表示個體蛋白質營養狀態不良（表1）。

其他肝臟合成的血漿蛋白包括參與凝血、免疫與運送營養素等功能的蛋白質。許多免疫蛋白與運輸蛋白都是球蛋白，有下列四種類別：α-1 球蛋白：例如高密度脂蛋白（運送脂肪）；α-2 球蛋白：例如糖蛋白、haptoglobin（運送游離血紅素）、ceruloplasmin（運送銅且是氧化酶）、凝血酶原（血液凝固）及低密度脂蛋白（運送脂肪）；β- 球蛋白：例如運鐵蛋白（運送鐵、鉻）、低密度脂蛋白（運送脂肪）；γ- 球蛋白：例如免疫球蛋白或稱抗體（圖1）。

還有一些肝臟所合成的較大量血漿蛋白，便是可反映身體在遭受感染、創傷或發炎時所產生的急性期蛋白（Acute phase proteins）或稱為陽性急性反應蛋白（Positive acute phase reactant proteins）。這些急性期蛋白，例如 C-reactive protein（CRP）、fibronectin、haptoglobin、ceruloplasmin 等，都有一些保護身體的特殊功能，例如活化免疫系統、促進傷口癒合、螯除游離鐵並抑制細菌生長等。CRP 是臨床上用來評估病人發炎的指標。這些蛋白質的血漿濃度會在身體遭受緊迫或是發炎數小時後有顯著的提升。還有一類蛋白質稱為緊迫或熱休克蛋白，會在身體遭受熱緊迫或氧化緊迫時產生。有些熱休克蛋白的功能被認為可促進胞內蛋白質形成次級及三級結構，或是參與變性或受損蛋白的修護。

表1　血清蛋白的種類、濃度、半生期與功能

種類	正常濃度 (mg/dL)	半生期 （天）	功能
白蛋白 (Albumin)	45(35～50)	14～20	維持血漿之膠體滲透壓 小分子營養素之運輸蛋白
運鐵蛋白 (Transferrin)	2.3(2.0～3.2)	8～9	與鐵結合，運送鐵至組織細胞
白蛋白原 (Prealbumin)	0.3(0.2～0.5)	2～3	運送部分之甲狀腺素，亦稱為 Transthyretin
視網醇結合蛋白 (Retinol-binding protein, RBP)	0.0372±0.0073	0.5	在肝臟與視網醇結合，運送視 網醇至組織細胞
體介素 C (Somatomedin C)	0.83 IU/mL (0.55～1.4)	0.1～0.3	一種類胰島素胜肽，可促進脂 肪、肌肉、軟骨等組織之生成
脂聯素 (Fibronectin)	血漿：2.92±0.2 血清：1.82±0.16	0.5～1.0	一種醣蛋白，參與體內許多調 適機制，例如血糖代謝與傷口 癒合

圖2　血漿球蛋白之種類（α、β、γ球蛋白）

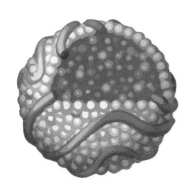

α-1 球蛋白（高密度脂蛋白）

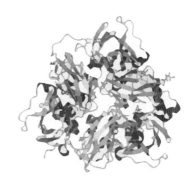

α-2 球蛋白（藍胞漿素）

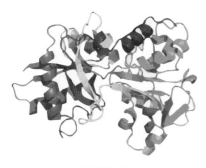

β 球蛋白（運鐵蛋白）

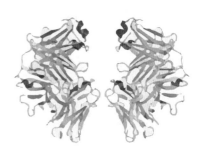

γ 球蛋白（抗體）

3-11 非蛋白質
含氮化合物-1
(Nitrogen - containing
nonprotein compounds-1)

非蛋白質含氮化合物具有許多特殊的功能，也是由胺基酸所合成，例如麩胱甘肽（Glutathione）、肉鹼（Carnitine）、肌酸（Creatine）、肌肽（Carnosine）與膽鹼（Choline）。

麩胱甘肽是一個三胜肽，由麩胺酸、甘胺酸與半胱胺酸所合成。麩胱甘肽的合成是耗能反應，合成速率主要受到半胱胺酸濃度的影響。麩胱甘肽也是一個硫醇（Thiol），因為還原態的結構含有硫氫基（-SH）。細胞內氧化態的麩胱甘肽以 GSSG 表示，正常情況下，細胞內 GSH/GSSG 的比例 >10 比 1，GSH/GSSG 的比率也是細胞氧化還原狀態的指標。身體幾乎所有的細胞都可以合成麩胱甘肽，它是細胞主要的抗氧化劑，可幫助細胞清除自由基，並保護細胞避免受到過氧化物的破壞（圖 1）。麩胱甘肽也幫助腎臟細胞從血液提取胺基酸，也參與白三烯素 C4 的合成並調節發炎反應。飲食蛋白質的攝取與疾病狀態，直接影響麩胱甘肽的合成。在生病、發炎或是蛋白質攝取不足時，身體麩胱甘肽的濃度都會下降，而降低細胞的抗氧化力，因此如何維持細胞麩胱甘肽的濃度是一個很重要、維持細胞健康的議題。

肉鹼是以三甲基離胺酸（Trimethyllysine）為原料在肝臟所合成的含氮化合物，合成過程如圖 2 所示。三甲基離胺酸先經 trimethyllysine hydroxylase 在 3C 部位加上羥基成為 3-OH trimethyllysine，再經 serine hydroxymethyl transferase 代謝為 4-butyrobetaine，最後再經 4-butyrobetaine hydrolase 合成為 carnitine。合成途徑中的酶需要鐵當輔因子，也需要維生素 C、維生素 B_6 與菸鹼酸當輔酶。飲食中也有肉鹼，主要來自於肉製品，在腸道主要以主動或被動運輸吸收，吸收率可達 54～87%。雖然肌肉組織無法合成肉鹼，但是肌肉組織可蓄積大量的肉鹼，濃度通常超過血漿濃度的 50 倍。肉鹼最重要的作用是運送長鏈脂肪酸進入粒線體氧化產生熱量，由於肌肉組織含有大量的肉鹼，可見肌肉組織能很有效率的以燃燒長鏈脂肪酸為熱量來源。市面上販售的肉鹼補充劑宣稱可幫助燃燒脂肪而有助於減重，其實是不實誇大的宣傳。維生素 C 的缺乏會影響體內肉鹼的合成，由於肉鹼的功能是幫助血漿中游離長鏈脂肪酸的氧化，因此缺乏維生素 C 有可能會增加肝臟將未氧化的長鏈脂肪酸重新合成為三酸甘油酯，進而增加肝臟極低密度脂蛋白（VLDL）之分泌而產生高脂血症，這個機轉亦可能是缺乏維生素 C 會增加動脈粥樣性硬化危險性的原因之一。

圖1 麩胱甘肽清除過氧化氫，氧化的麩胱甘肽再由NADPH還原

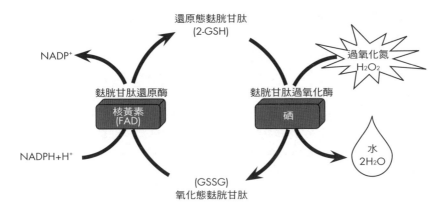

圖2 肉鹼（Carnitine）的合成以離胺酸為原料

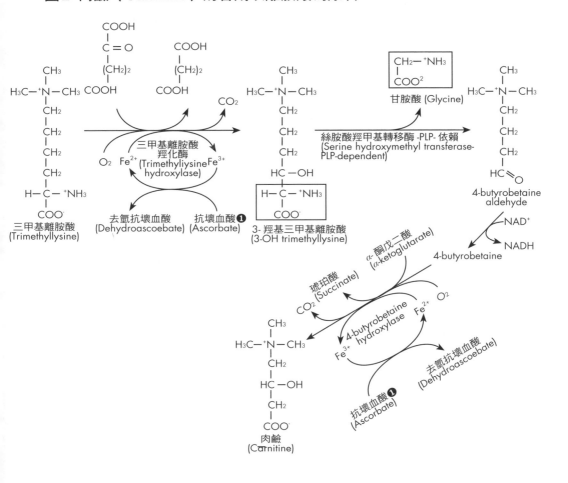

3-12 非蛋白質
含氮化合物-2
(Nitrogen-containing
nonprotein compounds-2)

　　肌酸是磷酸肌酸（Phosphocreatine）的基本組成分，可由飲食取得或由身體自行合成。肌酸的合成是先在腎臟以精胺酸與甘胺酸為原料合成為 guanidoacetate，guanidoacetate 再在肝臟經甲基化作用合成為肌酸，肝臟所合成的肌酸再經循環系統運送到組織，約 95% 的肌酸被送至肌肉組織。在肌肉細胞中，肌酸經由 creatine kinase 磷酸化成磷酸肌酸並儲存熱量（圖1），一旦肌肉收縮需要能量，磷酸肌酸可立即透過 creatine phosphokinase 將熱量轉給 ATP（圖1），因此肌肉組織的磷酸肌酸便可源源不斷供應肌肉收縮所需之熱量。Creatine kinase（CK）是由 M 與 B 兩個次單元所構成，在心臟肌肉是 CK-MB 的形式，臨床上當血液中 CK-MB 濃度異常增高，可視為心臟病發作的指標。肌肉組織中的 CK 是由 M 與 M 兩個次單元所構成，即 CK-MM，臨床上當血液中 CK-MM 濃度異常增高，通常代表骨骼肌受損（創傷）的情況。肌肉組織中的磷酸肌酸與肌酸會自發性的代謝成肌酸酐（Creatinine），肌酸酐經由尿液排出，且肌酸酐的排泄量與全身肌肉量呈正比，因此，尿液肌酸酐排泄量在臨床上被視為肌肉量或肌肉蛋白質代謝量的指標。

　　肌肽是以組胺酸及 β- 丙胺酸為原料，以 carnosine synthetase 催化的耗能反應所合成。Carnosine 出現在很多組織器官，例如骨骼肌、心肌、腦、胃與腎臟。肌肽也可以從飲食中攝取，主要是肉類，吸收率很高。有些研究顯示肌肽的主要功能是抗氧化劑，具有清除自由基與抑制脂質氧化的功能，肌肉中的肌肽甚至可調節胞內鈣離子濃度與肌肉收縮的強度。

　　膽鹼是以絲胺酸為原料經甲基化作用合成。飲食中的膽鹼主要是磷脂膽鹼（Phosphatidyl choline），也稱為卵磷脂（Lecithin）。卵磷脂除了提供膽鹼外，也以乳化劑的功能被添加在許多食品。在體內，膽鹼的功能是作為甲基供應者，且是卵磷脂、鞘磷脂（Sphingomyelin）及神經傳導物質 - 乙醯膽鹼的組成分。血液中的膽鹼可透過一特殊的膽鹼運輸系統，穿過腦血障壁進入腦細胞以合成乙醯膽鹼。乙醯膽鹼可由膽鹼與乙醯輔酶 A 經 choline acetyltransferase 合成，完成神經傳導後，乙醯膽鹼會被 acetylcholinesterase 水解。膽鹼可在肝與腎氧化，在肝臟氧化的膽鹼會成為甜菜鹼（Betaine），甜菜鹼在由同半胱胺酸合成為甲硫胺酸時擔任甲基供應者（圖2）。膽鹼缺乏會影響肝臟許多酶的活性，缺乏膽鹼的動物會產生脂肪肝，伴隨肝壞死的臨床症狀。在台灣，衛生福利部所制定的 [國人膳食營養素參考攝取量] 修訂第七版中建議成年男性每日攝取 450 毫克，女性每日攝取 390 毫克的膽鹼，上限攝取量則訂為 3.5 公克。上限攝取量指的是不會影響大部分人健康的每日最高攝取量。

圖1　肌肉組織以磷酸肌酸儲存熱量

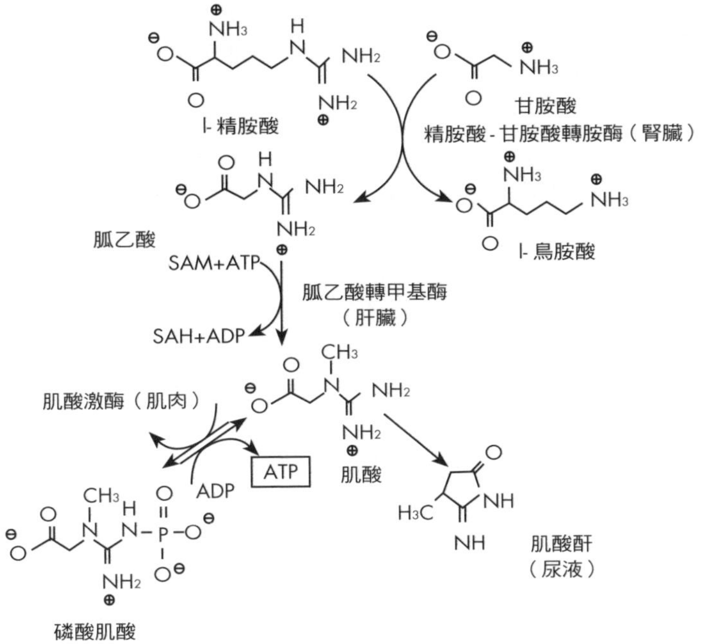

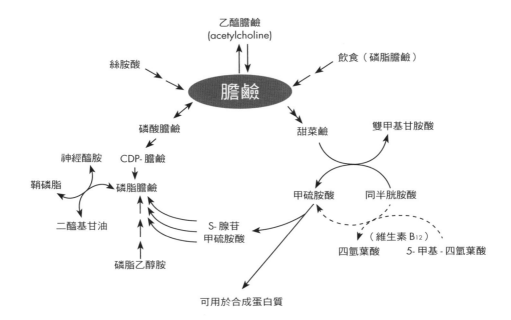

圖2　膽鹼（Choline）於體內之用途

3-13 **蛋白質合成縱論**
（Protein synthesis overview）

　　蛋白質的合成鎮日都可進行，但在餐後的速率較高。內源性或外源性的胺基酸，在不同的組織可合成不同的蛋白質，也有不同的代謝途徑。一般而言，胺基酸所合成的物質包括運輸蛋白、免疫蛋白、酶、結構蛋白、血漿蛋白、胜肽類荷爾蒙及活性胺類等，如圖 1 所示。圖 1 也顯示特定的胺基酸可被用於合成各種含氮非蛋白質化合物、活性胺類、荷爾蒙與神經傳導物質，例如色胺酸可被用來合成血清素（Serotonin）與褪黑激素（Melatonin）、菸鹼酸及 picolinate；麩醯胺酸與天門冬胺酸可用來合成尿素、嘌呤與嘧啶。在胰臟的 β- 細胞，胺基酸被用來合成胰島素。在餐後分泌的胰島素不僅協助周圍組織從血液提取葡萄糖，也可透過增加膜上胺基酸攜體蛋白之活性，促進各種組織攝取胺基酸與蛋白質的合成。例如胰島素透過抑制 phenylalanine hydroxylase 的活性，而抑制 phenylalanine 的降解。相對的，在飢餓或控制不良的糖尿病情況下，升糖激素取代胰島素的作用，便可促進胺基酸的降解，提供糖質新生途徑的原料以合成葡萄糖。

　　研究顯示腸道蛋白質消化的速率也會影響體內蛋白質的合成。例如人體攝取等量的乳清蛋白（Whey）與酪蛋白（Casein）後，攝取乳清蛋白會較酪蛋白更快提升且有較高的血漿胺基酸濃度，但也下降得更快速。酪蛋白雖然提升血漿胺基酸濃度較慢，但卻較乳清蛋白更能抑制蛋白質的降解。

　　白胺酸似乎也在蛋白質的代謝方面有重要的作用。白胺酸可刺激胰臟分泌胰島素，也透過加速 mRNA 轉譯作用的起始與加長作用，促進肝臟、肌肉與皮膚組織蛋白質的合成。胰島素也抑制 ubiquitin-依賴的蛋白質降解。雖然在餐後蛋白質的合成速率遠超過蛋白質降解的速率，但是在餐前，蛋白質降解的速率就反而高於蛋白質的合成速率。例如隔夜禁食的狀態，蛋白質依然可以合成，但速率很低，相反的蛋白質降解的速率則明顯增加（圖 2）。由於肌肉組織含有大量蛋白質，因此在餐前肌肉蛋白質降解的速率會大為增加。在皮質酮與升糖素的作用下，肌肉蛋白質大量降解所提供的胺基酸便可被許多組織用來進行合成作用，例如肝臟便可利用肌肉組織蛋白質降解所釋出之胺基酸，進行糖質新生作用，合成葡萄糖以利血糖濃度之維持。

圖1 胺基酸參與同化作用合成各種體內蛋白質

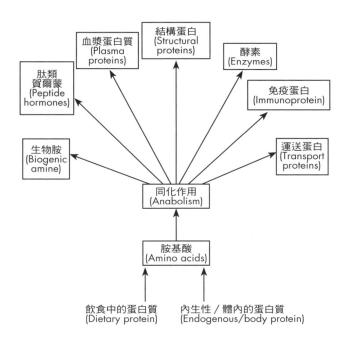

圖2 用餐前後體內胺基酸的代謝

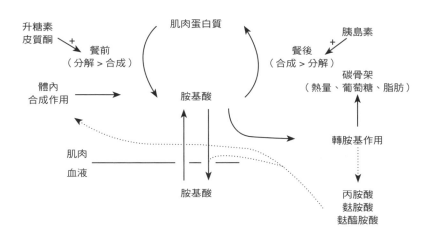

3-14 胺基酸代謝綜論

(Amino acid catabolism overview)

　　肝臟細胞有攝取及代謝大量胺基酸的能力。在餐後，肝臟從肝門脈中提取50～65％的飲食胺基酸，除了支鏈胺基酸外，大部分的非必需胺基酸都在肝臟代謝。肝臟代謝營養素所產生的熱量至多有50％來自於胺基酸，這些熱量便可用於合成葡萄糖或尿素。

　　胺基酸降解的第一步便是移除胺基，移除胺基可透過去胺基作用（Deamination）或轉胺基作用（Transamination）。去胺基作用只單純的移除胺基，胺基並不轉移給其他化合物而是被合成為尿素。麩胺酸、組胺酸、絲氨酸、甘胺酸與蘇胺酸通常以去胺基作用代謝，但上述胺基酸也可經轉胺基作用代謝。圖1顯示蘇胺酸的去胺基作用，蘇胺酸經蘇胺酸脫水酶（Threonine dehydratase）代謝為 α-ketobutyrate 與氨，α-ketobutyrate 可進入TCA循環代謝產能或用來合成葡萄糖，氨則被合成為尿素從腎臟排除。轉胺基作用則是將胺基從一個胺基酸轉移給另一個胺基酸骨架或 α- 酮酸以合成非必需胺基酸。轉胺基作用是身體合成非必需胺基酸的重要代謝反應，進行轉胺基作用所用的酶，稱為轉胺酶，需要維生素 B_6 的輔酶型式磷酸吡哆醛（Pyridoxal phosphate, PLP）為輔酶。轉胺酶的種類很多，例如酪胺酸轉胺酶、支鏈胺基酸轉胺酶、丙胺酸轉胺酶（Alanine aminotransferase, ALT）與天門冬胺酸轉胺酶（Aspartate aminotransferase, AST）。ALT 與 AST 是轉胺酶中活性最高的酶。轉胺酶存在許多不同的組織中，例如，AST 在心臟肌肉的濃度顯著高於肝臟、骨骼肌與其他組織。相對的，ALT 在肝臟中的濃度就較心臟為高，ALT 也較少量的出現在腎臟與其他組織。通常血液中 AST 與 ALT 的濃度很低，但是當骨骼肌受創、心臟肌肉或肝臟細胞受損時，血液中 AST 或 ALT 的濃度就會顯著增加，因此，血液中 AST 或 ALT 的活性可做為臟器受損嚴重性的臨床指標。如果血液中 AST 的濃度異常增高，再加上心臟特有的肌酸激酶 MB 型（Creatine kinase, CK-MB）也增高，通常就代表心肌受損，可能會出現心絞痛的臨床症狀。

　　轉胺基作用如圖2所示。ALT 將胺基由丙胺酸轉移給 α-ketoglutarate 以合成麩胺酸，丙胺酸轉移胺基後便成為丙酮酸。同樣的，ALT 轉移天門冬胺酸的胺基給 α-ketoglutarate 也形成麩胺酸，被轉移胺基的天門冬胺酸則成為草醋酸（Oxaloacetate, OAA）。轉胺基作用可讓身體利用必需胺基酸合成非必需胺基酸，無法經由轉胺基作用合成的必需胺基酸有賴胺酸、組胺酸與蘇胺酸，這三個胺基酸身體一定要透過飲食攝取才能取得，因此也被稱為完全必需胺基酸（Totally indispensable amino acids）。胺基酸代謝所產生的胺基必須要能安全地被移除，移除胺基便要透過尿素合成作用（Urea cycle）。

圖1　蘇胺酸（Threonine）的代謝途徑

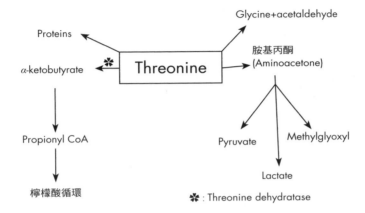

圖2　轉胺基作用（Transamination）

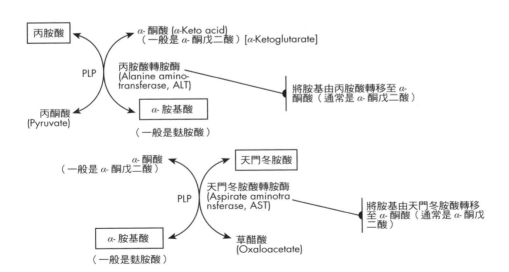

3-15 尿素環與氨之排除（Urea cycle and excretion of ammonia）

血氨濃度過高產生的毒性會造成腦功能異常與昏迷。飲食中的氨、腸道細菌分解尿素和胺基酸與去胺基作用為體內氨的主要來源。腸道所吸收的氨，經肝門脈送至肝臟，會立即被門靜脈周圍肝細胞（Periportal hepatocytes）用來合成尿素，沒有被合成為尿素的氨，也會被肝靜脈周圍肝細胞（Perivenous hepatocytes）用來合成麩醯胺酸。尿素環與胺基酸及TCA循環的關係如圖1所示。尿素合成的第一步驟始於粒線體，氨與來自於TCA循環或是碳酸氫根降解所產生的CO_2，經胺甲醯磷酸合成酶（Carbamoyl phosphate synthetase）合成為胺甲醯磷酸，此步驟耗用兩個ATP，並以肝臟或小腸分泌之N-acetyl glutamate（NAG）與鎂離子為酶之活化劑。胺甲醯磷酸隨後進入尿素環，並與鳥胺酸（Ornithine）經鳥胺酸轉甲醯酶（Ornithine transcarbamoylase, OTC）合成為瓜胺酸（Citrulline）。瓜胺酸再與天門冬胺酸經精胺基琥珀酸合成酶（Argininosuccinate synthetase）合成為精胺基琥珀酸，此步驟也耗用2個ATP且是整個尿素環的速率限制步驟。精胺基琥珀酸再經精胺基琥珀酸酶（Argininosuccinase）降解為延胡索酸與精胺酸，延胡索酸可進入TCA循環代謝，而精胺酸再經精胺酸酶（Arginase）降解為尿素與鳥胺酸，鳥胺酸可被尿素環循環使用。總之尿素環合成尿素需耗用4個粒線體所產生的ATP。尿素分子中的氮，一個來自於氨，另一個來自於天門冬胺酸，碳則來自於CO_2。尿素形成後大部分透過腎臟排出體外，然而約有25%左右之尿素是透過腸道分泌而排除。

尿素環中酶的活性受到飲食與荷爾蒙的影響，例如低蛋白飲食或是酸中毒會降低尿素環酶的表現與活性，並顯著的減少尿液尿素氮的排泄。健康成年人血液中尿素氮（Blood urea nitrogen, BUN）的濃度約為8～20 mg/dL，尿液中的尿素氮則約占總尿氮排出量的80%。糖皮質酮與升糖素不僅促進胺基酸的降解，也會增加尿素環酶的表現。

一旦尿素環中任一個酶產生缺陷，便會因為氨無法順利合成為尿素而產生高血氨症（Hyperammonemia），針對此種病患，臨床營養照顧原則需採用限氮飲食（低蛋白飲食）。然而針對先天性肉鹼缺乏的病患所產生的高血氨，則不可使用低蛋白飲食，而必須終生使用肉鹼補充劑。另外，嚴重肝病變的病患也會因尿素合成速率的降低而產生高血氨的現象，這可能是造成肝性腦病變（Hepatic encephalopathy）的部分原因。營養上需給予這類病患極低蛋白飲食，同時臨床治療則可給予乳酮糖，利用乳酮糖的發酵產酸，酸化腸道環境以助於增加分泌於腸道的氨而降低血氨，也可服用抗生素以降低腸道細菌的產氨量。

圖1 肝臟的尿素環（Urea cycle）

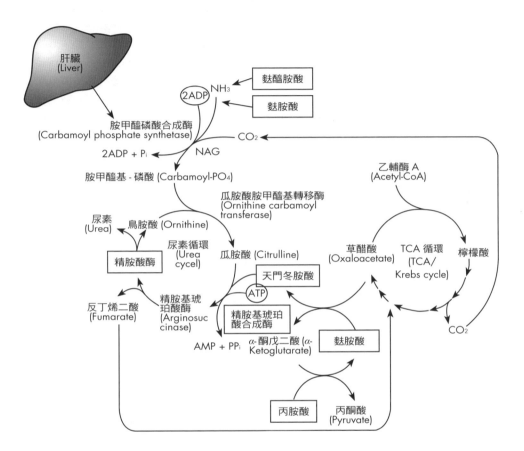

+ 知識補充站

　尿素（Urea）含有約 45% 的氮，較一般蛋白質含氮量 16% 高出許多。由於氮是合成蛋白質的元素之一，因此尿素對人類而言是一種含氮廢棄物，但是對反芻動物而言，卻是一種良好、可提供豐富氮源的飼料成分。添加在牛飼料中的尿素，在牛的腸道會經由細菌發酵而被合成為蛋白質，蛋白質再經消化成胺基酸，胺基酸吸收後就會變成牛肌肉中的蛋白質。雖然牛飼料添加尿素可降低飼養成本，但是尿素添加量不可過高（不超過總蛋白質攝取量的 1/3），因為尿素經細菌分解後會產生氨，氨被牛體吸收後要靠肝臟來解毒，尿素添加太多，一旦氨的量超過牛肝臟解毒酵素系統的處理量，就會造成牛隻中毒的後果。

3-16 **胺基酸代謝後碳骨架之利用**（Metabolism of carbon skeleton）

胺基酸去除胺基後的產物稱為碳骨架（Carbon skeleton）或是 α-酮酸（α-keto acid）。碳骨架可被細胞利用來產生熱量、合成葡萄糖、酮體、膽固醇，甚至於脂肪酸。所有的胺基酸都可被完全氧化而產生熱量，但並不是所有的胺基酸都能用於合成葡萄糖。當飲食熱量攝取不足時，胺基酸便會被用來產生熱量。身體利用非醣類來源，例如利用胺基酸來合成葡萄糖的過程稱為糖質新生作用（Gluconeogenesis）。糖質新生作用主要在肝臟進行，必要時也可以在腎臟進行。天門冬胺酸的碳骨架即為草醋酸，丙胺酸、甘胺酸、絲胺酸、半胱胺酸、色胺酸及蘇胺酸的碳骨架可轉變為丙酮酸，都可被用來合成葡萄糖。圖 1 顯示胺基酸的碳骨架在代謝途徑的終點。離胺酸與白胺酸的碳骨架只能被代謝成酮體，因此這兩個胺基酸便是生酮性胺基酸（Ketogenic amino acids）。有些胺基酸，例如苯丙胺酸與酪胺酸的碳骨架可轉變為延胡索酸鹽（Fumarate），異白胺酸、蘇胺酸與色胺酸的碳骨架可轉變為琥珀醯輔酶，乃 TCA 循環中的中間產物，不僅可被用來合成葡萄糖，也可被代謝成酮體（Ketone bodies），因此這些胺基酸既是生糖性（Glucogenic），也是生酮性（Ketogenic）。至於其餘的胺基酸則都是生糖性胺基酸（Glucogenic amino acids）。胺基酸合成葡萄糖的速率會被高升糖素/胰島素的比率及高濃度的糖皮質酮所促進，升糖素及糖皮質酮都會在熱量或醣類攝取不足的情況下大量分泌。

胺基酸也可被用來合成膽固醇。白胺酸是唯一可代謝為 β-hydroxy β-methylglutaryl（HMG）CoA 的胺基酸，而 HMG CoA 是合成膽固醇的中間代謝產物。其餘的胺基酸，如果可代謝成乙醯輔酶 A，肝臟也可將乙醯輔酶 A 合成為膽固醇。對骨骼肌而言，白胺酸是合成膽固醇的重要來源，白胺酸可代謝成 β-hydroxy β-methylbutyrate（HMB），足夠的 HMB 可讓骨骼肌細胞合成最大量的膽固醇，減少肌肉的傷害與蛋白質的分解，這對骨骼肌的增生與功能的維持是很重要的（圖 2）。

在醣類攝取充足且熱量攝取過剩的情況下，胺基酸也會被用來合成脂肪酸。例如，白胺酸在脂肪組織代謝成 HMG CoA 後，HMG CoA 可被 HMG CoA lyase 降解為乙醯乙酸（Acetoacetate）及乙醯輔酶 A，乙醯輔酶 A 則可被用來合成脂肪酸。

圖1 胺基酸碳骨架部分用於糖質新生作用。生酮性胺基酸為離氨酸
與白胺酸。兼具生酮與生糖性胺基酸為苯丙胺酸、酪胺酸、異白胺
酸、蘇胺酸與色胺酸，其餘的都是生糖性胺基酸。

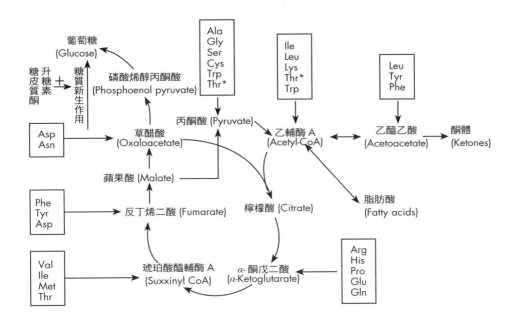

圖2 胺基酸用於合成膽固醇之代謝途徑

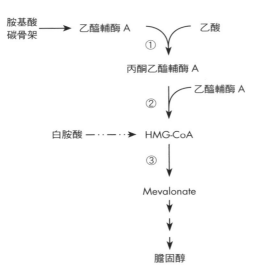

3-17 肝臟芳香族胺基酸的代謝與利用：苯丙胺酸與酪胺酸

（Metabolism of aromatic amino acids: phenylalanine and tyrosine）

芳香族與含硫胺基酸主要在肝臟代謝，因此末期肝病變患者血漿中苯丙胺酸、酪胺酸、色胺酸、甲硫胺酸與半胱胺酸的濃度會顯著提高。苯丙胺酸與酪胺酸的代謝途徑如圖1所示。苯丙胺酸與酪胺酸最終會代謝為延胡索酸鹽（Fumarate）與乙醯輔酶A，因此兩者既是生糖性，也是生酮性胺基酸。苯丙胺酸先經由苯丙胺酸羥化酶（Phenylalanine hydroxylase）代謝為酪胺酸，酪胺酸在肝臟可經由轉胺基酶代謝成p-hydroxyphenylpyruvate，再經一連串步驟代謝成為延胡索酸鹽與乙醯輔酶A。酪胺酸在神經元與腎上腺髓質部細胞也可經由酪胺酸羥化酶（Tyrosine hydroxylase）代謝為dihydroxyphenylalanine（L-dopa），L-dopa再經去羧基酶代謝為多巴胺（Dopamine），最後可合成為正腎上腺素（Norepinephrine）與腎上腺素（Epinephrine）（圖1）。酪胺酸在皮膚、眼睛與毛囊細胞是被用來合成黑色素（Melanin）。黑色素是在黑色素細胞內合成，是皮膚、眼睛與毛髮呈現黑色的來源。酪胺酸在甲狀腺則是與碘一起被用來合成甲狀腺素（Thyroxin）。

苯丙胺酸與酪胺酸會發生先天性代謝缺陷症（Inborn error of metabolism）。一種體染色體隱性基因缺陷疾病-苯丙酮尿症（Phenylketonuria, PKU）就是患者體內代謝苯丙胺酸為酪胺酸的苯丙胺酸羥化酶有缺陷所致。這種缺陷造成血液與其他體液中囤積高濃度的苯丙胺酸與苯丙胺酸氧化後所形成的Phenyllactate、phenylpyruvate與phenylacetate等酮酸代謝物（圖2）。同時，由於苯丙胺酸無法代謝為酪胺酸，血液中酪胺酸的濃度偏低。PKU的病患如果不積極治療，由於酮酸在組織累積所造成的毒性，將會產生神經病變、癲癇與過動等臨床症狀。PKU病患的治療是以提供限苯丙胺酸飲食為主，亦即要嚴格限制含蛋白質食物之攝取，同時飲食要添加酪胺酸，因為PKU患者無法合成。另外，也要限制任何含苯丙胺酸的加工食品，例如有使用非營養性甜味劑-阿斯巴甜（Aspartame）的產品，因為阿斯巴甜為苯丙胺酸的衍生物。酪胺酸的先天性代謝缺陷症也稱為第2型酪胺酸血症（Tyrosinemia type II），是因酪胺酸轉胺基酶的活性有缺陷。第2型酪胺酸血症患者的血漿有高濃度的酪胺酸，也會有皮膚與眼睛的病變及智能發育障礙等臨床徵狀。患者也必須限制攝取含苯丙胺酸與酪胺酸的飲食。

圖1 苯丙胺酸與酪胺酸的代謝途徑

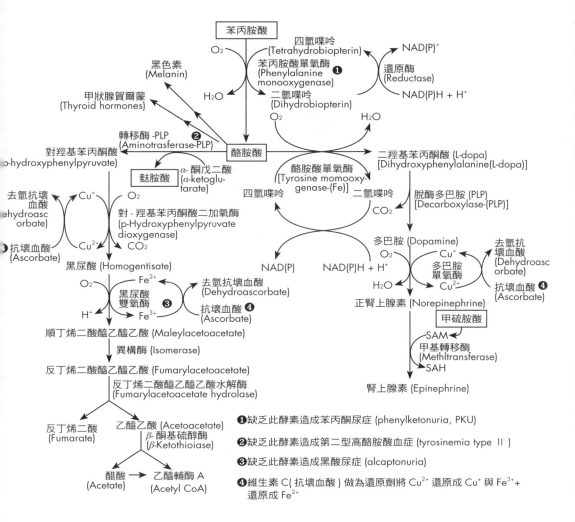

❶缺乏此酵素造成苯丙酮尿症 (phenylketonuria, PKU)

❷缺乏此酵素造成第二型高酪胺酸血症 (tyrosinemia type II)

❸缺乏此酵素造成黑酸尿症 (alcaptonuria)

❹維生素 C(抗壞血酸) 做為還原劑將 Cu^{2+} 還原成 Cu^+ 與 $Fe^{3+}+$ 還原成 Fe^{2+}

圖2 苯酮尿症患者之苯丙胺酸會代謝產生苯丙酮酸

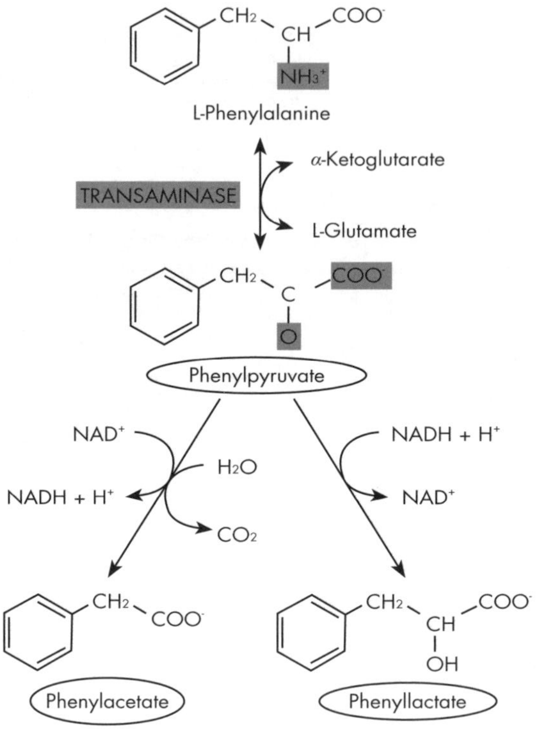

3-18 肝臟芳香族胺基酸的代謝與利用：色胺酸（Metabolism of aromatic amino acids: tryptophan）

色胺酸也是主要在肝臟代謝的芳香族胺基酸，代謝途徑如圖1所示。色胺酸先由色胺酸雙氧化酶（Tryptophan dioxygenase）代謝成 N-formylkynurenin，再後續代謝成 3-hydroxykynurenine，3-hydroxykynurenine 又再經 kynureninase 代謝成 3-hydroxy-anthranilate，或是代謝成丙胺酸，再經轉胺基代謝成丙酮酸，丙酮酸可用於合成葡萄糖，因此色胺酸也屬於生糖性胺基酸。Kynureninase 是維生素 B_6 依賴型酵素，身體缺乏維生素 B_6 會導致 kynureninase 活性降低，3-hydroxykynurenine 將被氧化成 xanthurenic acid 並從尿液中排出。在臨床上可利用這個代謝途徑評估維生素 B_6 的營養狀態。給評估對象攝取 2 克之色胺酸後，收集 6 小時尿液並測量 xanthurenic acid 含量，倘若排泄量高於 25 毫克/6 小時，即表示評估對象可能缺乏維生素 B_6。在有足夠的維生素 B_6 情況下，3-hydroxy-anthranilate 會進一步代謝成 quinolinate，quinolinate 再合成為菸鹼酸腺嘌呤雙核甘酸（Nicotinic acid adenine dinucleotide），最後經 NAD 合成酶代謝成菸鹼醯胺腺嘌呤雙核甘酸（Nicotinamide adenine dinucleotide, NAD^+），此即為菸鹼酸的輔酶，菸鹼酸是身體以色胺酸為原料、唯一可以自行合成的水溶性維生素。3-hydroxy-anthranilate 也可經由一連串的代謝步驟形成乙醯輔酶 A，乙醯輔酶 A 可合成酮體，故色胺酸也屬於生酮性胺基酸。最後，在神經細胞，色胺酸也被用來合成血清素（Serotonin）及褪黑激素（Melatonin）（圖2）。由於血清素與褪黑激素會抑制腦部網狀內皮活化系統（Reticular activating system, RAS）的活性，進而產生促眠的效果，因此，有輕微睡眠障礙的人，在睡前喝一杯富含色胺酸的牛奶，吃一些富含色胺酸的食物（例如起司、核果、毛豆、豆腐等），甚至於服用市售色胺酸補充劑，都被宣稱具有促眠之功效。

小博士解說

菸鹼酸（維生素 B_3）是人體唯一可以合成的水溶性維生素。但由於合成速率非常緩慢，據估計只有 3% 的色胺酸可轉變成菸鹼酸，相當於 60 毫克色胺酸只能合成 1 毫克菸鹼酸。由於合成量未能滿足身體需要量，菸鹼酸是人類必須要從飲食攝取的必需營養素。菸鹼酸的輔酶型式為 NAD 與 NADP，在細胞內，氧化態的 NAD^+ 占多數，NADP 則是以還原態的 NADPH 存在。NAD 與 NADP 都可以提供 H^+，或是接受電子，但在細胞內的功能則截然不同。NADH 主要的功能，為在粒線體電子傳遞鏈中提供電子傳遞，以合成 ATP。NADPH 則是在體內許多合成途徑，例如脂肪酸、膽固醇、固醇類荷爾蒙的合成等，提供 H^+，擔任還原劑的角色。

圖1　色胺酸的代謝途徑

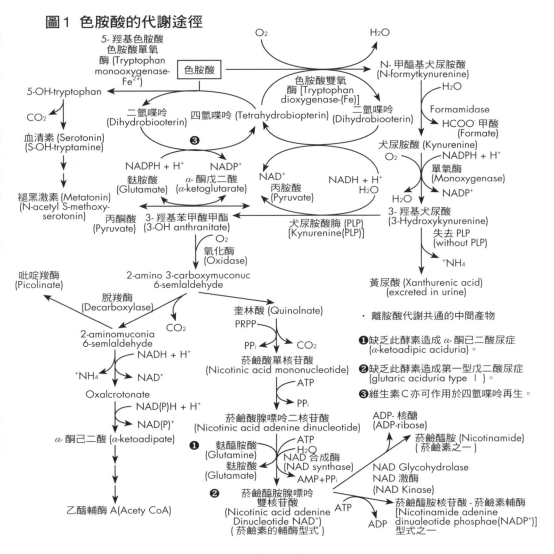

圖2　在腦部，色胺酸可合成血清素與褪黑激素

3-19 **肝臟含硫胺基酸的代謝**-1（Metabolism of sulfur-containing amino acids-1）

甲硫胺酸絕大部分在肝臟代謝，代謝產物包括兩個含硫非必需胺基酸-半胱胺酸（Cysteine）與牛磺酸（Taurine），以及可供應甲基的硫-腺核苷甲硫胺酸（S-adenosyl methionine, SAM）。甲硫胺酸代謝的第一步驟需要ATP，是由腺核苷轉移酶代謝為硫-腺核苷甲硫胺酸，再代謝為同半胱胺酸（Homocysteine）（圖1）。高濃度的SAM促進甲硫胺酸的降解，SAM會活化胱硫醚合成酶（Cystathionine synthase），可將同半胱胺酸轉變為胱硫醚（Cystathionine）。SAM也是體內主要的甲基供應者，並參與肉鹼、肌酸、腎上腺素、菸鹼醯胺及嘌呤的合成。SAM也參與DNA的甲基化，並影響基因的表現。SAM經過脫羧作用成為s-adenosyl thiopropylamine，為合成多胺類（Polyamines）的原料，多胺類可促進細胞的分裂與增生。同半胱胺酸可重新合成為甲硫胺酸，甜菜鹼將甲基轉給同半胱胺酸以合成甲硫胺酸，本身即代謝

為雙甲基甘胺酸（Dimethylglycine），雙甲基甘胺酸去甲基後即成為甘胺酸。在體內有足夠的維生素B_{12}與葉酸情況下，同半胱胺酸也可經由甲硫胺酸合成酶重新合成為甲硫胺酸，甲基由維生素B_{12}的輔酶methylcobalamin提供，甲基則來自於葉酸的輔酶5-methyl tetrahydrofolate（THF）。另外，由於胱硫醚合成酶的活性依賴維生素B_6，因此在缺乏維生素B_{12}、葉酸或是維生素B_6情況下，會阻礙同半胱胺酸的代謝而造成同半胱胺酸血症（Homocysteinemia）。血漿高濃度的同半胱胺酸，會干擾骨骼中膠原蛋白的合成，而增加骨折的風險。高同半胱胺酸血症也會增加罹患心臟病的風險。胱硫醚可經cystathionine lyase代謝成α-ketobutyrate，再經一連串步驟代謝成L-methylmalonyl CoA，L-methylmalonyl CoA再經L-methylmalonyl CoA mutase代謝成succinyl CoA。L-methylmalonyl CoA mutase的活性依賴維生素B_{12}，當維生素B_{12}缺乏時，L-methylmalonyl CoA會氧化成methylmalonic acid從尿液排出。臨床上，常以24小時尿液methylmalonic acid排泄量是否超過300毫克來評估維生素B_{12}的營養狀態。

圖1 甲硫胺酸（Methionine）的代謝途徑

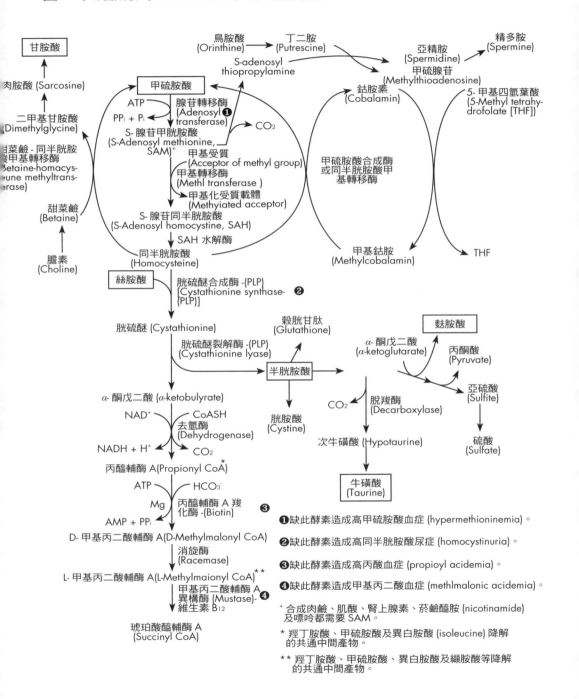

3-20 肝臟含硫胺基酸 的代謝-2（Metabolism of sulfur-containing amino acids-2）

　　甲硫胺酸的代謝也有許多先天性代謝缺陷症（3-19圖1）。Adenosyl transferase的缺陷會造成高甲硫胺酸血症（Hypermethioninemia），飲食治療需限制甲硫胺酸，但要增加半胱胺酸的攝取。Cystathionine synthase的缺陷會造成同半胱胺酸尿症（Homocystinuria）。胱硫醚合成酶的缺陷會造成同半胱胺酸尿症（Homocystinuria），同半胱胺酸尿症病人血漿有高濃度的同半胱胺酸與甲硫胺酸，但是半胱胺酸濃度偏低。同半胱胺酸血症會促進動脈粥樣性硬化與血栓之形成，也會造成骨骼、眼睛與智力發育方面的問題。飲食治療要限制甲硫胺酸的攝取

（低蛋白質食物）與補充半胱胺酸，必要時還得補充甜菜鹼與葉酸。甲基丙二酸血症（Methylmalonic academia）的病人是因methylmalonyl CoA mutase產生缺陷，導致病患血漿中囤積有高濃度的甲基丙二酸與丙酸。飲食治療需限制甲硫胺酸、蘇胺酸、異白胺酸與纈胺酸的攝取，補充維生素B_{12}有時也可改善甲基丙二酸血症。

　　半胱胺酸是非必需胺基酸，可用於合成蛋白質與麩胱甘肽（Glutathione）。半胱胺酸經半胱胺酸雙氧化酶代謝成cysteine sulfinate，可用於合成牛磺酸。牛磺酸在肝臟合成，但是囤積於骨骼肌與中樞神經，牛磺酸雖然不用於合成蛋白質，但是對維持視網膜抗氧化力與感光細胞的結構與功能很重要。牛磺酸也透過清除過氧化物維持細胞膜的穩定，在肝臟可合成牛磺膽酸（Taurocholate），是膽鹽的成分之一（圖1）。

小博士解說

　　飲食長期缺乏維生素 B_6、B_{12} 與葉酸，也會產生同半胱胺酸血症（Homocysteinemia）。正常空腹血漿同半胱胺酸濃度為 5～15 μmol/L，若檢查結果顯示同半胱胺酸濃度高於 15.0 μmol/L，則可診斷為高同半胱氨酸血症。由於植物性食物不含維生素 B_{12}，全素者較容易缺乏維生素 B_{12}，因此較容易產生高同半胱氨酸血症。然而，研究顯示國人素食者同半胱氨酸血症的盛行率極低，可能原因為人體維生素 B_{12} 的需要量極低（2.4 微克／天），另外，未洗乾淨之根莖葉菜類食物，含有汙染微生物源之維生素 B_{12}，且許多素料加工品也可能汙染到葷料所致。

圖1 半胱胺酸（Cysteine）之代謝途徑

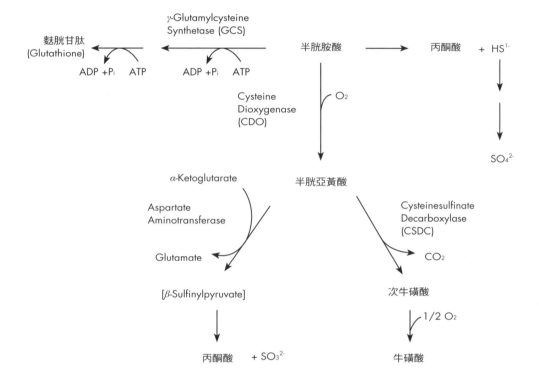

3-21 不同組織間胺基酸的流通與代謝
(Interorgan flow of amino acids and organ - specific metabolism)

依據個體的營養狀態與荷爾蒙的分泌，不同的組織從血液中擷取胺基酸並用於合成非必需胺基酸、蛋白質、非蛋白質含氮化合物、生物胺、神經傳導物質、胜肽類荷爾蒙、葡萄糖、脂肪酸或酮體等。

麩醯胺酸有許多功能，其中之一是將周圍組織所產生的氨清除，以免造成細胞毒性。周圍組織將所產生的氨或是銨交給麩醯胺酸，在麩醯胺酸合成酶催化下便合成為麩醯胺酸。消化道與免疫細胞特別依賴麩醯胺酸氧化所提供的能量。麩醯胺酸離開細胞後，將被運送至肝臟、腎臟、小腸，甚至於胰臟被利用。在肝臟，麩醯胺酸會經麩醯胺酸酶代謝為麩胺酸與氨，氨隨後進入尿素環合成為尿素，麩胺酸則經麩胺酸脫氫酶代謝為 α-酮戊二酸，並釋出另一個氨，α-酮戊二酸可進入 TCA 循環代謝產生熱量。在腎臟，麩胺酸代謝所釋出之氨可與 H^+ 形成銨後排除（圖1）。由於麩醯胺酸可輕易的在細胞內合成，也可輕易的進出各組織細胞間，因此成為細胞間主要的氮攜帶者。丙胺酸是另一個組織細胞間重要的轉胺基者。在肌肉組織，屬於支鏈胺基酸的白胺酸可經由支鏈胺基酸轉胺酶將氨轉移給 α-酮戊二酸以合成麩胺酸，麩胺酸可接受另一個氨而形成麩醯胺酸，或將氨轉移給丙酮酸以合成丙胺

酸（圖1）。肌肉組織經常釋出麩醯胺酸與丙胺酸進入血液，丙胺酸運送至肝臟後，可經轉胺基作用將胺基轉給 α-酮戊二酸以合成麩胺酸，麩胺酸可再將胺基轉給草醋酸而合成天門冬胺酸，天門冬胺酸可用來合成嘌呤與嘧啶，也直接參與尿素的合成。丙胺酸在肝臟也可被用來合成葡萄糖，這個過程被稱為丙胺酸-葡萄糖循環，特別容易發生在需要維持血糖濃度的情況下。升糖素、腎上腺素與皮質酮會提高丙胺酸-葡萄糖循環的活性，所釋放出來的葡萄糖，不僅可用來維持血糖濃度，也可運送回肌肉組織再利用。

骨骼肌約占身體總質量的43%，而肌肉組織含有將近身體總蛋白質量的40%。在用餐後，飲食蛋白質消化分解後所產生的胺基酸會立即被運送入肌肉組織，此時肌肉組織中蛋白質之合成速率會高過於蛋白質降解的速率。在肌肉中降解的胺基酸，又以天門冬胺酸（Asparagine）、麩胺酸、白胺酸、異白胺酸與纈胺酸為大宗。白胺酸、異白胺酸與纈胺酸的代謝途徑如圖2所示。這些支鏈胺基酸首先經由支鏈胺基酸轉氨酶將氨轉移出去，接著所形成的 α-酮酸衍生物會由支鏈 α-酮酸脫氫酶（Branched-chain α-keto acid dehydrogenase, BCKAD）複合體經脫羧基代謝為 CoA 中間代謝物。臨床上，BCKAD 的基因缺陷會產生楓糖漿尿症（Maple syrup urine disease, MSUD），患者因 α-酮酸衍生物無法代謝，α-酮酸衍生物從尿中排出使得尿液帶有楓糖漿的甜味而得名。楓糖漿尿症患者必須限制飲食中支鏈胺基酸的攝取。

圖1 麩醯胺酸代謝成麩胺酸與丙酮酸的途徑

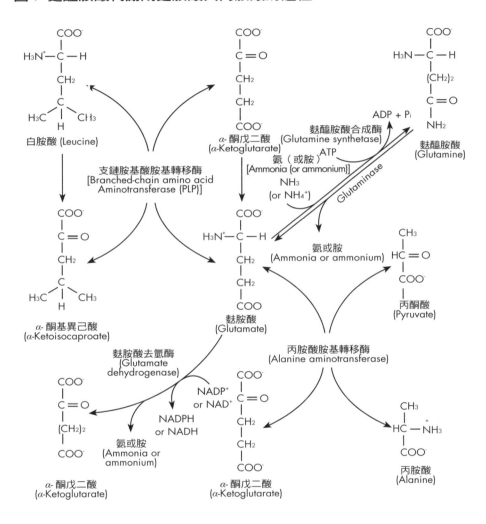

圖2 支鏈胺基酸的代謝途徑

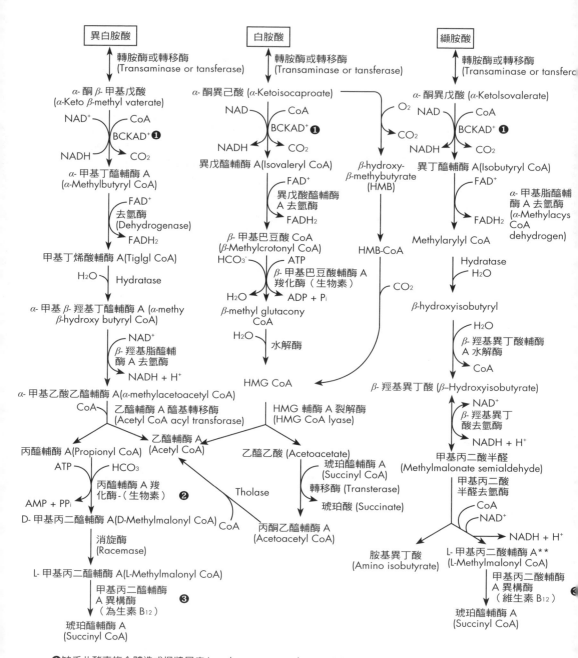

❶缺乏此酵素複合體造成楓漿尿症 (maple syrup urine disease, MSUD)。

3-22 **腎臟組織胺基酸的代謝**（Amino acid metabolism in renal tissue）

　　腎臟組織平常也利用許多胺基酸，例如甘胺酸、丙胺酸、麩醯胺酸、麩胺酸、苯丙胺酸與天門冬胺酸等。據估計腎臟每天利用掉約7～10克的麩醯胺酸，腎臟也是合成精胺酸、組胺酸、絲胺酸與酪胺酸的主要器官。除了肝臟之外，腎臟是另一個能夠進行糖質新生作用的組織，因此，在禁食狀態下，腎臟組織胺基酸的代謝便顯得特別重要。在禁食或是飢餓狀態下，身體會依賴脂肪酸氧化所產生的熱量來維持熱量的平衡，但是同時也會產生大量酮酸，而造成血液 pH 值降低，甚至有可能出現酸中毒。這時大量麩醯胺酸在腎臟代謝產生的麩胺酸，除了其碳骨架 -α- 酮戊二酸可用於進行糖質新生作用，所釋出之氨（NH_3），亦可中和血液與尿液中酮酸的 H^+，並以銨（NH_4^+）的形式排除，這有助於維持血液的 pH 值，同時也可減少電解質的流失（圖1）。成年人可合成滿足身體需求量的精胺酸，因此，精胺酸是非必需胺基酸。肝臟會將合成的精氨酸立即用於合成尿素。腎臟組織無法合成尿素，但精胺酸可用於合成蛋白質、agmatine、多胺類與肌酸。腎臟可利用瓜胺酸來合成精胺酸，據估計腎臟組織每天用掉1.5 克瓜胺酸，並合成出約2～4克的

精胺酸。腎臟也可將苯丙胺酸轉變成酪胺酸，據估計，腎臟組織每天代謝掉0.5～1克的苯丙胺酸，並合成出約1克的酪胺酸。

　　腎臟的主要功能是排除血液中的含氮廢棄物。血液中的成分，除了血漿蛋白外，均可經由腎元濾出。但是必需營養素，例如葡萄糖、胺基酸、電解質等，都會在腎小管被重吸收再利用，無法被腎小管重吸收的物質，例如尿素、尿酸與肌酸酐則從尿液中排除。主要透過尿液排除的含氮代謝廢棄物為尿素、肌酸酐、尿酸及氨，哺乳類以尿素為主，魚類以氨為主，而鳥類則以尿酸為主（圖2）。以哺乳類為例，一般而言80%的氮是以尿素的形式排除。在禁食的情況下，因為酮酸的產量與排除量增加，尿素氮的排除會減少，相對的銨的排除量則會增加。除了尿素（5～20克/天）與氨（0.4～1.5克/天）外，尿液中的含氮廢棄物還有肌酸酐（0.6～1.8克/天）與尿酸（0.2～1.0克/天），也有微量的肌酸（<100 毫克/天），蛋白質（<100 毫克/天），胺基酸（<700 毫克/天）及 Hippuric acid（<100毫克/天）。Hippuric acid是苯甲酸與甘胺酸的共軛化合物，為肝臟芳香族胺基酸代謝的產物。除了腎臟之外，尿素也可以透過皮膚的汗腺排除。另外，脫落的頭髮、腸黏膜細胞與皮膚細胞也都有氮的流失，這些不明顯的氮流失的途徑統稱為無感性氮流失（Insensible nitrogen loses）。

圖1 腎臟組織中胺基酸的代謝

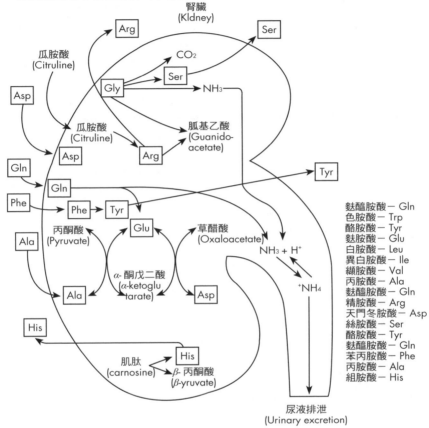

麩醯胺酸 — Gln
色胺酸 — Trp
酪胺酸 — Tyr
麩胺酸 — Glu
白胺酸 — Leu
異白胺酸 — Ile
纈胺酸 — Val
丙胺酸 — Ala
麩醯胺酸 — Gln
精胺酸 — Arg
天門冬胺酸 — Asp
絲胺酸 — Ser
酪胺酸 — Tyr
麩醯胺酸 — Gln
苯丙胺酸 — Phe
丙胺酸 — Ala
組胺酸 — His

圖2 不同物種含氮廢棄物排除之種類

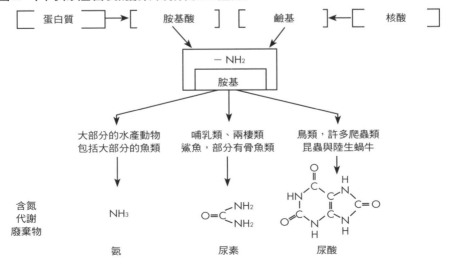

3-23 **蛋白質品質的評估**-1（Assessment of protein quality-1）

食物蛋白質除了提供必需胺基酸，也提供身體合成非必需胺基酸的氮源。雖然消化率會影響蛋白質的品質，但是必需胺基酸的含量與特性，才是決定蛋白質品質的主要因素。食物蛋白質如果含有能滿足人類維持健康所需要的必需胺基酸的量，則稱為完全蛋白質（Complete proteins），或是高品質蛋白質。大部分動物性蛋白質食物都屬於完全蛋白質，例如肉類、魚、蛋、牛奶、乳酪等，唯一的例外是動物性的膠原蛋白，膠原蛋白缺乏色胺酸。不完全蛋白質（Incomplete proteins）是指蛋白質有1個以上的必需胺基酸含量偏低，大部分的植物蛋白質屬於此類，例如豆科、蔬菜及穀類蛋白質，唯一的例外是黃豆，黃豆蛋白屬於完全蛋白質。食物中含量最低的必需胺基酸被稱為限制胺基酸（Limiting amino acid），小麥、米、玉米與其他穀類的限制胺基酸為離胺酸，豆科植物的限制胺基酸則是甲硫胺酸（表1）。影響蛋白質品質的主要因素為其胺基酸的含量與消化率。為了確保身體能攝取到足夠的必需胺基酸，食物蛋白質，特別是品質較低的植物性蛋白，可採用互補蛋白（Complimentary protein）的方式，以提高食物蛋白質的品質，例如將甲硫胺酸含量較低的豆科蛋白質與離胺酸含量較低的穀類混合食用（表1）。蛋奶素也是一種可提高食物蛋白質的互補方式，但是奶類食物與豆科蛋白質的互補，甲硫胺酸的含量依然是不足的。食物蛋白質的消化率也是影響蛋白質品質的重要因素。一般而言，動物性蛋白質的消化率為90～99%，植物性蛋白質的消化率則介於70～90%。

許多方法可用於評估食物蛋白質的品質。由於蛋白質平均含有約16%的氮，因此測量食物中氮的含量即可推算蛋白質的量。氮平衡（Nitrogen balance）是測量氮攝取量與氮流失量之間關係的一種評估方法。氮平衡的測定，必須要估算受測對象氮的攝取量與氮的流失量。氮的攝取量是將蛋白質的攝取量乘以0.16（蛋白質平均含有約16%的氮），氮的流失量則要計算尿液、糞便與脫落皮膚細胞中氮的總量（圖1）。由於無法精確的估算從各個管道流失的氮量，為方便計算起見，流失量都是使用估計值，例如經由糞便、皮膚、毛髮等流失的總氮量為2克。24小時尿液中的尿素氮（Urinary urea nitrogen, UUN）總量可以精確的估量，但是其他的非尿素含氮廢棄物，例如肌酸酐、氨、尿酸等就無法精確估量，因此也總計為2克。所以尿液流失的總氮量，便是將所測得的UUN再加上2克。綜合上述，氮平衡的計算公式即為：氮平衡/狀態=[蛋白質攝取量（克）/6.25]-[UUN+2克+2克]。氮平衡的估算常會高估身體真實的氮滯留量，因為檢測單位經常無法精確的收集到24小時排尿量，也經常低估氮的流失量。另外，雖然計算出身體處於氮平衡狀態，也不代表身體就處在胺基酸平衡的狀態。氮平衡也不適用在評估一些臨床病人的蛋白質營養狀態，例如下痢的病人，糞便氮的流失量便超過預估的2克；燒燙傷或發燒的病人，經由皮膚流失的氮量也絕對超過2克。

表 1　植物蛋白之限制胺基酸與提高蛋白質品質之配伍食物

食物	主要的限制胺基酸	趨近完全蛋白質的搭配食物
豆料（花生、白豆、黑豆、蔓豆等）	甲硫胺酸色氨酸	穀類、核果或種子
核果與種子（胡桃、核桃、杏仁果、葵花子等）	離氨酸	豆科
穀類（小麥、米、燕麥、玉米等）	離氨酸	豆科

圖 1　氮平衡法的計算方式

身體氮平衡

$$B = I - (U + F + S)$$

$$O = U + F + S$$

B = 氮平衡　　　　　U = 尿中氮流失量

I = 氮攝取量　　　　F = 糞便中氮流失量

O = 氮流失量　　　　S = 皮膚的氮流失量

+ **知識補充站**

　　國人喜愛食用且視為珍饈的魚翅，也是一種高蛋白質食物，乾魚翅 100 克，約含有 83.5 克蛋白質與 0.3 克的脂肪。聯合國糧農組織的資料顯示魚翅蛋白質缺乏必需胺基酸 - 色胺酸，因此是屬於一種品質極差的不完全蛋白質。就蛋白質品質評分而言，魚翅蛋白質的 PDCAAS 是 0，因此其營養價值還比不上黃豆、花生或牛奶。除了從營養的考量，消費者可以選擇不吃魚翅之外，動物保護或是守護海洋團體最為關切的，乃漁民非法割取鯊魚鰭後，任意丟棄活魚體的殘忍行為。另外，大量魚翅的消費，每年將屠殺超過七千萬隻的鯊魚，如此有可能導致鯊魚這個物種的滅絕。

3-24 **蛋白質品質的評估**-2 (Assessment of protein quality-2)

化學或胺基酸積分法（Chemical or amino acid score）是以被測試蛋白質中胺基酸的組成來評估其品質。胺基酸積分法要先分析受測蛋白中必需胺基酸的含量，每一個必須胺基酸含量再跟參照蛋白質中該胺基酸含量來做比較。因此，某受測蛋白之積分＝受測蛋白某必需胺基酸之含量（毫克/克蛋白質）/參照蛋白該必需胺基酸之含量（毫克/克蛋白質）（圖1）。受測蛋白質中積分最低的胺基酸即為該蛋白質的第一限制胺基酸，次低者即為第二限制胺基酸，以此類推。例如，某受測蛋白質的第一限制胺基酸為離胺酸，且其含量僅為參照蛋白質含量的80％，該蛋白質的化學或胺基酸積分即為80。因此，離胺酸不僅為該蛋白質的限制胺基酸，也決定該蛋白質的積分。將各種不同食物蛋白質與標準參照蛋白質-全蛋蛋白質做比較，以評定其蛋白質品質是有價值的，但是積分高的蛋白質不代表其營養價值就高，因為化學或胺基酸積分法並不考慮蛋白質的消化率。

調校蛋白質消化率的化學或胺基酸積分法（Protein Digestibility Corrected Amino Acid Score, PDCAAS）是另一個評估蛋白質品質的方法。PDCAAS即是將某蛋白質的胺基酸積分乘以該蛋白質的消化率（圖24-1）。PDCAAS越接近1，蛋白質品質越高。PDCAAS為1的食物蛋白質包括酪蛋白、蛋白、碎牛肉、鮪魚與部分動物性蛋白質。屬於植物性蛋白質的黃豆蛋白，其PDCAAS為0.99，其餘豆科植物蛋白質的PDCAAS大部分介於0.5～0.7。

蛋白質效率（Protein efficiency ratio, PER）是將攝取某蛋白質後體重之增重（克）除以所攝取的蛋白質克數（圖1）。PER通常以成長期小動物來測量，將10%某受測蛋白質摻入餵飼小動物的標準飼料中，再測量小動物在某特定期間之增重，因此，PER=體重之增重（克）/攝取的蛋白質（克）。例如，酪蛋白的PER為2.5，表示大鼠每攝取1克的酪蛋白即可增重2.5克。然而，某蛋白質之PER為5，並不代表其品質為酪蛋白的2倍。另外，PER也無法分辨動物增加的體重是脂肪還是肌肉。

圖1 各種蛋白質品質評估方法的計算公式

$$\text{BV} = \frac{\begin{array}{c}\text{N攝取－N排出（糞）－N排出（尿）}\\ \text{Nitrogen retained (g)}\end{array}}{\begin{array}{c}\text{Nitrogen absorbed (g)}\\ \text{N攝取－N排出（糞）}\end{array}} \times 100$$

$$\text{PER} = \frac{\text{Weight gain (g)}}{\text{Protein consumed (as Casein)}}$$

$$\text{Chemical score} = \frac{\text{mg of limitimg a. a per g of protein}}{\begin{array}{r}\text{mg of limitimg a. a per g of an "ideal" protein}\\ \text{(Egg protein)}\end{array}}$$

$$\text{PDCAAS} = \text{Chemical score} \times \text{Digestibility}$$

$$\text{NPU} = \frac{\begin{array}{c}\text{Body N of the test group} - \text{Body N of the non-protein group} +\\ \text{N consumed by non-protein group}\end{array}}{\text{N consumed by test group}} \times 100$$

+ 知識補充站

國民營養調查發現一般人蛋白質的攝取量偏高，且大都集中於晚餐攝取蛋白質食物。許多研究顯示，將每日蛋白質的攝取較平均的分配於三餐將能提高飽足感，並可強化肌肉的修護與合成。設定每餐蛋白質的攝取量不超過 20~30 克，不僅符合營養素攝取參考量（DRIs）的建議，特別是預防老人因老化而流失肌肉、攝取減肥餐而導致瘦體組織肌肉流失及運動量大的人避免肌肉流失是有幫助的。

3-25 **蛋白質品質的評估**-3（Assessment of protein quality-3）

生物價（Biological value, BV）是測量攝取某蛋白質後滯留在體內被用來維持與生長的氮量（見單元3-24圖1）。BV通常以實驗動物進行，動物先餵飼無蛋白質飼料，並測其糞便與尿液氮之排泄量，再餵飼能滿足該動物蛋白質需要量之受測蛋白質飼料，再測其糞便與尿液氮之排泄量。後者減去前者，即為攝取受測蛋白期間真正的氮排泄量。氮攝取量扣除真正的氮排泄量即得氮滯留量。氮攝取量扣除糞便真正的氮排泄量即為氮的吸收量。因此，受測蛋白之BV=氮滯留量（克）/氮吸收量（克）x100。高BV的蛋白質代表蛋白質被留在體內利用的部分越高，例如雞蛋的BV是100，代表吸收的雞蛋蛋白質全部都滯留在體內被利用。雖然BV是很好的評估食物蛋白質品質的方法，但是BV的計算，包括所有牽涉氮平衡之評估方法，往往都會低估氮的排泄量，因為BV不測量毛髮、指甲等所流失的氮量。而且，當受測蛋白的供應量低於蛋白質需要量時，BV會變高。

蛋白質淨利用率（Net protein utilization, NPU）是另一個利用氮平衡原理評估食物蛋白質品質的方法。與BV不同的是，NPU是以氮的攝取量來計算氮的滯留量。因此，NPU=氮滯留量（克）/氮攝取量（克）x100（見單元3-24圖1）。NPU可以用人類來測定，但不易執行且花費頗巨，因此通常以實驗動物來測定。測定方法是餵飼一群實驗組動物含受測蛋白質飼料，同時餵飼另一群實驗動物等熱量、無蛋白質飼料。實驗動物犧牲後可直接測量屠體（Carcass）之總含氮量（Total carcass nitrogen, TCN）。以實驗動物測量之NPU即=吃受測蛋白質飼料之TCN-吃無蛋白質飼料之TCN/氮攝取量。高品質的蛋白質通常會有較高的氮滯留量，也因此有較高的NPU（表1）。

飲食蛋白質淨熱量百分比（Net dietary protein calories percentage, NDpCal%）也可用來評估飲食的品質，特別是蛋白質占熱量比變動很大時。NDpCal%=飲食中蛋白質的熱量（Kcal）/總熱量攝取量（Kcal）x100 xNPU_{op}，NPU_{op}是指攝取能維持氮平衡的蛋白質量時所測得之NPU。

表一 不同來源蛋白質之品質評分

蛋白質來源	蛋白質品質評估法			
	BV	PER	NPU	PDCAAS
乳清蛋白	104	3.6	92	1.0
全蛋	100	3.8	94	1.0
牛肉	80	2.0	73	0.92
酪蛋白	77	2.9	76	1.0
黃豆	74	2.1	61	0.99
米	59	2.0	57	0.26
豆類	49	1.4	39	0.68

www.nutritionexpress.com/showarticle.aspx?articleID=133

+ 知識補充站

　　在臨床上，當需要限制病患的蛋白質攝取量時，蛋白質的生物價是一個很重要的考量，這是因為身體對小量蛋白質的利用率較高。例如罹患肝臟與腎臟疾病的病人就必需限制蛋白質攝取量，以緩和疾病的嚴重性。在這種情況下，病人不但要限制蛋白質攝取量，同時所攝取的蛋白質也必需是高生物價的食物，例如蛋、牛奶與肉類。

3-26 **蛋白質與胺基酸的參考攝取量**
(**Recommended protein and amino acid intakes**)

人類蛋白質與胺基酸的需要量受到年齡、體型大小、生理狀態與熱量攝取量等因素的影響。許多方法可用來評估人類蛋白質的需要量，其中最常用的方法是氮平衡法。近年來將許多氮平衡法以統合分析（Meta-analysis）所測得的19歲以上健康成年人的平均蛋白質需要量為0.66 克蛋白質/公斤體重，或是105毫克氮/公斤體重/天。這個量是健康成年人維持氮平衡的最低蛋白質攝取量，但是考量蛋白質的其餘功能與不同蛋白質的消化率，美國成年人蛋白質的飲食建議攝取量（Recommended dietary allowance, RDA），遂制定為0.8克/公斤體重/天（圖1）。在台灣，根據氮平衡法所推算出健康成年人的平均蛋白質需要量也是0.8克蛋白質/公斤體重，因此，國人膳食營養素攝取參考量（Dietary reference intakes, DRIs）考量能滿足大部分成年人的量，便制定成年人的蛋白質參考攝取量為0.9克/公斤體重/天，71歲以上老年人，因蛋白質的消化率較低，所以DRIs設定為1.0克/公斤體重/天。根據RDA，嬰兒的蛋白質建議攝取量用的是適當攝取量（Adequate intake, AI）。嬰兒蛋白質的AI是以嬰兒前6個月以哺餵母乳為主要營養供應情況下所制定的。除了蛋白質的建議攝取量，RDA也制定必需胺基酸的建議攝取量（圖2）。必需胺基酸的建議攝取量是用許多不同的方法所制定的，包括胺基酸平衡、胺基酸氧化研究與測定胺基酸氧化的標記物等。

目前並沒有制定蛋白質或胺基酸的上限攝取量（Tolerable upper intake levels, UL）。在美國，蛋白質占總熱量攝取量的上限訂為30%。目前也沒有研究探討長期攝取占總熱量攝取量30%的蛋白質量對人體的影響。雖然探討長期攝取高量蛋白質的研究並不多，但是某些族群卻經常性的攝取高蛋白飲食。例如，舉重選手經常攝取高至3克/公斤體重的蛋白質量，這遠超過一般針對運動員所建議的1.2～1.8克/公斤體重。因此，有些運動員，一天攝取超過300克的蛋白質就不足為奇了。

小博士解說

膳食營養素攝取參考量（Dietary reference intakes, DRIs）修訂第七版，是評估國人營養素攝取量是否足夠的一種參考，目前針對熱量、蛋白質、13種維生素、膽素及8種礦物質有建議量。建議量有些使用建議攝取量（Recommended dietary allowance, RDA），乃根據充足科學證據而定，可滿足97~98%健康人群每天所需要的營養素量；有些使用足夠攝取量（Adequate intakes, AI），乃科學證據尚不足以訂出RDA值，以健康人群的實際攝取量推估而得的營養素量。DRIs只是一個建議量，會依個人的生命期、活動量、生理狀況、生活環境等因素不同而有差異，因此每一個人都有不同的營養素需要量。因此，如果營養素攝取量無法遵循DRIs的建議量，只要不是長期缺乏或是嚴重偏離，都不影響個人的健康。

圖1 以氮平衡法估算台灣成年人蛋白質需要量為0.8克/公斤體重

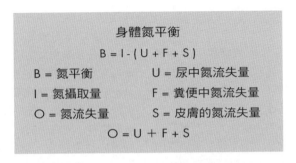

圖2 美國RDA中九種必需胺基酸的建議攝取量

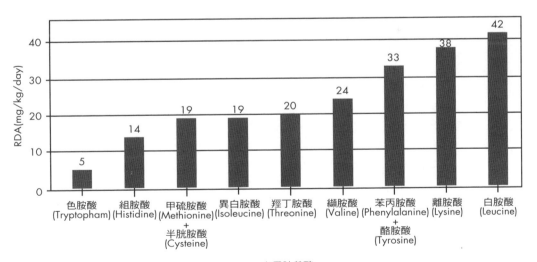

3-27 **蛋白質攝取不當**
(Inadequate intakes of dietary protein)

高蛋白飲食是否危害健康至今尚無定論，但是較為人認同的危害為脫水與可能的骨骼與腎臟損傷。身體為了要排出代謝大量蛋白質所產生的尿素與其他含氮廢棄物，排尿量會大為增加，而大量的排尿就有可能造成脫水，所幸脫水可以靠補充適當的飲水來預防。長期高蛋白飲食是否增加腎病變的風險尚無定論，至於是否增加罹患骨鬆症的風險，研究報告也顯示不同的結果（圖1）。高蛋白飲食對骨骼負面的影響，通常歸因於蛋白質代謝後產生大量的酸性物質，排泄這些酸性物質會增加尿鈣的流失所致。另一個可能的原因是高蛋白飲食會增加骨骼蝕骨細胞（Osteoclasts）的活性。高蛋白飲食由於會調升尿素環（肝臟合成尿素的代謝途徑）的活性，導致精胺酸的消耗增加，精胺酸的不足，降低了一氧化氮合成酶（Nitric oxide synthase）的活性，而一氧化氮合成酶是抑制骨骼蝕骨細胞活性的酶。

不同種類的食物在體內代謝後會產生不同酸鹼值的灰分，而這些灰分會影響尿液的酸鹼值。例如，牛奶、優格與蔬果類食物代謝後會產生較多鹼性的灰分，相對的，紅肉、魚肉、起司及大部分的穀類食物代謝後會產生較多酸性的灰分。這些含蛋白質豐富的食物代謝後產生的酸，主要來自於含硫胺基酸的氧化。過量飲用碳酸飲料也會使得尿液變酸，因為碳酸飲料通常會添加磷酸。血液中過多的酸要透過尿液排除，但是尿液至多只能排除酸鹼值約為5的酸量，因此，大量高蛋白食物或是蔬果類食物攝取不足，都有可能會造成輕微的代謝性酸中毒（Metabolic acidosis）。如果腎臟無法排除過多的酸，也缺乏攝取適量的蔬果類食物所能提供的緩衝物質，尿液中的鈣、鎂與碳酸鹽類便會變成緩衝物質，此舉會增加尿鈣的流失，而不利於骨質密度的維持。不過，也有研究顯示高蛋白飲食可促進老年人骨骼健康，進而降低發生骨折的風險。另外，也有研究顯示老年女性可能需要攝取較建議量（0.9克/公斤體重）更高的蛋白質以維持骨質量。可能的原因是骨骼中蛋白質（例如膠原蛋白）的合成需要大量胺基酸的供應。另外，高蛋白飲食與胺基酸會促進類胰島素生長激素-1（Insulin-like growth factor-1, IGF-1）的分泌，IGF-1是一種促進骨骼生長的荷爾蒙。研究也顯示飲食中鈣與磷的攝取量通常隨蛋白質攝取量增加而提高，這也可彌補尿鈣的流失（圖2）。如果高蛋白飲食造成尿鈣流失增加，血鈣濃度的降低會刺激副甲狀腺素的分泌，副甲狀腺素則會活化維生素D，而活化的維生素D則會增加腸道鈣的吸收。所以，飲食對骨骼的影響，即取決於飲食中鈣的含量與飲食對身體分泌促進骨骼健康的荷爾蒙的影響。

圖1　長期攝取高蛋白飲食會增加脫水與骨鬆症危險性

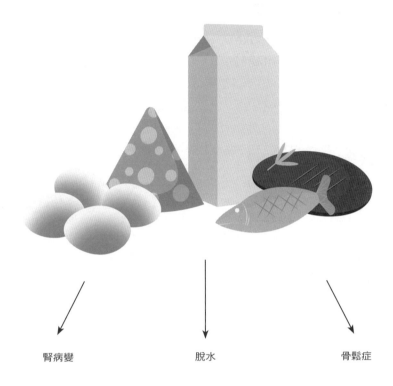

腎病變　　　　　　　　脫水　　　　　　　　骨鬆症

圖2　老年人攝取高蛋白飲食可維持骨骼健康

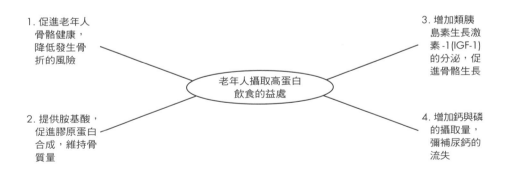

1. 促進老年人
骨骼健康，
降低發生骨
折的風險

3. 增加類胰
島素生長激
素-1(IGF-1)
的分泌，促
進骨骼生長

老年人攝取高蛋白
飲食的益處

2. 提供胺基酸，
促進膠原蛋白
合成，維持骨
質量

4. 增加鈣與磷
的攝取量，
彌補尿鈣的
流失

3-28 適量蛋白質攝取與蛋白質營養不良

(Adequate protein intakes and protein malnutrition)

為了幫助消費者選擇高品質蛋白質食物，美國農業部在2005年修訂之前出版的食物指南金字塔（Food Guide Pyramid）成為我的金字塔（MyPyramid），之後於2011年又再修訂為我的餐盤（MyPlate），內容包括六大類食物的攝取建議。我的餐盤（MyPlate）可幫助消費者選擇六大類食物所建議的攝取份數。每一類食物適當的攝取量則取決於個人的性別、年齡與活動量。在台灣，為了養成國人正確的均衡飲食習慣，確保身體健康以遠離疾病之風險，衛生福利部於2011年公布最新版的[每日飲食指南]（圖1）。在蛋白質的攝取方面，[每日飲食指南]建議國人每日攝取3～8份的豆魚肉蛋類食物及低脂乳品類1.5～2杯。除了這些蛋白質含量豐富的食物外，建議每日攝取1.5～4碗的全穀根莖類也可提供部分的蛋白質。國人選擇這些蛋白質含量豐富的食物之餘，也要注重低脂食物與高纖維食物的攝取。除了DRIs中針對蛋白質攝取的建議（0.9克/公斤體重），衛生福利部也建議一般人飲食蛋白質攝取量占總熱量之比例為10～14%。對個人而言，這個建議量只有在總熱量攝取足夠的情況下是適當的。因為，如果一個人只攝取800大卡的熱量，10～14%占總熱量的比例，換算成蛋白質攝取量約為20～28克，這個攝取量是絕對不夠一個健康成年人維持氮平衡的。

不論熱量攝取充足與否，蛋白質攝取不足都會產生蛋白質的缺乏症。紅孩兒症（Kwashiorkor）即是一種醣類攝取充足，但缺乏蛋白質的臨床缺乏症。紅孩兒症的特徵是血中低於正常濃度的白蛋白、白蛋白原（Prealbumin）、視網醇結合蛋白（Retinol-binding protein, RBP）及其他的血漿蛋白。血漿蛋白濃度不足，將導致體液蓄積在組織間而造成水腫（Edema）。然而體重、瘦體肌肉與脂肪組織卻可能是正常的。紅孩兒症通常是因短期、急性的蛋白質攝取不足而發生、且在開發中國家較常見，但是住院中的燒燙傷、敗血症、創傷與手術後的病患也很常見。紅孩兒症患者通常需要攝取更高量的蛋白質，如果蛋白質持續攝取不當，營養不良將隨之發生（圖2）。消瘦症（Marasmus）是另一種型式的蛋白質缺乏症。消瘦症患者的肌肉與脂肪組織都嚴重的耗弱，因此非常消瘦。外觀則具有突出的骨架與鬆垮的皮膚。然而，各項血漿蛋白質營養狀態的指標，則為正常或稍低於正常值。消瘦症通常是因長期、慢性的熱量與蛋白質缺乏所引起（圖2）。

圖1 台灣的每日飲食指南（2011年）

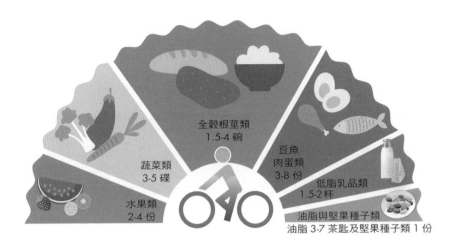

全穀根莖類
1.5-4 碗

蔬菜類
3-5 碟

水果類
2-4 份

豆魚
肉蛋類
3-8 份

低脂乳品類
1.5-2 杯

油脂與堅果種子類
油脂 3-7 茶匙及堅果種子類 1 份

圖2 孩童之營養不良 A. 消瘦症：明顯的肌肉與皮下脂肪的耗弱，特大的頭部與銷售的身體不成比例。B. 紅孩兒症：全身性的水腫，腹水與腫大的臉部與手腳。

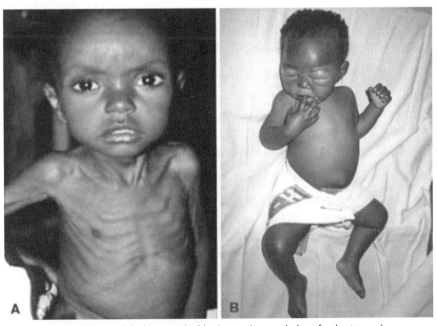

（http://www.slideshare.net/AshleySantos/gen-pathology-finals-pictures）

第四章
脂質

莊正宏　編著

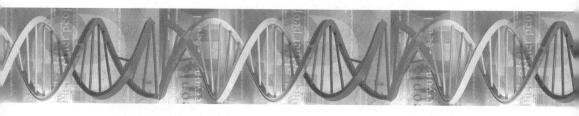

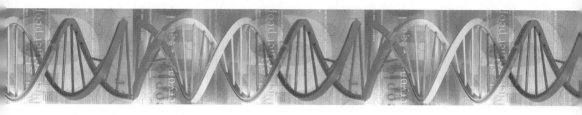

4-1 **脂質分類**（Lipid classes）

脂質是自然界常見的化合物，是一群由醇類與脂肪酸（Fatty acid）鍵結而成的酯類以及所產生的衍生物，其化學特性僅微溶於水，但是易溶於醚類（Ethers）、氯仿（Chloroform）及丙酮（Acetone）有機溶劑的化合物。在結構上主要是由碳、氫、氧組合而成。

一般在營養學上會根據其組成成分進行分類，通常區分為三大類，第一類為簡單脂質（simple lipids），是結構上最簡單的脂質，通常由脂肪酸與醇類經酯化作用而形成，包括三酸甘油酯（Triglyceride）與蠟類（Waxes）等。三酸甘油酯，主要由一分子甘油加上三分子脂肪酸脫去水分子所組成。蠟類也屬於簡單的脂質，但在結構上與三酸甘油酯最大不同之處，就在於其由長鏈醇所構成，長鏈醇的碳數通常在10個以上，不能被人體消化吸收。如，蠟醯蜂蠟酯（Myricyl cerotate）為蜂蠟中成分之一，被用於製作汽車

蠟。第二類為複合性脂類（Complex lipids），由簡單脂質為基礎加上磷酸、醣類等基團產生的衍生物。例如，磷脂質（Phospholipid）、脂蛋白（Lipoprotein）或醣脂質（Glycolipid），均屬於此類，其中磷脂醯膽鹼（Phosphatidylcholine）較為人熟知，又稱為卵磷脂（Lecithin）。第三類為衍生脂質（Derived lipids），主要是由簡單脂質與複合脂質水解後所得到的產物。例如，固醇類化合物或酮體，其中最常見為膽固醇（Cholesterol）。

另外，也可以根據其化學結構被區分為兩大類，一類是由極性端和非極性端所組成的長鏈化合物，例如，三酸甘油酯或脂肪酸（Fatty acid），另一類為固醇類，例如，膽固醇。也可依據其溶解度區分為脂肪（Fat）及油脂（Oil），在室溫下為固態者稱為脂肪，例如，豬油、牛油與棕櫚油等。在室溫下為液態者稱為油脂，例如，黃豆油、花生油與魚油等，造成此種現象主要原因與飽和及不飽和脂肪酸含量有關，飽和脂肪酸熔點通常高於不飽和脂肪酸，因此不飽和脂肪酸含量高的油脂於室溫下呈現液態，反之則為固態。

小博士解說

人體中最常見脂肪酸多數為16碳及18碳，且通常為偶數碳。主要原因之一是合成原料為偶數碳的乙醯輔酶A，在食物會發現奇數碳存在通常是經由細菌合成。另外，從化學結構而言，被認為具有降低體內體脂肪的形成的共軛亞麻油酸，以及易導致心血管疾病的反式脂肪酸均屬於不飽和脂肪酸的一種。

在商業營養補充品中相當流行的共軛亞麻油酸（Conjugated Linoleic Acid, CLA）是一種多元不飽和脂肪酸，屬於亞麻油酸的異構物，分為 cis-9 trans-l1 與 trans-10 cis-12 兩種。研究發現共軛亞麻油酸具有抑制動脈血管硬化、抑制體脂肪的形成及調節免疫力等功能；存在於許多植物中，例如牛羊肉、牛油、奶油、牛奶、乳酪、葵花油或紅花油。但對於牛油、奶油等食物的攝取，應注意不可過量。

圖 1. 脂質分類

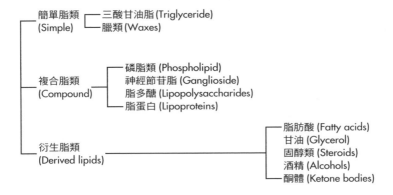

簡單脂類 (Simple) ┬ 三酸甘油脂 (Triglyceride)
　　　　　　　　 └ 臘類 (Waxes)

複合脂類 (Compound) ┬ 磷脂類 (Phospholipid)
　　　　　　　　　　├ 神經節苷脂 (Ganglioside)
　　　　　　　　　　├ 脂多醣 (Lipopolysaccharides)
　　　　　　　　　　└ 脂蛋白 (Lipoproteins)

衍生脂類 (Derived lipids) ┬ 脂肪酸 (Fatty acids)
　　　　　　　　　　　　├ 甘油 (Glycerol)
　　　　　　　　　　　　├ 固醇類 (Steroids)
　　　　　　　　　　　　├ 酒精 (Alcohols)
　　　　　　　　　　　　└ 酮體 (Ketone bodies)

圖 2. 卵磷脂 (Lecithin)

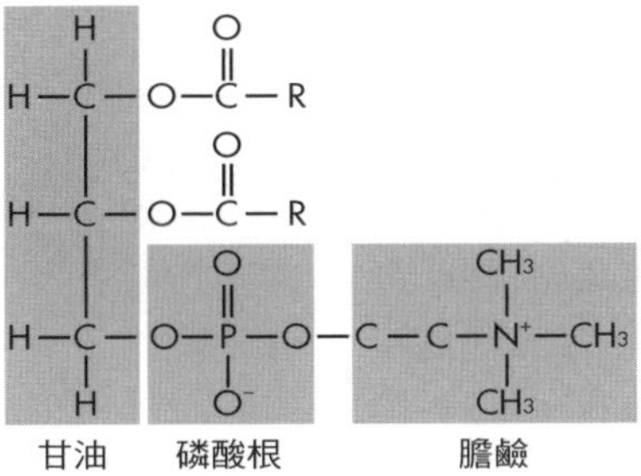

甘油　　磷酸根　　　　膽鹼
（R 為脂肪酸殘基）

圖 3. 蠟醯蜂臘酯 (Myricyl cerotate)

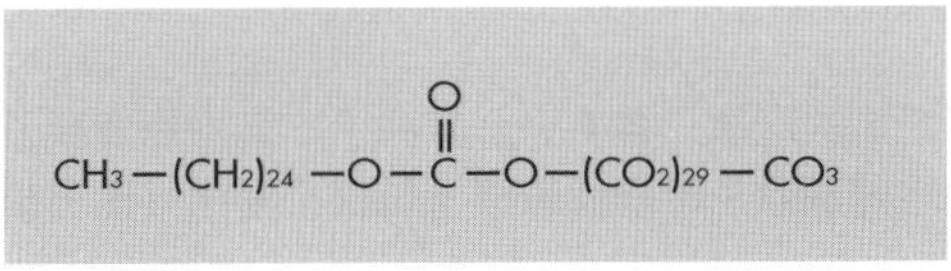

$$CH_3-(CH_2)_{24}-O-\overset{\overset{O}{\|}}{C}-O-(CO_2)_{29}-CO_3$$

4-2 脂質分類：脂肪酸

（ Lipid classes: fatty acids ）

　　脂肪酸（Fatty acid），是一種兩親合性化合物，主要是由碳氫原子所組成的烴類基團連結羧基所構成，其羧基端構極性端（親水端），碳氫端則為非極性端（親脂性）。在生物體中，大多數脂肪酸的碳原子均為偶數。依據碳鏈長度區分為長鏈脂肪酸含有12個或以上的碳原子，中鏈脂肪酸含有6至10個碳原子脂肪酸，短鏈脂肪酸少於6個碳原子。

　　另外，依據其碳鏈上是否含有雙鍵及雙鍵數目的多寡，又區分為三種脂肪酸，第一種為不含雙鍵的飽和脂肪酸（Saturated），例如，棕櫚酸（Palmitic acid）與硬脂酸（Stearic），第二種為含有一個雙鍵的單元不飽和脂肪酸（Monounsaturated fatty acid），例如，油酸（Oleate）與棕櫚酸（Palmitoleic acid），第三種則含有一個以上雙鍵的多元不飽和脂肪酸（Polyunsaturated fatty acid），例如，亞麻油酸（Linoleate）及 α-次亞麻油酸（Linolenate）。

　　在人體中有兩種脂肪酸無法自行合成，必須從食物中獲得，因此，又被稱為必需脂肪酸（Essential fatty acid）。包括，亞麻油酸；（Linoleic acid；18:2 $\triangle$ ^{9,12} ）及 α-次亞麻油酸（ α-Linolenic acid；18:2 $\triangle$ ^{9,12,15} ）。這兩種脂肪酸於人體中扮演重要的生理功能。例如 α-次亞麻油酸可合成二十碳五烯酸（Eicosapentaenoic acid, EPA）及二十二碳六烯酸（Docosahexaenoic acid, DHA），而亞麻油酸也是前列腺素（Prostaglandins）、前列環素（Prostacyclins）及白三烯素（Leucotrienes）等荷爾蒙重要原料。人體中可合成各種脂肪酸，然而卻無法合成必需脂肪酸，主要原因在於缺乏 $\triangle$ ^{12} （ ω^3 ）及 $\triangle$ ^{15} （ ω^6 ）的去飽和酶（Desaturase），因此，無法使此兩個位置的鍵結形成雙鍵。

　　由於不飽和脂肪酸含有雙鍵之故，因此會產生兩種不同的立體化學結構。人體中不飽和脂肪酸大多為順式（cis），順式雙鍵結構會導致長鏈脂肪酸產生彎曲，而另一種反式（trans）結構則呈現直線狀（註：飽和脂肪酸亦為直線狀）。飲食中反式脂肪酸主要來自於氫化的植物油或是油脂反覆多次使用也會產生，許多研究證實反式脂肪酸攝取量與心血管疾病罹患風險呈現正相關。主要原因被認與增加低密度脂蛋白膽固醇（Low density lipoprotein；LDL）與降低高密度脂蛋白膽固醇（High density lipoprotein；HDL）密切相關。

小博士 解說

　　不飽和脂肪酸因其雙鍵處的碳原子各帶一個氫原子，當兩個氫原子位於同一側時為順式脂肪酸，此時結構會呈現彎曲狀。若兩個氫原子位置不在同一側，則為反式脂肪酸結構會呈現直線狀。

圖 1. 飽和與不飽和脂肪酸

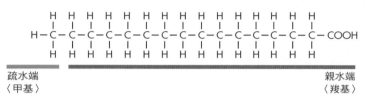

飽和脂肪酸
(saturated fatty acid)

不飽和脂肪酸
(unsaturated fatty acid)

圖 2. 人體中必需脂肪酸

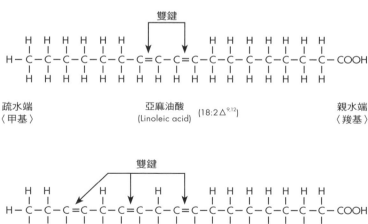

4-3 脂質分類：
三酸甘油酯
（Lipid classes:
triglycerides）

　　三酸甘油酯在人體中含量最多的脂質，約佔95%。主要生理功能為提供能量、作為身體能量主要儲存型式、隔絕人體保護臟器、幫助脂溶性維生素的吸收和運送，以及利用必需脂肪酸製造賀爾蒙等。

　　三酸甘油酯的合成是透過酯化作用（Esterification），其作用由一分子甘油與三分子脂肪酸脫去一個水分子所組成（如右圖），其中甘油的三個羥基上（Hydroxyl group；OH）的氫原子分別與三分子脂肪酸羧基（Carboxyl group；

COOH）上的氫氧原子結合脫水後而形成酯鍵。甘油與脂肪酸鍵結處則為醯基，因此，又稱為三醯甘油（Triacylglycerol）。三酸甘油酯中，脂肪酸來源並不限定種類，可以是飽和或不飽和，而碳原子的數目多為十六或十八碳。

　　三酸甘油酯主要儲存於脂肪組織中以及分布於血液中，其來源有二種管道，一部分是食物中的脂肪經過消化後，由小腸刷狀緣吸收後，長鏈脂肪酸以乳糜微粒（Chylomicron）形式透過淋巴系統進入血液循環，短鏈和中鏈脂肪酸可經由肝門靜脈吸收，稱為外胜性三酸甘油酯；另一部分則由肝臟所合成並釋放入血液，稱為內胜性三酸甘油酯。

　　血液中三酸甘油酯含量與動脈硬化有關，三酸甘油酯過高會增加冠狀動脈性心臟病與中風的風險。

小博士解說

　　三酸甘油酯的結構上三條脂肪酸的種類，並不一定為飽和或不飽和脂肪酸。一般而言，會隨機進行合成。有可能三條脂肪酸均為飽和，也有可能含有飽和及不飽和脂肪酸。

　　一般而言引發高三酸甘油酯血症的原因可區分成兩類，一類為原發性高三酸甘油酯血症，主要是因家族性遺傳而引起。另一類為續發性高三酸甘油酯血症，其引起原因較為複雜，大部分是由於代謝性疾病，如糖尿病、高尿酸血症和肥胖等。服用某些藥物如皮質類固醇或利尿劑等以及酒精、碳水化合物攝取過多也會引起高三酸甘油酯血症。

圖 1. 三酸甘油酯合成

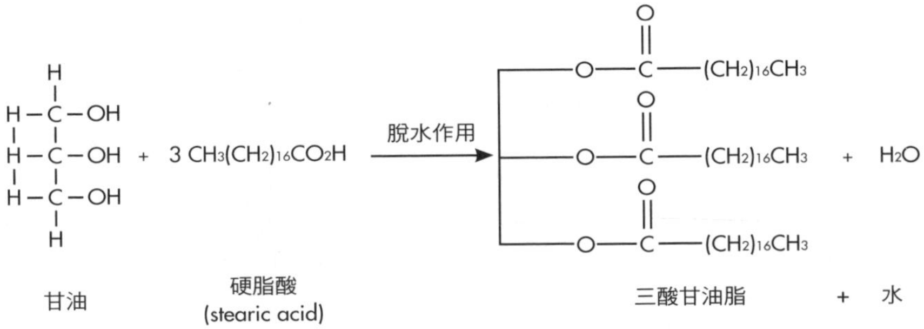

甘油　　　　　硬脂酸　　　　　　　　三酸甘油脂　　　+　　水
　　　　　　　(stearic acid)

圖 2. 三酸甘油酯的結構

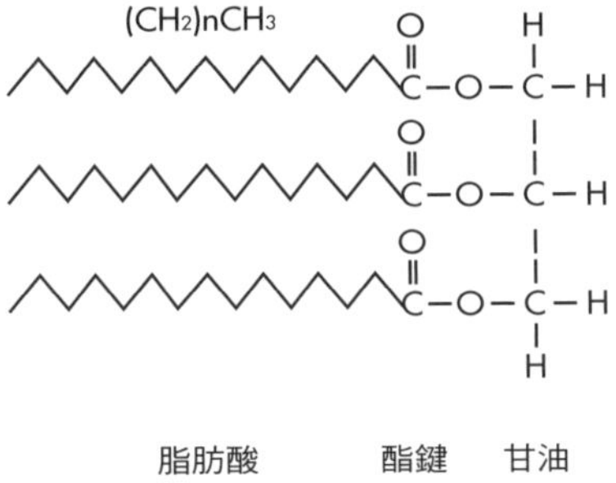

脂肪酸　　　酯鍵　甘油

4-4 脂質分類：
固醇與類固醇
(Lipid classes: sterols and steroids)

固醇類又稱為類固醇（Steroids）其分子結構最大特色為含有三個六圓環及一個五圓環所組成，包含雌二醇（Estradiol）、可體松（Cortisol）、睪固酮（Testosterone）及膽固醇（Cholesterol）等；在動物體中最常見為膽固醇（如右圖）。膽固醇僅存在動物性食品中，結構中只有一個羥基，是唯一極性端，其他則由烴（Hydrocarbon）鏈和環戊烷多氫菲（Cyclopentanoperhydrophenanthrene）環狀結構組成，為非極性端，因此具有高度的疏水性。在動物體中膽固醇具有多種重要的生理功能，包括，（1）為生物膜的重要成分之一，其環狀結構可以增加生物膜的穩固性，（2）也是多種類固醇合成的前驅物，例如，雌素二醇（Estradiol）、睪固酮（Testosterone）及腎上腺皮質激素（Adrenocortical hormones）等，（3）維生素 D_3 重要的前驅物，由膽固醇轉變形成 7-去氫膽固醇透過陽光中紫外光的照射即可合成維生素 D_3，（4）膽固醇也是膽汁的重要原料，在脂質消化吸收過程中做乳化劑。膽固醇結構中的羥基端通常會與長鏈脂肪酸結合生成膽固醇酯（Cholesterol ester），為人體中膽固醇主要的儲存形式。人體內的膽固醇主要來自於食物及身體自行合成，80%的膽固醇是由肝臟細胞內質網中合成，而分解也於肝臟細胞內進行，大多膽固醇會轉化為膽汁酸存於膽囊中，這也排除膽固醇主要途徑。一般而言，健康人血漿中的膽固醇約為150～250 mg/dL，血液中膽固醇濃度若長期增高，會沉積於血管中導致血管硬化或血管栓塞並引動脈粥狀硬化（Atherosclerosis）也可能會誘發膽囊或膽管結石等。

小博士解說

　　相較於存在動物性食物中的膽固醇，過多會引發心血管疾病；而存在於植物中的植物性固醇，被認為具有降低血中膽固醇的益處。植物性固醇主要存在於植物性油脂、牛奶、優酪乳、五穀雜糧及堅果類等，具有抑制腸道細胞吸收膽固醇的特性。建議每日飲食中應多攝取，尤其是患有冠狀動脈疾病或高膽固醇血症的人。

圖 1. 固醇類（Sterol）

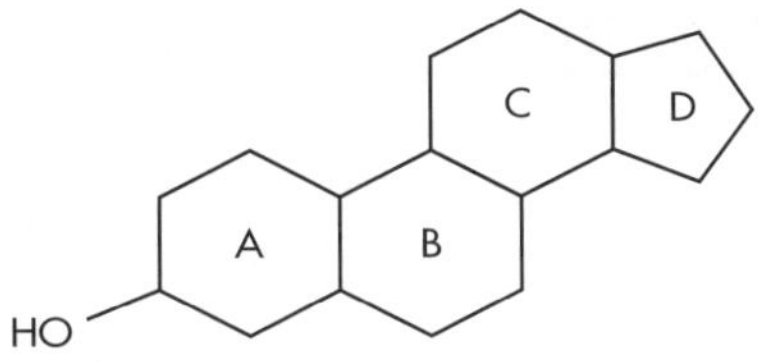

圖 2. 膽固醇（Cholesterol）

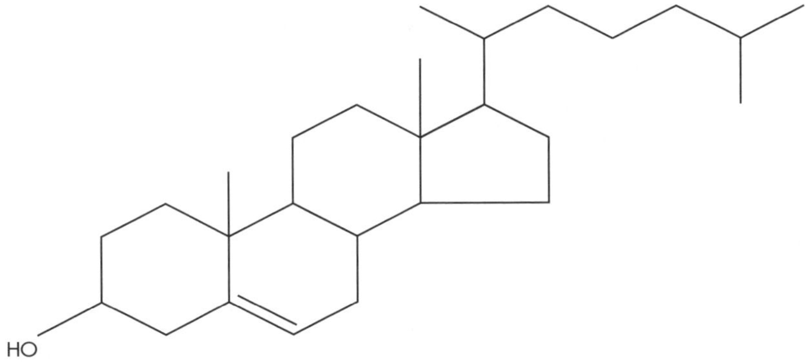

圖 3. 膽固醇酯（Cholesterol ester）

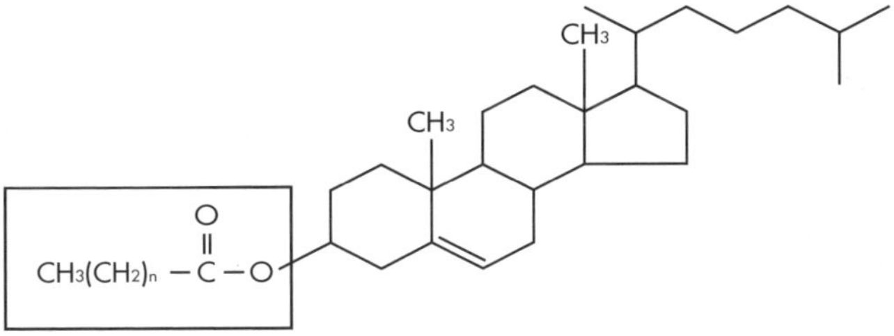

圖 4. 其他固醇類（Other sterol）

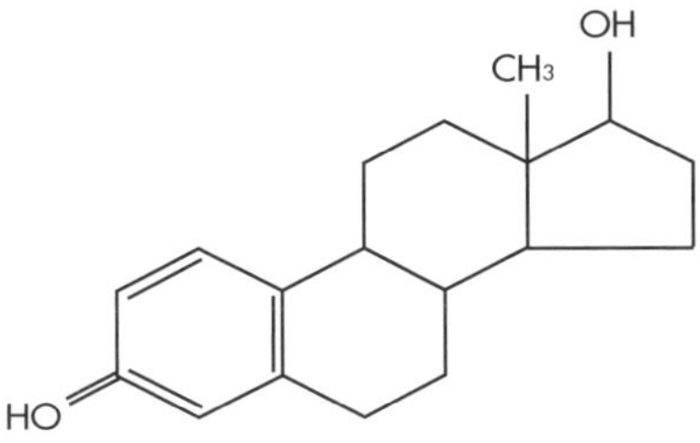

雌素二醇
(Estradiol)

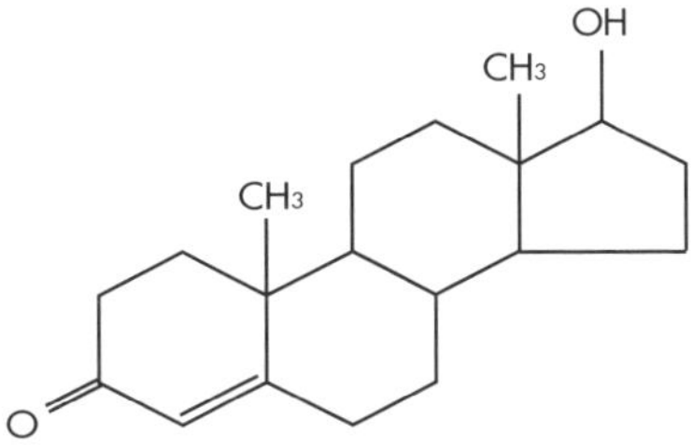

睪固酮
(Testosterone)

4-5 **脂質分類：磷脂質與醣脂質**
（Lipid classes: phospholipids and glycolipids）

　　磷脂質根據其結構又區分成兩大類，包括甘油磷酯（Glycerophosphatides）及神經磷酯（Sphingophosphatides），這兩者結構上主要差異在於前者含有甘油，後者含有鞘胺醇（Sphingosine）。而兩者相同之處則均含有磷酸根。甘油磷酯為一種兩親和性分子，是生物體中細胞膜、胞器膜及脂蛋白主要組成之一，結構為甘油分子上第一、二個碳原子分別與長鏈脂肪酸鍵結，第 3 個碳原子則與磷酸根鍵結形成磷脂酸（Phosphatidic acid，如圖 1），磷酸根離子為一種三質子酸可形成一個以上酯鍵，因此一端與甘油鍵結，另一端也可再與其他的醇類形成結合，形成不同特性的磷脂質，此一產物又稱為磷脂醯酯（Phosphatidyl ester）。包括膽鹼磷脂（Phosphatidyl choline）、乙醇胺磷脂（Phosphatidylethanolamine）、絲胺酸磷脂（PhosphatidylSerine）及肌醇磷脂（Phosphatidinositol）等。其中最為人熟悉就是膽鹼磷脂，又稱為卵磷脂（Lecithin）。另一類為神經磷酯，結構上不含有甘油而以鞘胺醇取代（如圖 2），鞘胺醇上的胺基可與脂肪酸以醯胺鍵結合，稱之為神經醯胺，屬於腦醯胺（Ceramide）類。神經醯胺可再與磷酸根及膽鹼鍵結形成神經鞘磷脂（Sphingomyelin）。鞘磷脂在人體中含量很高，是構成神經細胞膜重要的物質之一。

　　醣脂質可分為腦苷脂類（Cerebroside）與神經節苷脂類（Gangliosides）。主要以神經醯胺為核心結構，再與單醣以醣苷鍵結合形成，與神經鞘磷脂最大的差異處為不含磷酸根但含有單醣。腦苷脂類，例如，葡萄糖腦苷脂（Glucocerbroside）或葡萄糖被半乳糖取代為半乳糖腦甘脂（Galactocerebroside，如下圖），存在神經與腦組織中，尤其在白質中（White matter）。神經節苷脂類，其醣基是由 3 個以上單醣所組成，例如，N-乙醯神經胺酸（N-acetyl neuraminic acid）及 N-乙醯半乳糖胺（N-acetyl galaetosamine）等，存在神經、腦灰質以及胸腺組織中。

圖1. 甘油磷酯（Glycerophosphatides）

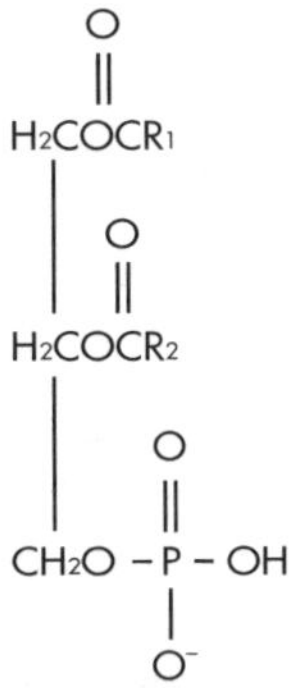

$$H_2COCR_1$$ (O上方双键)

硬脂酸 $CH_2OC(CH_2)_{16}CH_3$

$$H_2COCR_2$$

$$HCOC(CH_2)_7CH=CHCH_2CH=CH(CH_2)_4CH_3$$ 亞麻油酸

$$CH_2O-P-OH$$

$$CH_2O-POR$$

磷脂酸
(Phosphatidic acid)

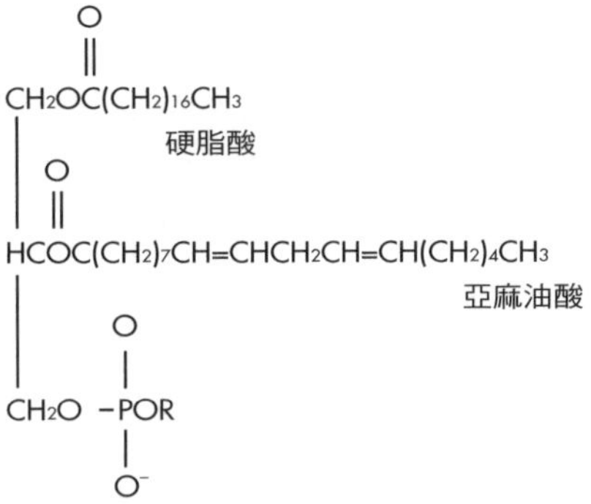

磷脂醯酯
(Phosphatidic ester)

圖2. 神經脂質（Sphingolipids）

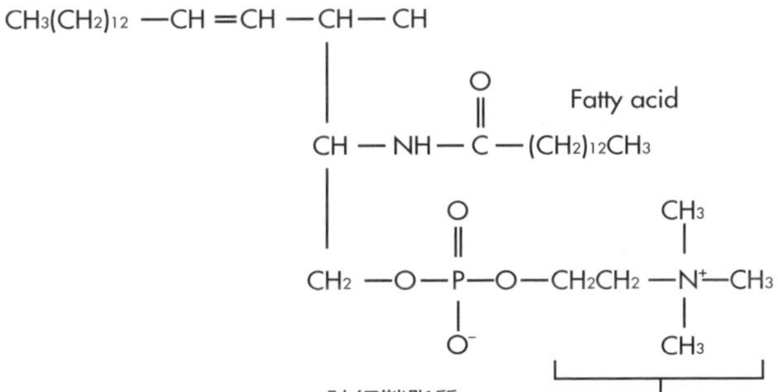

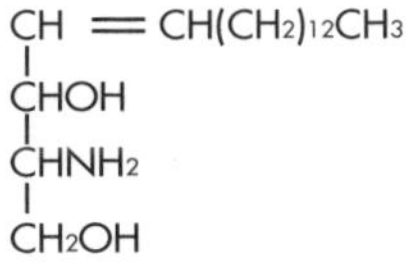

$$CH_3(CH_2)_{12}-CH=CH-CH-CH$$

Fatty acid

$$CH-NH-C-(CH_2)_{12}CH_3$$

$$CH_2-O-P-O-CH_2CH_2-N^+-CH_3$$ (CH_3 三个)

$$CH=CH(CH_2)_{12}CH_3$$
$$CHOH$$
$$CHNH_2$$
$$CH_2OH$$

神經鞘胺醇
(Sphingosine)

神經鞘脂質
(Sphingomyelin)

Choline

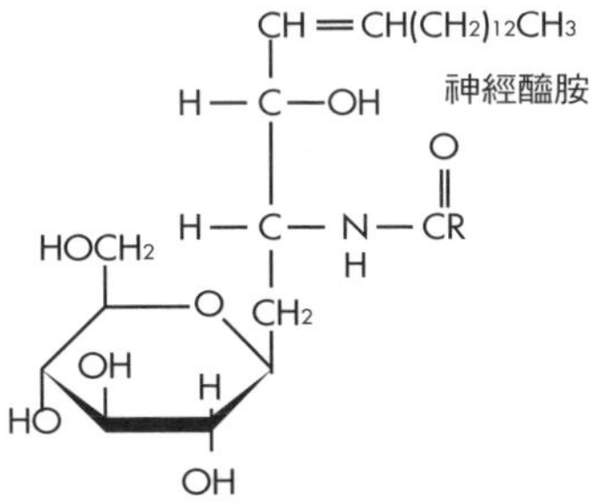

$$CH=CH(CH_2)_{12}CH_3$$

神經醯胺

$$H-C-OH$$

$$H-C-N-CR$$

$$HOCH_2$$

$$CH_2$$

葡萄糖腦苷脂
(glucocerebroside)

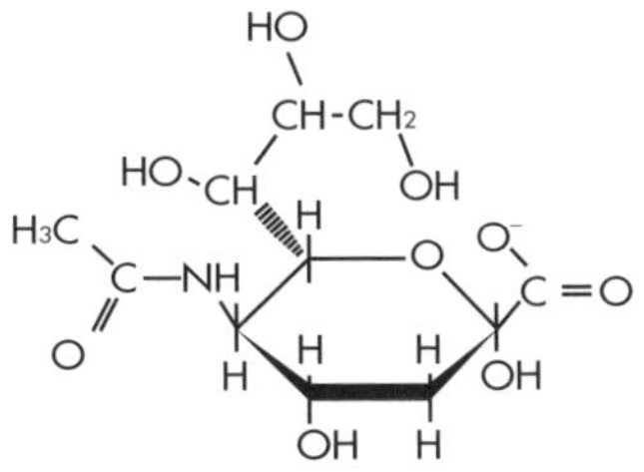

N-乙醯神經胺酸
(N-Acety-Neuraminic Acid)

4-6 **脂質消化**
（Lipid digestion）

飲食中的脂質是讓人產生飽足感的營養素，主要包含三酸甘油酯、磷脂質、膽固醇及膽固醇酯等脂溶性物質，需要多種酵素來分解這些不同型態脂質。脂質消化是一種水解反應，脂解酶把水分子加到酯鍵上，而使脂肪酸釋放出來，主要的消化場所在小腸。其消化過程不同於醣類或蛋白質，需要膽汁進行乳化作用（Emulsification），尤其是長鏈脂肪酸需藉助膽汁（Bile）與卵磷脂的乳化作用形成微脂粒（Micell），均勻分散在水相環境中，並且增加酵素作用的表面積，以利脂解酶進行脂質的消化分解。

三酸甘油酯為飲食中最大量的脂質，當攝食脂質後，首先作用為舌下唾液腺所分泌的舌脂解酶（Lingual lipase），此酵素在低pH值的環境下時具有活性，因此會在胃中被活化，主要作用在於分解乳脂肪中含有短鏈及中鏈脂肪酸的三酸甘油酯。胃脂解酶是由胃壁主細胞所分泌，也是針對含短鏈及中鏈脂肪酸的進行分解，分解位置為三酸甘油酯第1或第3個碳上脂肪酸，分解後之短、中鏈脂肪酸會經由胃壁吸收後進入靜脈血中。在嬰兒時期由於胰臟功能尚未發育完全，因此舌脂解酶及胃脂解酶對於嬰兒在脂質的消化方面扮演非常重要的角色，到了成年期後舌脂解酶並不具活性。

在胃中經過消化的脂質會與混合於食糜中，通過幽門後進入到十二指腸中，稱為脂質小滴（Lipid droplets，脂質乳狀液的型態）。此時膽囊會受到膽囊縮收素（Cholecystokinin, CCK）的刺激將膽汁釋放入十二指腸中，進行更有效率的乳化作用。另外，由胰臟製造的胰液也會注入，胰液中含有重碳酸鹽、胰脂解酶（Pancreatic lipase），重碳酸鹽可中和酸性食糜，並提高腸道中的pH值以利胰脂解酶作用。胰脂解酶的作用位置為第1及第3個碳上脂肪酸，分解時需要同為胰臟製造的輔脂解酶（Colipase）協助，輔脂解酶具有疏水區可以促進胰脂解酶接近微脂粒表面，分解三酸甘油酯，主要產物為單酸甘油酯、雙酸甘油酯及脂肪酸。

相同的，膽固醇酯與磷脂質的消化原理類似三酸甘油酯。膽固醇酯會被膽固醇脂解酶（Cholesterol esterase）分解形成膽固醇與游離脂肪酸。而磷脂質則由磷脂解酶（Phospholipase）分解，磷脂解酶A1作用於磷脂質第1個碳上，A2則作用於第2個碳上，產物為2-單酸甘油酯及溶血磷脂。

表 1 三酸甘油酯在消化道的消化分解概觀

作用位置	分解標的與產物	消化酵素	說明
口腔	通常脂質於口腔中，僅極少量被消化或無消化作用	未活化態之舌脂解酶	由唾液腺分泌舌脂解酶，此酵素僅於嬰兒期會分泌，並伴隨著唾液與食物進入到胃中，才具有酵素活性。
胃部	分解標的：三酸甘油酯 產物：雙酸甘油酯及脂肪酸	舌脂解酶及胃脂解酶	在此處通常僅有三酸甘油酯能被分解，主要是針對中短碳鏈的脂肪酸。
膽囊	無	無	分泌膽汁並釋放進入十二指腸以膽鹽型式幫助脂肪乳化（乳化作用），並與單酸甘油酯、膽固醇、溶血磷脂質及脂肪等會形成微脂粒，以利於脂肪吸收。
小腸	分解標的：三酸甘油酯、雙酸甘油酯、膽固醇酯、磷脂質 產物：單酸甘油酯、雙酸甘油酯、甘油、膽固醇、溶血磷脂、脂肪酸	胰脂解酶、輔脂解酶、磷脂解酶及膽固醇脂解酶	脂質進入小腸中會由小腸與胰臟所分泌脂肪分解酵素共同作用。脂質於小腸中消化效率最高。在此處短鏈脂肪酸會直接被吸收進入到肝門靜脈，並與白蛋白結合。
小腸黏膜	無	無	最後單酸甘油酯、雙酸甘油酯、甘油、長鏈脂肪酸、膽固醇及溶血膽素磷脂等，會以微脂粒形式透過擴散作用通過小腸黏膜細胞。

+ 知識補充站

下列有關脂質消化的敘述，何者正確？

(A) 脂解酶 (lipase) 可將磷脂質上的脂肪酸從甘油上水解下來 (B) 膽囊收縮素 (cholecystokinin) 作用在膽囊和胰臟上，促使膽汁和胰脂解酶分泌到十二指腸 (C) 三酸甘油酯完全水解成游離脂肪酸後，才能由腸道細胞吸收 (D) 短鏈脂肪酸被腸道細胞吸收後，主要是經由淋巴系統送到肝臟

答案：(B)

問題解析：脂解酶會針對三酸甘油酯進行水解，並非磷脂質。有部分 2- 單酸甘油脂亦會共同形成微脂粒被吸收，並非一定完全水解成游離脂肪酸。小於 12 碳的脂肪酸會直接進入肝門靜脈血中與白蛋白結合進入肝臟代謝或運送至其他組織，並非淋巴系統。

4-7 **脂質吸收**（Lipid absorption）

脂質的吸收主要是發生在十二指腸遠端與空腸。由小腸黏膜細胞吸收。脂質水解產物會經由腸道蠕動作用到達小腸黏膜上的刷狀緣，包含有游離脂肪酸、2-單酸甘油脂、膽固醇、膽固醇酯和脫脂酸卵磷脂等會與膽酸結合形成帶負電荷的微脂粒，微脂粒直徑約為 5 nm，會以被動擴散方式通過小腸微絨毛（50-100 nm），進入小腸細胞。而膽酸則會在迴腸被吸收，經由肝門靜脈回到肝臟與膽囊中，稱之為腸肝循環（Enterohepatic circulation）。單酸甘油酯、雙酸甘油酯、脂肪酸、膽固醇、甘油及溶血磷等均會在小腸黏膜細胞內質網（Endoplasmic reticulum, ER）中被再酯化，其中中短鏈（小於 12 碳）的脂肪酸可直接進入肝門靜脈血中與白蛋白結合進入肝臟代謝或運送至其他組織，而大於 12 碳的脂肪酸則會透過醯基輔酶 A 合成酶（Acyl-CoA-synthase）及輔酶 A（Coenzyme A, CoA）的參與進行再酯化作用。而小腸細胞也可利用糖解作用所產生的磷酸甘油作為原料來合成三酸甘油酯。

經過在酯化後的產物，包含三酸甘油酯、膽固醇酯及磷脂質，會由平滑內質網移至顆粒內質網中並與本體脂蛋白結合形成乳糜微粒先質（Prechylomicron），再移至高基氏體（Golgi apparatus）中加上醣基形成乳糜微粒（Chylomicron），經由外噬作用離開小腸細胞進入淋巴管中。

小博士解說

脂質消化不良時，促使腸道中的脂質無法吸收直接排出導致糞便中含有大量脂肪，此症狀稱為脂肪痢。由於脂溶性維生素是跟隨著脂肪的吸收，因此會容易導致其無法吸收而發生缺乏症，特別是維生素 E 與 A，這是因為維生素 K 可由腸道微生物製造產生，而維生素 D 部分可由陽光照射皮膚轉換而得。市面上常見減肥藥 - 羅氏鮮 (Xenical) 即是一種脂肪分解酵素抑制劑，會抑制腸道中脂肪的消化作用，而會減少脂質和脂溶性維他命的吸收。因此羅氏鮮的使用者，須注意脂溶性維生素的補充，而為了可有效吸收，服用脂溶性維生素的時間應當錯開羅氏鮮的服用時間，建議間隔 2 ～ 4 小時。

圖 1. 微脂粒的結構

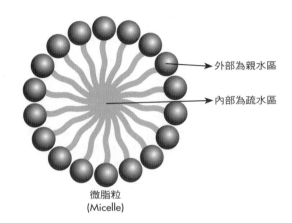

外部為親水區

內部為疏水區

微脂粒
(Micelle)

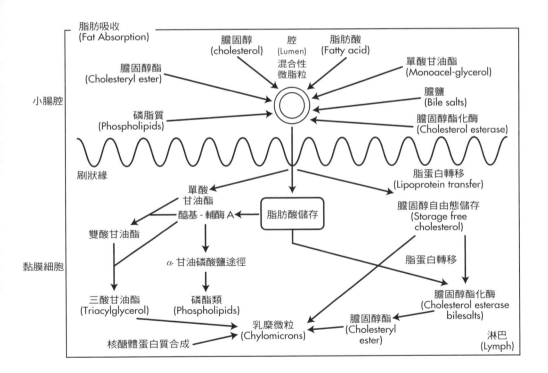

4-8 **脂質運送與儲存-脂蛋白**（Transport and storage of lipoprotein）

人體中脂質的運送需仰賴脂蛋白作為載體，這是因為脂質於血液或淋巴系統中運送，需要有親水性的表面，此時必需要有一種特殊蛋白質以非共價鍵與脂質鍵結形成脂蛋白，提供親水端，此種蛋白質稱之為本體脂蛋白（Apolipoprotein）。本體脂蛋白有許多種類型，但都具有雙極性的結構（如表1），依據組成的不同可運輸脂質的種類也有差異。其主要功能除了可維持脂蛋白結構穩定，也可以作為細胞表面專一性受體辨識標誌，例如，Apo-B100為LDL受體辨識標誌；另外，可以刺激脂蛋白中特定酵素反應，調節蛋白質代謝，例如，Apo-C2可活化肝外脂蛋白脂解酶（Lipoprotein lipase）。

脂蛋白依據其密度由低到高分別為乳糜微粒（Chylomicrons, CM）、極低密度脂蛋白（Very low-density lipoprotein, VLDL）、中密度脂蛋白（Intermediate-density lipoprotein, IDL）、低密度脂蛋白（Low-density lipoprotein, LDL）、高密度脂蛋白（High-density lipoprotein, HDL）。脂質含量越多者密度約小（如表2）。

乳糜微粒主要是運送由小腸吸收自食物而來的脂質，大部分為三酸甘油酯，又稱外源性脂質。在所有脂蛋白中體積最大。在經由腸細胞釋出後經由淋巴管進入體循環，並流經所有身體組織，但僅在某些組織可進行分解，例如，肌肉與脂肪組織。這是由於肌肉與脂肪組織的血管內皮細胞表面上含有脂蛋白脂解酶。在這過程中脂蛋白脂解酶會分解脂蛋白內所含三酸甘油酯上第1及第3個碳上脂肪酸的酯鍵，釋放出脂肪酸，大部分會被內皮細胞和脂肪細胞吸收，而乳糜微粒的體積會因此變小轉而變為乳糜微粒殘體（Chylomicron remnants），殘體上含有Apo-E可與肝臟上Apo-E受體結合進入肝臟代謝。另外，乳糜微粒含有Apo-C2，因此可活化脂蛋白脂解酶，分解三酸甘油酯，但乳糜微粒殘體中此本體脂蛋白會被移除。

極低密度脂蛋白是在肝臟細胞中合成，主要由內源性三酸甘油酯所構成。其含有Apo-B100、Apo-C1、C2、C3及Apo-E。與乳糜微粒相似，Apo-C2可活化脂蛋白脂解酶，因此在釋放進入血液後，極低密度脂蛋白中的三酸甘油酯會不斷被分解流失，而增加密度形成中密度脂蛋白，最後會失去Apo-C及Apo-E本體脂蛋白而成為低密度脂蛋白。低密度脂蛋白主要成分為膽固醇，僅含有Apo-B100本體脂蛋白，周邊組織細胞可藉由表現低密度脂蛋白受體，並與Apo-B100結合後以胞噬作用攝入低密度脂蛋白，並在胞內將低密度脂蛋白分解獲取膽固醇。

圖 1. 脂蛋白的結構

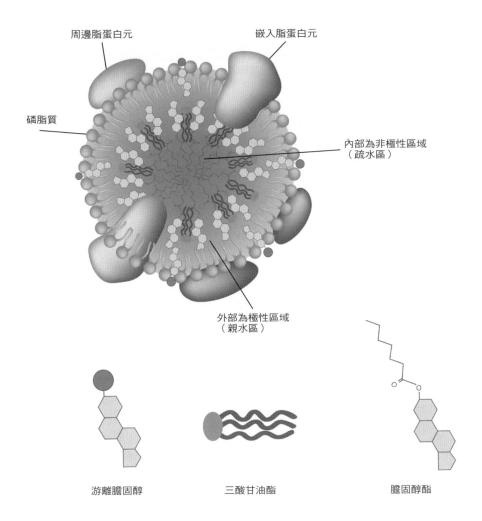

周邊脂蛋白元

嵌入脂蛋白元

磷脂質

內部為非極性區域
（疏水區）

外部為極性區域
（親水區）

游離膽固醇

三酸甘油酯

膽固醇酯

表 1. 主要脂蛋白元的種類

本體脂蛋白	分子量	功能
apoA-1	28,000	卵磷脂、膽固醇醯基轉移酶 (LCAT) 活化因子，HDL 受器的受體
apoA-2	17,000	具有抑 LCAT 的功能
apoB-100	550,000	為 LDL 受器的受體
apoC-1	7,600	活化 LCAT
apoC-2	8,916	活化肝外的脂蛋白脂解酶
apoE	34,000	為乳糜微粒剩餘物與 LDL 受器的受體

表 2. 脂蛋白的分類

性質	乳糜微粒	極低密度脂蛋白	中密度脂蛋白	低密度脂蛋白	高密度脂蛋白
密度 (g/mL)	〈1.006	〈1.006	1.006~1.019	1.019~1.063	1.063~1.21
三酸甘油酯	82	52	20	9	3
脂質 (%by wt)	98	92	85	79	50
磷脂質	7	18	20	23	28
膽固醇	9	22	35	47	19
主要本體脂蛋白	A-1,A-2	B-100	B-100	B-100	A-1,A-2
		C-1,2	C-1,2		
	C-1,2	E	E		C-1,2
	E				

4-9 脂質在肝臟與脂肪組織的代謝

（Metabolism of lipid in the liver and adipose tissue）

飽餐後脂質的代謝

　　飲食中的脂質在腸道中消化後即被吸收進入到小腸黏膜細胞中，並在細胞中進行再酯化與本體脂蛋白合成乳糜微粒，透過淋巴管釋放進入體循環中。因此在餐後 1-3 小時，血液中乳糜微粒濃度可達到最高，乳糜微粒半衰期很短約 4-5 分鐘，如果攝入含高量脂肪飲食，乳糜微粒會持續存在數小時之久。乳糜微粒中三酸甘油酯經由脂蛋白脂解酶不斷分解，最後形成乳糜微粒殘體以胞噬作用進入肝臟中。這些被分解所產生脂肪酸，大部分由肌肉及脂肪組織吸收。而進入到肝臟的乳糜微粒殘體會在肝細胞中被水解，產生游離脂肪酸、單酸甘油酯、雙酸甘油酯、膽固醇、磷脂質等。脂肪酸可儲存於脂肪酸池，或與單酸甘油酯、雙酸甘油酯再次合成三酸甘油酯儲存於三酸甘油酯池。而膽固醇除了作為膽汁原料外，也會與磷脂質、三酸甘油酯加入本體脂蛋白合成極低密度脂蛋白或高密度脂蛋白，釋放至血液中。

　　在肝細胞中，三酸甘油酯除了來自於乳糜微粒殘體（外源性脂質）外，也可由自行利用飲食而來的葡萄糖及胺基酸合成（內源性脂質）。在餐後身體能量充足下，葡萄糖會進行肝醣合成作用。或者進行糖解作用產生磷酸三碳糖及乙醯輔酶 A，磷酸三碳糖可以做為甘油來源，而乙醯輔酶 A 則可合成脂肪酸，這兩種化合物均為合成三酸甘油酯的原料。這也就說明為什麼高糖份飲食會造成高三酸甘油酯血症。另外，飲食而來的生糖性胺基酸（Glucogenic amino acid），例如丙胺酸（Aalanine）與天門冬胺酸（Asparate），也可以藉由脫胺作用後進一步代謝形成乙醯輔酶 A，並合成脂肪酸。

　　脂肪組織（Adipose tissue）主要的功能為儲存脂質，這動物體中儲存能量最經濟的方式。存放的脂質大都以三酸甘油酯為主。脂肪組織富含血管，而血管內皮細胞表面上含有脂蛋白脂解酶，可分解乳糜微粒中的三酸甘油酯，成為脂肪酸的來源之一。脂肪酸另一個來源則是由極低密度脂蛋白而來，同樣的受到脂蛋白脂解酶的作用。通常在進食後脂肪細胞（Adipocytes）會傾向三酸甘油酯合成路徑，以儲存能量，這是由於受到胰島素的調控。胰島素會抑制脂肪細胞中脂解酶的活性，也會促進脂肪細胞對於葡萄糖的吸收，葡萄糖經由糖解作用後所生成的乙醯輔酶 A，可合成脂肪酸並儲存於脂肪酸池中，作為合成三酸甘油酯的原料。

飢餓時脂質的代謝

　　當人體飢餓時，血液中葡萄糖的濃度下降，胰島素的濃度也會降低。此時脂肪組織中三酸甘油酯的代謝途徑會傾向分解代謝，加速脂肪組織分解三酸甘油酯，並釋放出脂肪酸至血漿中與白蛋白結合，運送至肝臟及肌肉細胞氧化產生能量。而進入至肝臟的脂肪酸會被用來合成極低密度脂蛋白。另外，脂肪酸的來源也可由肝臟自行分解肝醣，並產生葡萄糖後進行糖解作用，其產物乙醯輔酶 A 再用來合成脂肪酸。同時肝臟也會利用內源性脂質合成高密度脂蛋白。因此，在飢餓時期，血漿中僅含有少量極低密度脂蛋白，主要脂蛋白為低密度脂蛋白及高密度脂蛋白。

圖 1. 肝臟細胞中三酸甘油酯的代謝

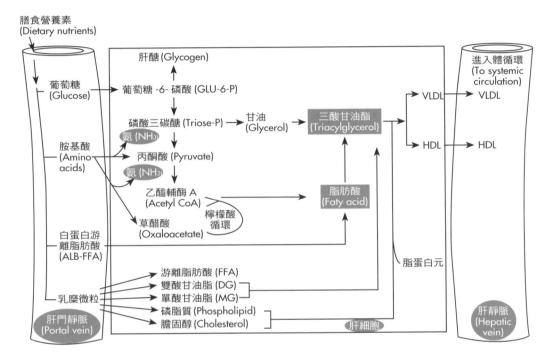

圖 2. 乳糜微粒的代謝

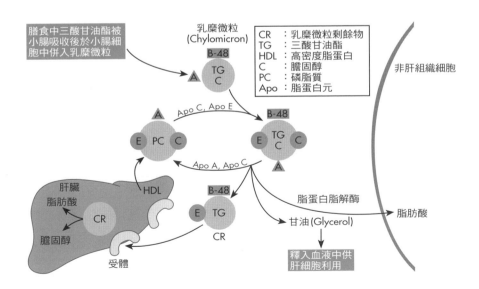

圖 3. 進食高油飲食之後脂肪細胞的脂質代謝

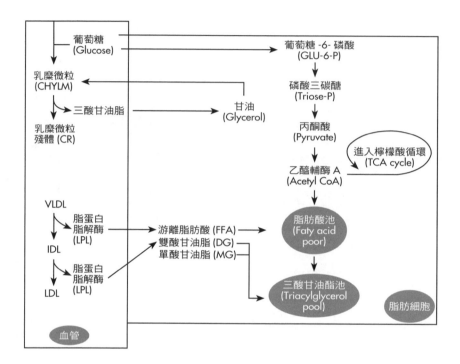

4-10 低密度脂蛋白的代謝 (Metabolism of low-density lipoprotein)

低密度脂蛋白的功能為運輸膽固醇，也是人體組織獲取膽固醇的主要來源。血清中大約60％膽固醇需透過低密度脂蛋白運送至周邊組織細胞成為細胞膜成分或合成固醇類賀爾蒙。組織細胞攝取膽固醇主要是透過專一性的接受器，apoB-100受體，肝臟及周邊組織細胞均會表現此受體，受體數量的多寡是影響細胞利用低密度脂蛋白的重要因素之一。本體脂蛋白與受體之間的結合需依賴電荷，一般而言，本體脂蛋白上的鹼性胺基酸可提供正電荷，例如，離胺酸。而受體活性中心結構上的胺基酸則帶有負電，例如，麩胺酸。兩者相互吸引結合，同時細胞膜上的內涵蛋白（Clatherin）會促時細胞膜內凹形成囊泡，將低密度脂蛋白帶入細胞內稱為胞噬作用（Phagocytosis）或內噬作用（Endocytosis）。進入細胞中的低密度脂蛋白會被溶酶體（Lysosome）之溶解酵素分解為脂肪酸、胺基酸及游離膽固醇。而低密度脂蛋白受體會釋放回到細胞膜表面，內涵蛋白也會重新回收再利用。

當細胞內游離膽固醇濃度升高，會促進醯基輔酶A膽固醇醯基轉移酶（Acyl coenzyme A cholesterol acyl transferase, ACAT）的活性，其作用可將由游離膽固醇轉換為膽固醇酯，並儲存於細胞質中。同時會抑制HMG-CoA還原酶（Hydroxy methylglutaryl coenzyme A reductase）膽固醇生合成中速率限制步驟所需酵素）的活性，減少膽固醇繼續生成游離膽固醇抑制其活性。另外，也會降低低密度脂蛋白受體的合成。上述機制為控制血液中膽固醇濃度的重要機制之一，在周邊組織中約有90％的低密度脂蛋白藉由此機制被進入細胞中。若細胞發生突變導致apoB-100受體變異，因而無法與apoB-100結合或者無法攝入膽固醇，造成組成細胞膜所需之膽固醇須由其他物質重組而成，會導致HMG-CoA還原酶活性增加；ACAT活性下降。

小博士 解說

LDL 透過與 LDL receptor 結合，將所攜帶之膽固醇運送進入細胞，同時轉換為膽固醇酯 (cholesteryl ester) 儲藏在細胞內。這個過程是以下列何種方式進行？

(A) active transport (B) passive diffusion (C) facilitated transport (D) endocytosis

答案：(D)

問題解析：胞吞作用 (endocytosis; 又稱為內噬作用)，一般區分為三種不同型態，包括胞噬作用 (phagocytosis)、胞飲作用 (pinocytosis) 及受體媒介胞吞作用 (receptor-mediated endocytosis)，其中低密度脂蛋白與低密度脂蛋白受體 (receptor) 結合即是利用受體媒介胞吞作用，將膽固醇運送進入細胞內。

圖1 極低密度脂蛋白(VLDL)與低密度脂蛋白(LDL)的代謝

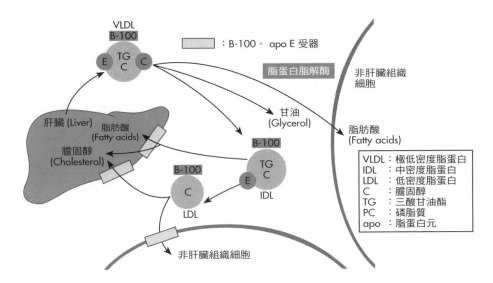

圖2 低密度脂蛋白於細胞中的代謝

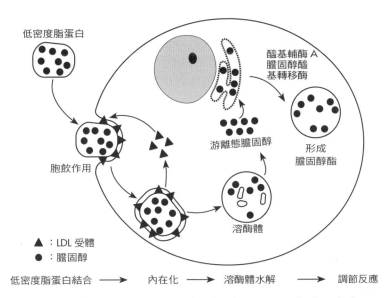

資料來源：Brown M, Goldstein J. Receptor mediated endocytosis：insights from the lipoprotein receptor system. © The Noble Foundation 1986.

4-11 **高密度脂蛋白的代謝**（Metabolism of high-density lipoprotein）

高密度脂蛋白由肝臟製造並分泌至血液中，分為兩種：一種為新生型高密度脂蛋白（n-HDL），其形狀呈現盤型；另一種則為成熟型高密度脂蛋白（Aature HDL particles），形狀為球型（如右圖）。在血液中大都為成熟型高密度脂蛋白，新生型高密度脂蛋白會藉由吸收周邊的膽固醇酯，或自行酯化游離膽固醇而轉換為成熟型高密度脂蛋白。

在人體中高密度脂蛋白主要功能為運輸膽固醇，與低密度脂蛋白不同處，在於高密度脂蛋白將由周邊組織或其他脂蛋白中膽固醇運送回肝臟，因此，被稱為逆向運輸路徑（Resverse cholesterol transport）。回收至肝臟的膽固醇會被儲存或製造成膽鹽，釋放至膽汁，這是將膽固醇排出體外的一條重要途徑。被認為具有降低血液中膽固醇濃度的效應，並減少

膽固醇在血管內皮的沉積量及脂肪斑塊形成，以降低動脈粥狀硬化的風險。

新生型高密度脂蛋白中含有本體脂蛋白apoA-1。apoA-1主要的功能可活化卵磷脂膽固醇醯基轉移酶（Lecithin: cholesterol acyltransferase, LCAT；催化膽固醇與脂肪酸的酯化反應的酵素），並將來自於其他脂蛋白或細胞膜上的游離膽固醇轉變為膽固醇酯。這些膽固醇酯也可經由膽固醇酯轉移蛋白（Cholesteryl ester transfer protein, CETP）移轉至低密度脂蛋白。肝臟或肝外周邊細胞均具有專一性脂蛋白受體apoB及E，可用來與高密度脂蛋白中apoE或低密度脂蛋白apoB-100結合。因此，不論高或低密度脂蛋白均可透過肝細胞上apoB及E的受體進入至肝臟中代謝，但大部分還是以高密度脂蛋白為主。另外，在脂蛋白代謝過程中需要轉運蛋白的協助，除了CETP擔任轉運膽固醇酯、磷脂質及三酸甘油酯之外，還有ABCA1及SR-B1及PTP等，透過這些轉運蛋白可讓膽固醇酯、磷脂質及三酸甘油酯在高密度脂蛋白、乳糜微粒、低密度脂蛋白及組織細胞間轉運。

小博士解說

在健康檢查時，經常會看到高密度脂蛋白 - 膽固醇（HDL-Cholesterol）此檢查項目，相較於低密度脂蛋白 - 膽固醇（LDL-Cholesterol）及三酸甘油酯的濃度，高密度脂蛋白 - 膽固醇較高被認為有助於降低心血管疾病發生的風險，根據美國國家膽固醇教育計畫（National Cholesterol Education Program）之建議，高密度脂蛋白 - 膽固醇血液中的濃度應介於 40-60 mg/dL 之間，並非越高越好。

圖 1 膽固醇的逆向運輸

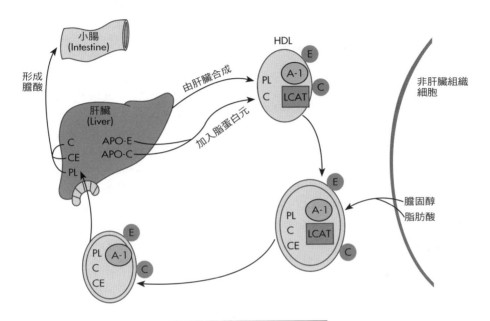

```
HDL  ：高密度脂蛋白
PL   ：磷脂質
C    ：膽固醇
CE   ：膽固醇酯
LCAT ：卵磷脂膽固醇醯基轉移酶
```

+ 知識補充站

下列有關膽固醇的敘述，何者錯誤？

(A) 對多數人而言，體內膽固醇約三分之二是自行生合成，僅三分之一來自食物 (B) 是細胞膜和胞器膜的重要組成分 (C) 是植物固醇 (D) 是合成雌激素 (estrogen) 和睪固酮 (testosterone) 的原料

答案：(C)

問題解析：人體所需的膽固醇大部分由肝臟合成，這也就是為什麼罹患高膽固醇血症時，很難利用飲食控制而達到降低血中膽固醇含量的原因之一。另外，膽固醇是人體生物膜的重要組成分之一，具有穩定生物膜結構的作用也是人體合成賀爾蒙的重要原料，例如，雌激素與睪固酮。但不是植物固醇，膽固醇僅存在動物體中。

4-12 三酸甘油酯與游離脂肪酸分解（異化）作用
(Catabolism of triglycerides and free fatty acids)

三酸甘油酯為人體中脂質儲存化學能的主要形式，由一分子甘油與三分子脂肪酸酯化而成。脂肪酸要作為能量來源時，第一步即是要將三酸甘油酯水解。這個過程依據組織的不同，所利用的酵素也不同。水解三酸甘油酯的酵素共有二種，第一種在先前章節（單元4-10脂質運送與儲存）所提及的脂蛋白脂解酶，此酵素主要在血管內皮中被活化。第二種為脂解酶（Lipase, 或稱為脂肪酶）則在肝臟及脂肪組織被活化，尤其是脂肪組織。由於脂蛋白脂解酶在先前章節已有說明。因此，在本單元將以敘述脂解酶為主。

三酸甘油酯的水解主要由荷爾蒙調控，例如腎上腺素、升糖素。荷爾蒙透過於脂肪細胞膜上的受體結合，並引發連續的訊息反應（如右圖）。首先會活化腺核苷環化酶促使ATP形成cAMP（Cyclic adenosine monophosphate），並進一步促使蛋白質激酶活化，最後藉由磷酸化作用活化脂解酶。

活化型脂解酶則將三酸甘油酯水解為甘油及脂肪酸，甘油可進入糖解作用產生能量，脂肪酸則可繼續進行氧化作用。

小博士解說

在此提醒讀者，脂解酶與脂蛋白脂解酶兩者在人體中的調控上有所不同，脂蛋白脂解酶會針對乳糜微粒及 VLDL 上的三酸甘油酯進行分解，並受到胰島素的調控；而脂解酶主要分解細胞中的三酸甘油酯，尤其是在脂肪細胞，則受到升糖素（Glucagon）及腎上腺素（Epinephrine）的調控。

脂解酶 (lipase) 為腸道中之重要分解酵素，可以促進脂肪的消化，下列何者為其分解產物？ (A) 過氧化物 (B) 游離脂肪酸 (C) 反式脂肪酸 (D) 不飽和脂肪酸

答案：(B)

問題解析：脂解酶為種專一性高，僅針對三酸甘油酯進行水解的酵素，產物為甘油及飽和或不飽和的游離脂肪酸。會形成過氧化物的酵素通常為脂肪氧化酶，而反式脂肪酸則為反芻動物體內細菌或油脂加工氫化所產生的。

圖 1 脂肪細胞的脂肪分解

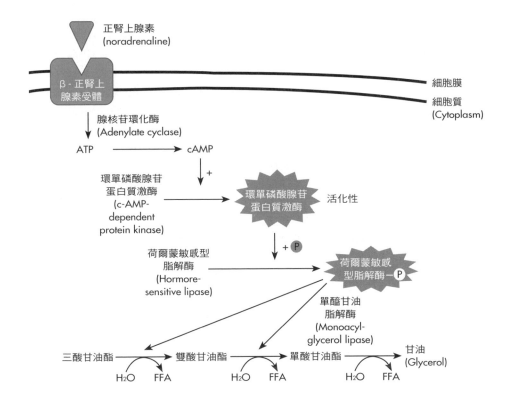

4-13 脂肪酸氧化的能量1（The production of energy from fatty acid oxidation 1）

脂肪酸氧化作用第一步需先進行活化。活化即是將脂肪酸的羧基藉由脂醯基輔酶A合成酶Acyl CoA synthetase）的作用，與輔酶A的硫醇基結合形成硫酯鍵（如右圖），最終產物為脂醯基輔酶A（Fatty Acyl CoA）。這過程稱為酯化作用，屬於吸能反應，ATP分子上二個磷酸根離子會被水解形成AMP分子，相當於消耗二個ATP分子。

三酸甘油酯水解作用發生在細胞質，但是脂肪酸氧化作用則需在粒線體（Mitochondrion）基質中進行。因此，經活化後脂醯基輔酶A需運送至粒線體基質中，但是脂醯基輔酶A僅能通過粒線體外膜，無法穿透內膜。此時需依賴肉鹼醯基轉移酶（Carnitine acyltransferase, CAT）-I、II及肉鹼轉位酶（Carnitine translocase）的協助。肉鹼醯基轉移酶可將脂醯基輔酶A的醯基轉移至肉鹼上，形成醯基肉鹼，並透過肉鹼轉位酶運送進入粒線體基質後，醯基肉鹼在肉鹼醯基轉移酶-II作用下，再一次將醯基移轉到輔酶A，恢復為脂醯基輔酶A，並進入到 β- 氧化路徑（ β- Oxidation）。

脂肪酸的氧化分解起始於末端的羧基，經由 β- 氧化作用，每循環一次會從羧基端以2個碳原子為單位進行分解，產物是乙醯輔酶A，由於每次作用位置均為 β 碳，因此分解過程被稱為 β- 氧化路徑，共有4個步驟。第一步驟為氧化步驟，由醯基輔酶A去氫酶（Acyl CoA dehydrogenase）先氧化脂醯基輔酶A，產生反式-Δ^2-β-烯醯輔酶A（trans-Δ^2-β-enoyl-CoA）。此步驟由FAD作為氫的接受者，並形成$FADH_2$。第二步驟烯醯輔酶A水合酶（Enoyl-CoA hydratase）催化 β- 反式烯醯輔酶A形成 β- 羥醯基輔酶A（ β-hydroxyacyl-CoA）。此步驟需要用掉一分子水。第三步驟為第二次氧化，β- 羥醯基輔酶A去氫酶（ β-hydroxyacyl-CoA dehydrogenase）催化 β- 羥醯基輔酶A形成 β- 酮醯輔酶A（ β-Ketoacyl-CoA）。此步驟由NAD^+作為氫的接受者，並形成$NADH + H^+$。最後步驟藉由硫醇酶（Thiolase）作用裂解（Cleavage） β- 酮醯基輔酶A，產物為乙醯輔酶A。此步驟需要一分子輔酶A參與，並與裂解後產生2個碳原子的脂醯基輔酶A結合，形成乙醯輔酶A。接著會再進行下一循環 β- 氧化路徑。此過程中產生的$FADH_2$與NADH則會進入電子傳遞鏈進行氧化磷酸化作用，生成ATP。

脂肪酸氧化所產生的ATP高於其他巨量營養素，ATP主要的來源有二部分，包括 β- 氧化作用以及乙醯輔酶A進入檸檬酸循環氧化後所產生NADH與$FADH_2$。

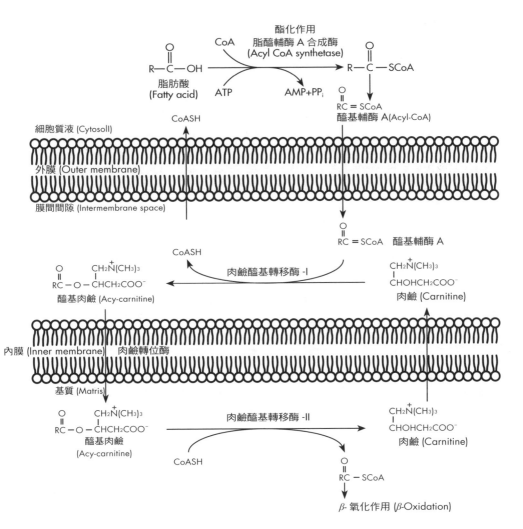

圖1 脂肪酸的活化與運送

4-14 **脂肪酸氧化的能量** 2（The production of energy from fatty acid oxidation 2）

在此以硬脂酸為例，計算硬脂酸完全氧化後 ATP 的數量。

硬脂酸含有 18 個碳原子經 β- 氧化作用 8 次循環後可產生 9 莫耳乙醯輔酶 A、8 莫耳 $FADH_2$ 及 8 莫耳 NADH。接著 9 莫耳乙醯輔酶 A 進入檸檬酸循環後，1 莫耳乙醯輔酶 A 會產生 1 莫耳 $FADH_2$、3 莫耳 NADH 與 1 莫耳 GTP。因此，9 莫耳乙醯輔酶 A 會產生 9 莫耳 $FADH_2$、27 莫耳 NADH 與 9 莫耳 GTP。總計會產生 17 莫耳 $FADH_2$、35 莫耳 NADH 及 9 莫耳 GTP，換算可產生 ATP 數量為 122 莫耳 ATP（1 莫耳 NADH 產生 2.5 莫耳 ATP;1 莫耳 $FADH_2$ 產生 1.5 莫耳 ATP）。然而不要忘記硬脂醯輔酶 A 再被活化過程中會用掉 1 莫耳 ATP，但卻是失去兩個高能磷酸鍵，則相當於 2 莫耳 ATP 需被扣除。最後淨所得 ATP 量為 120 莫耳 ATP。

不飽和脂肪酸經 β- 氧化作用產生的 ATP 數量，不同於飽和脂肪酸，這是由於不飽和脂肪酸含有雙鍵之故。還記得在 β- 氧化作用第一個步驟中會產生反式 - Δ^2-β- 烯醯輔酶 A，結構上含有反式雙鍵與不飽和脂肪酸雙鍵位置相似。因此，不飽和脂肪酸進行 β- 氧化作用會省略第一個步驟中，而減少 1 莫耳 $FADH_2$ 的生成。另外，烯醯輔酶 A 水合酶僅會作用於 Δ^2 的鍵型，亦即作用於 2、3 碳之間鍵結為反式的鍵型，其餘鍵型則需經由烯醯輔酶 A 異構酶進行順 - 反式異構化作用，才能進行下一步的反應。在此以棕櫚烯酸（Palmitoleic acid; 16:1 Δ^9）為例，經由三次 β- 氧化作用循環後，雙鍵位置會形成 Δ^3，亦即 3、4 碳之間鍵結為順式的鍵型，會經由烯醯輔酶 A 異構酶轉換為 2、3 碳間為反式鍵結，才能繼續進行 β- 氧化作用（如右圖）。以上說明可了解在相同碳數下，不飽和脂肪酸氧化後所產生 ATP 數量較飽和脂肪酸少。

在自然界中，奇數碳脂肪酸雖較不常見，但其氧化也是經由 b- 氧化作用。與偶數碳飽和脂肪酸氧化作用不同之處在於，最後一次 b- 氧化作用所產生的丙醯輔酶 A（Propionyl-CoA）經由丙醯輔酶 A 羧化酶（Propionyl-CoA carboxylase）催化轉變為甲基丙二醯輔酶 A（Methyl malonyl-CoA），並重組形成琥珀醯輔酶 A（Succinyl-CoA），進入檸檬酸循環繼續代謝。

圖2 β-氧化作用(β-Oxidation)

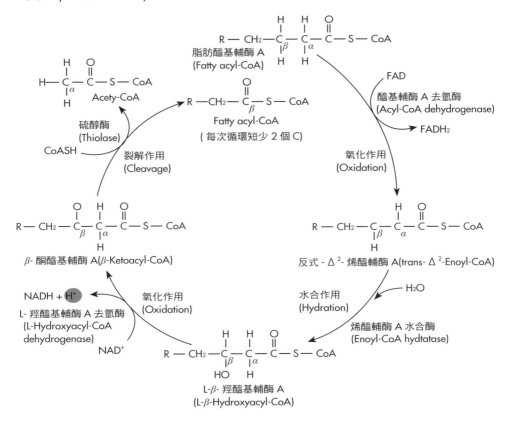

圖3 不飽和脂肪酸的氧化作用（以棕櫚烯酸為例）

圖 4 奇數碳 β- 氧化作用

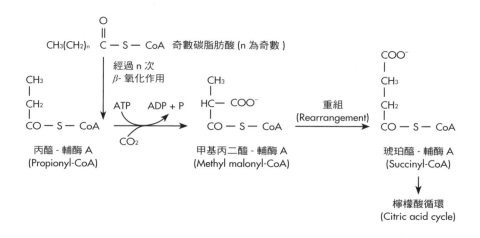

下列何者是奇數碳脂肪酸於氧化分解中特有的產物？ (A) 琥珀醯輔酶 A (succinyl-CoA) (B) 丙醯輔酶 A (propionyl-CoA) (C) 丙二醯輔酶 A (malonyl-CoA) (D) 磷酸烯醇丙酮酸 (phosphoenolpyruvate)

答案：(B)

問題解析：奇數碳氧化作用不同於偶數碳，β- 氧化作用的產物為乙醯輔酶 A (偶數碳)，剪切到最後會剩餘一分子三碳化合物即為丙醯輔酶 A。因此，各位讀者可思考一下，一條 17 碳分子與 16 碳分子的脂肪酸經 β- 氧化作用至最後，所產生 ATP 數量何者較多？答案是 16 碳分子的脂肪酸。原因在於最一個分子丙醯輔酶 A 不僅會用掉一分子 ATP，而且以琥珀醯輔酶 A 進入檸檬酸循環，不是乙醯輔酶 A，這過程中總共會減少 6 分子 ATP 的產生 (以 1 分子 $NADH_2$=2.5 分子 ATP 及 1 分子 $FADH_2$=1.5 分子 ATP 計算)。

4-15 **酮體的生成**
（Formation of ketone bodies）

　　由上一單元可了解脂肪酸氧化可產生大量的乙醯輔酶A，並進入檸檬酸循環，此時需有足夠的草醋酸可以與其結合形成檸檬酸，以便進入檸檬酸循環代謝。草醋酸主要來自於糖解作用，由丙酮酸透過丙酮酸羧化酶的作用形成，此時若醣類攝取不足又攝取大量脂肪食物，便會產生酮體。另外，糖尿病人以及飢餓過度的人也有可能發生。酮體主要在肝臟粒線體中合成，但缺乏將酮體轉為乙醯輔酶A的酵素。因此，肝臟無法利用酮體，而是將其運送至周邊組織利用。

　　酮體的生合成（如右圖）一開始為2分子乙醯輔酶A發生縮合反應產生乙醯乙醯輔酶A，透過合成酶的作用，再加入1分子的乙醯輔酶A合成β-羥基-β-甲基戊二醯基輔酶A（β-hydroxy-β-methylglutaryl-CoA, HMG-CoA），再由HMG-CoA裂解酶（HMG-CoA lyase）作用釋出一分子乙醯輔酶A形成乙醯乙酸鹽，最後會由β-羥基丁酸去氫酶（β-hydroxybutyrate dehydrogenase）作用產生β-羥基丁酸鹽，或自發性脫去1分子CO_2形成丙酮（Acetone）。酮體即是包含乙醯乙酸鹽、β-羥基丁酸鹽與丙酮。由於酮體在人體中會解離生成氫離子，造成血液中pH值降低，而身體為了恆定血液pH值，會將氫離子藉由尿液排出，同時也會促使鈉、鉀離子與水排出，導致嚴重脫水以及糖尿性昏迷，稱之為酮酸中毒（Ketoacidosis）。其中以糖尿病引起的酮酸中毒（Diabetic Ketoacidosis, DKA）最為常見。

小博士解說
　　人體在缺乏葡萄糖的狀態下，酮體可作為腦、骨骼肌與心肌的能量來源，包含丙酮及β-羥基丁酸。丙酮會藉由尿液或呼吸系統排出體外，而β-羥基丁酸則會藉由肝臟以外的組織進行代謝。首先β-羥基丁酸去氫酶（β-Hydroxybutyric dehydrogenase）作用下生成乙醯乙酸，接著由β-酮醯基輔酶A轉移酶（β-Ketoacyl-CoA transferase）的作用形成乙醯乙醯輔酶A，最後經由硫解酶（Thiolase）作用裂解成兩分子的乙醯輔酶A，並進入檸檬酸循環中生成能量。

圖 1 酮體的生成路徑

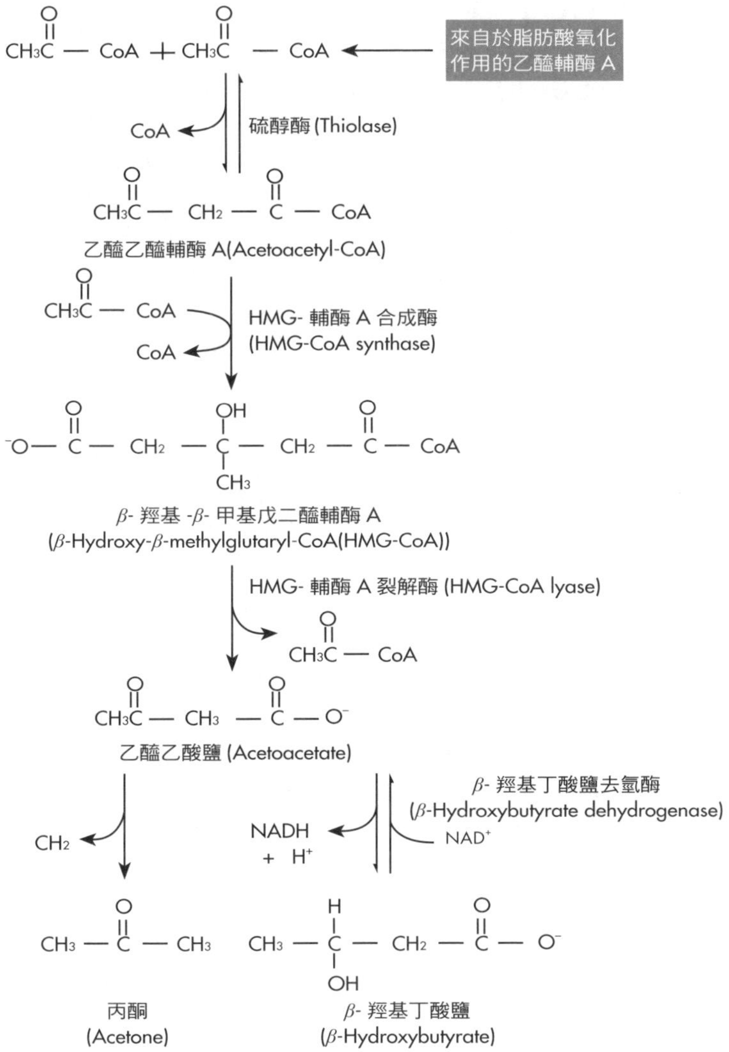

4-16 脂肪酸的合成（同化）作用1

（Biosynthesis of fatty acids 1）

　　人體許多的組織均可以進行脂肪酸的合成，但主要還是以肝臟與脂肪組織為主要的合成場所，尤其是進食後。脂肪酸的合成原料為乙醯輔酶A，這些原料可由β氧化作用而來，也可以是胺基酸分解後所產生，而大多數產生乙醯輔酶A的反應均在粒線體中發生。然而，脂肪酸的合成是透過脂肪酸合成酶複合體（Fatty acid synthase complex），此系統則位於細胞質中。因此，脂肪酸合成的第一步需先將乙醯輔酶A運送至細胞質中（如右圖）。乙醯輔酶A本身無法通過粒線體膜，但檸檬酸鹽（Citrate）可以，因此乙醯輔酶A會與草醋酸鹽（Oxaloacetate）形成檸檬酸鹽（檸檬酸循環第一個步驟），並被送到細胞質，再由檸檬酸鹽裂解酶（Citrate lyase）催化裂解成乙醯輔酶A與草醋酸鹽，此過程會消耗一分子ATP。乙醯輔酶A在細胞質中透過乙醯輔酶A羧化酶（Acetyl-CoA carboxylase）的作用，加入1分子二氧化碳形成丙二醯輔酶A（Malonyl-CoA），此過程需要生物素（Biotin）與錳離子（Manganese ions, Mn^{2+}）作為輔因子，並消耗一分子ATP。在合成一開始需要有一個攜帶者參與整個合成反應。此攜帶者稱為醯基載體蛋白（Acyl carrier protein, ACP），此載體為脂肪酸合成酶複合體的一部分。乙醯輔

酶A會被轉移至ACP上，並脫去輔酶A，以硫酯型式鍵結，形成乙醯基-ACP，乙醯基再次被轉移至β-酮醯基-S-ACP合成酶（β-ketoacyl –S-ACP-synthase, KSase）上，此時，ACP原本與乙醯基結合的位置則再與丙二醯輔酶A結合，並脫去輔酶A。再藉由β-酮醯基-S-ACP合成酶的催化，促使丙二醯輔酶A脫掉1分子二氧化碳，並與合成酶上的乙醯基進行縮合形成乙醯乙醯-ACP（Acetoacetyl-ACP）。接著β-酮醯基-ACP還原酶（β-ketoacyl reductase）的作用下形成β-羥丁醯-ACP（β-hydroxybutyryl-ACP），此步驟需要NADPH作為還原劑，將β-酮基還原。下一步驟經由β-羥醯基-ACP脫水酶（β-hydroxyacyl dehydratase）作用下，脫去一分子水形成丁烯醯-ACP（Crotonyl-ACP）。最後在2,3-反-烯醯-ACP還原酶（2,3-trans-enoyl-ACP reductase）作用下形成丁醯-ACP（Butyryl-ACP），此步驟是第二次的還原反應，與第一次還原反應相同，需要NADPH作為還原劑。到此步驟為止，脂肪酸的合成已完成第一次循環。接下來，丁醯-ACP會取代一開始乙醯基-ACP的角色，繼續進行第二次循環，經過2次還原及脫水反應後形成己醯-ACP（Hexanoyl-ACP），每次的循環均會消耗2分子NADPH，產生二氧化碳以及在碳鏈上增加2個碳原子，而2個碳原子的來源均來自於丙二醯基。在哺乳類動物的脂肪酸合成酶複合體系統中，最多僅能合成16碳的脂肪酸（棕櫚酸），若需要再增長碳鏈則需利用其他系統，例如，內質網。

圖 1 乙醯輔酶 A 的運送

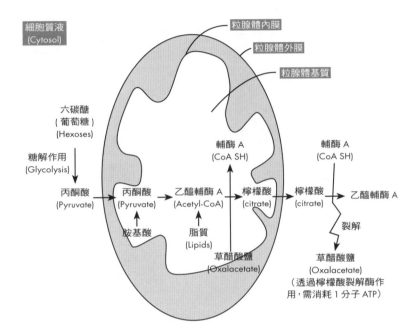

圖 2 丙二醯輔酶 A 的合成作用

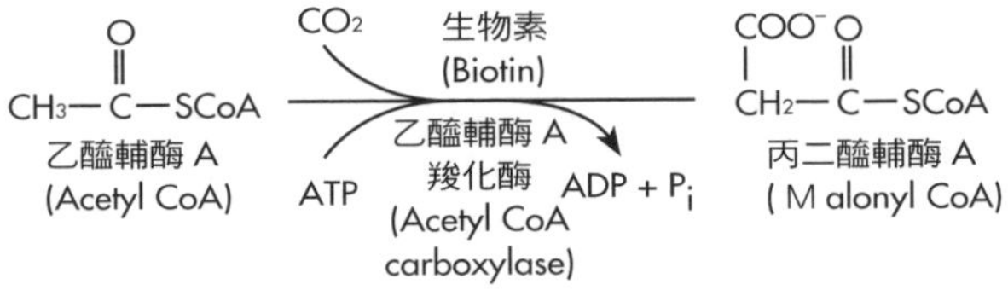

圖 3 脂肪酸的合成作用（以棕櫚酸為例）

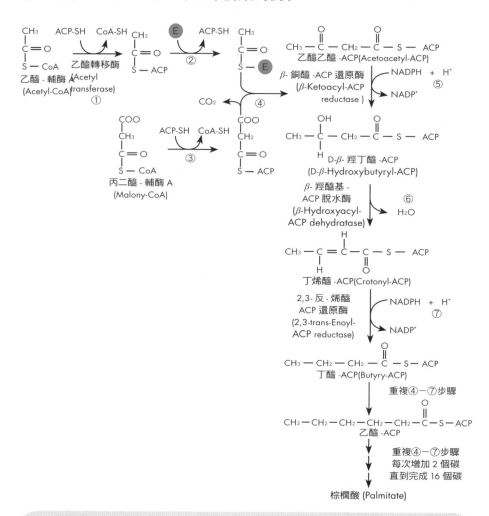

4-17 脂肪酸的合成（同化）作用2
（Biosynthesis of fatty acids 2）

如同前單元所述，在哺乳類動中脂肪酸合成酶系統中最多僅能合成16碳的脂肪酸，例如16:0的棕櫚酸，若需要再增長碳鏈時，並不會使用細胞質中脂肪酸合成酶複合體，而是會至粒線體或內質網中進行碳鏈的增長反應。在粒線體中，碳鏈增長的原料來自於乙醯輔酶A，而不是醯基-ACP，而在內質網中，碳鏈增長的原料則來自於丙二醯輔酶A，不論在粒線體或內質網，碳鏈增長反應均不需要ACP參與，這是與細胞質中合成脂肪酸最大不同處。

另外，在內質網中，除了可增長碳鏈外，也可以利用氧分子與NAD（P）H混合功能型氧化酶（Mixed-function oxidase）進行去飽和反應。由於人體中缺乏 $\triangle^{12}$（ω^3）及 $\triangle^{15}$（ω^6）的去飽和酶（Desaturase），因此，無法合成第9碳以後的雙鍵。這也就是亞麻油酸（18:2$\triangle^{9,12}$）及 α-次亞麻油酸（18:2$\triangle^{9,12,15}$）成為必需脂肪酸的主要原因。但只要人體中含有充足的必需脂肪酸，即可以必需脂肪酸為原料，於內質網中利用增長碳鏈與去飽和反應合成類二十碳酸（Eicosanoids），包括，花生四烯酸（Arachidonic acid）、前列腺素、前列環素及白三烯素等荷爾蒙重要原料。另外，也可合成二十碳五烯酸及二十二碳六烯酸等。

小博士解說

關於飯後血糖上升，同時脂肪酸的代謝也會受到調節，下列敘述何者錯誤？ (A) 細胞內的〔NADH〕／〔NAD+〕比例上升，會抑制 β-羥基乙醯-輔酶A去氫酶 (β-hydroxyacyl-CoA dehydrogenase) 進而抑制脂肪酸的 β-氧化作用 (B) 丙二醯-輔酶A (malonyl-CoA) 的生成會抑制醣解作用之進行，過多的糖可轉成三酸甘油酯貯存起來 (C) 胰島素的分泌具有活化乙醯輔酶A羧化酶 (acetyl-CoA carboxylase) 之作用 (D) 肉鹼醯基轉移酶 (carnitine acyltransferase) 會受抑制，以確保脂肪酸不會進入細胞質而進行氧化反應

答案：(D)

問題解析：飯後血糖上升，肉鹼醯基轉移酶的活性確實受到會抑制，但肉鹼醯基轉移酶的功能為攜帶長鏈脂肪酸從粒線體膜間隙進入基質進行 β-氧化作用，而氧化作用位於基質，不在細胞質。

圖 4 飽和脂肪酸碳鏈的延長與去飽和作用

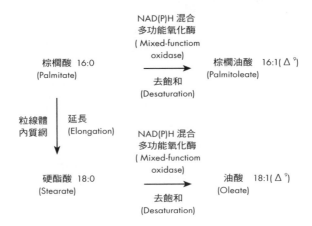

棕櫚酸 16:0
(Palmitate)

NAD(P)H 混合
多功能氧化酶
(Mixed-functiom
oxidase)
去飽和
(Desaturation)

棕櫚油酸 16:1(Δ^9)
(Palmitoleate)

粒線體
內質網

延長
(Elongation)

硬酯酸 18:0
(Stearate)

NAD(P)H 混合
多功能氧化酶
(Mixed-functiom
oxidase)
去飽和
(Desaturation)

油酸 18:1(Δ^9)
(Oleate)

圖 5 必需脂肪酸碳鏈的延長與去飽和作用

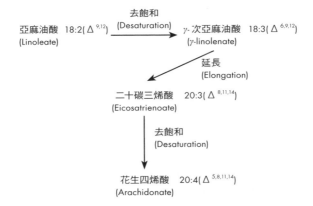

亞麻油酸 18:2($\Delta^{9,12}$)
(Linoleate)

去飽和
(Desaturation)

γ- 次亞麻油酸 18:3($\Delta^{6,9,12}$)
(γ-linolenate)

延長
(Elongation)

二十碳三烯酸 20:3($\Delta^{8,11,14}$)
(Eicosatrienoate)

去飽和
(Desaturation)

花生四烯酸 20:4($\Delta^{5,8,11,14}$)
(Arachidonate)

4-18 三酸甘油酯的合成（同化）作用
（Biosynthesis of triglycerides）

人體中三酸甘油酯及磷脂質生合成的原料均來自於脂肪酸代謝產物，生合成路徑也相似，而反應發生主要場所在肝細胞或脂肪細胞的內質網（如右圖）。合成的重要原料-甘油，可來自糖解作用中二羥基丙酮磷酸（Dihydroxyacetone phosphate, DHAP），主要發生在肌肉與脂肪細胞。另外，則來自於醯基甘油分解後保留下來的甘油，主要發生在肝臟與腎臟細胞。不論甘油來原為何，第一步均會先催化形成甘油-3-磷酸（Glycerol-3-phosphate），此步驟均會消耗ATP，來源不同，使用酵素不同，所需消耗ATP數量也不同。第一、二次酯化作用均藉由甘油磷酸醯基轉移酶（Glycerol-3-phosphate-O-acyltransferase）的催化將來自於醯基輔酶A（acyl-CoA）的醯基轉移至甘油-3-磷酸，產物分別為溶血磷脂酸（Lysophosphatidic acid）及磷脂酸。再透過磷脂酸磷酸酶（Phosphatidate phosphatase）的作用水解移除磷酸，產物為二酸甘油酯（Diglycerides），最後進行第三次酯化作用產生三酸甘油酯。在此合成路徑中，也可二酸甘油酯進行磷脂質生合成路徑，例如，合成乙醇胺磷脂（Phosphatidylethanolamine）或膽素磷脂（Phosphatidylcholine；又稱為卵磷脂）。

小博士 解說

從三酸甘油酯的合成過程中，可以發現甘油是來自於食物中的醣類，因此攝取過多的醣類會促使血液中三酸甘油脂過高，這會增加罹患冠狀動脈性心臟病的風險。但要注意這裡所說的醣類，主要以單糖與雙糖為主，例如，果糖及蔗糖。尤其是果糖，近年來的研究均發現，大多數由飲食而來的果糖在肝臟中會被合成脂肪，導致脂肪肝的產生，因此在日常生活中對含糖飲料及食物的攝取，應更加謹慎。

下列有關脂肪酸命名法的敘述，何者錯誤？ (A) 根據碳原子的數目 (B) 根據碳鏈中雙鍵的數目 (C) 根據碳鏈中雙鍵的位置 (D) 根據脂肪酸的食物來源

答案：(D)

問題解析：脂肪酸命名是根據碳原子的數目、雙鍵的數目及雙鍵的位置，以亞麻油酸 (Linoleate) 為例，其含有 18 個碳原子、兩個雙鍵，雙鍵位置從羧基 (COO^-) 端開始計算，在第 9 及 12 個碳原子上含有雙鍵則以 $18:2(\Delta^{9,12})$ 表示，若從甲基 (CH_3) 端開始計算則以 $18:2(\omega^{6,9})$ 表示。

圖1 三酸甘油脂的合成

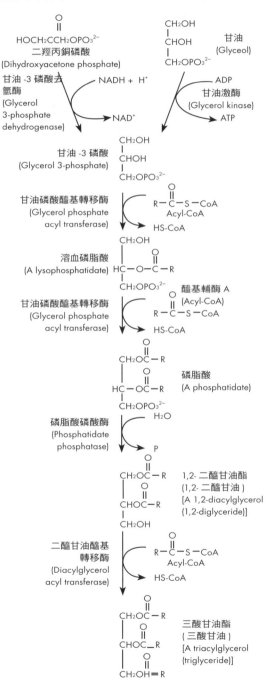

4-19 膽固醇的合成（同化）作用
（Biosynthesis of cholesterol）

人體中膽固醇主要來自於體內自行合成，約佔70%。其功能為細胞膜重要成分，也是各種固醇類賀爾蒙及膽汁合成原料。膽固醇的前驅物為乙醯輔酶A，3分子乙醯輔酶A縮合成1個異戊二烯（Isoprene）單位，6個異戊二烯單位縮合成30個碳原子的鯊烯（Squalene；又稱為魚肝油萜），在脫去3個碳原子轉變成27個碳原子的膽固醇，因此，合成一個膽固醇分子需18分子乙醯輔酶。

在異戊二烯單位的形成路徑與酮體生成路徑相似，不同之處在於酮體生成使用HMG-CoA裂解酶生成乙醯乙酸鹽，而膽固醇的合成則利用HMG-CoA還原酶生成二羥甲基戊酸（Mevalonate），HMG-CoA還原酶的催化步驟是合成重要控制步驟，高濃度膽固醇及升糖激素會抑制其活性，胰島素則會增加其活性。另外，HMG-CoA還原酶也是許多降膽固醇藥物的標的。接下來，二羥甲基戊酸會被連續2次磷酸化後，再經由焦磷酸二羥甲基戊酸脫羧酶（Pyrophomevalonate decarboxylase）的催化下脫去1分子二氧化碳，產生異戊烯焦磷酸（Isopentenyl pyrophosphate）。異戊烯焦磷酸為5個碳的化合物，異戊烯焦磷酸經過數個步驟轉換形成含15個碳的法尼基焦磷酸（Farnesyl pyrophosphate），2分子的法尼基焦磷酸藉由鯊烯合成酶（Squalene synthetase）的作用合成鯊烯（30個碳），此步驟需要NADPH作為氫離子提供者，最後經由環氧化作用，形成膽固醇（27個碳）。

小博士解說

關於反式脂肪酸之敘述，下列何者錯誤？

(A) 用於油炸時，較不易氧化酸敗 (B) 每日攝取量達7公克以上即危害健康 (C) 可使油脂熔點提高，使油脂在室溫下易呈固態 (D) 常用於改善飽和油脂的硬度與穩定性

答案：(D)

問題解析：反式脂肪酸為一種不飽和脂肪酸，存在於部分人工氫化油脂中，是油脂氫化過程中的副產物，而氫化作用簡單的說是將不飽和脂肪酸的雙鍵使之形成單鍵，提高植物性油脂中飽和脂肪酸的含量，有助於增加熔點及化學性質的穩定，容易保存，可增加食品酥脆的口感，常用麵包業及烘焙業。近幾年研究顯示會增加心血管疾病罹患的風險。台灣在2015年11月27日三讀通過食品安全衛生管理法部分修正草案中，將限制人工部分氫化油的使用，於2018年國內將全面禁用人工部分氫化油。

圖 1 二羥甲基戊酸到鯊烯的轉化

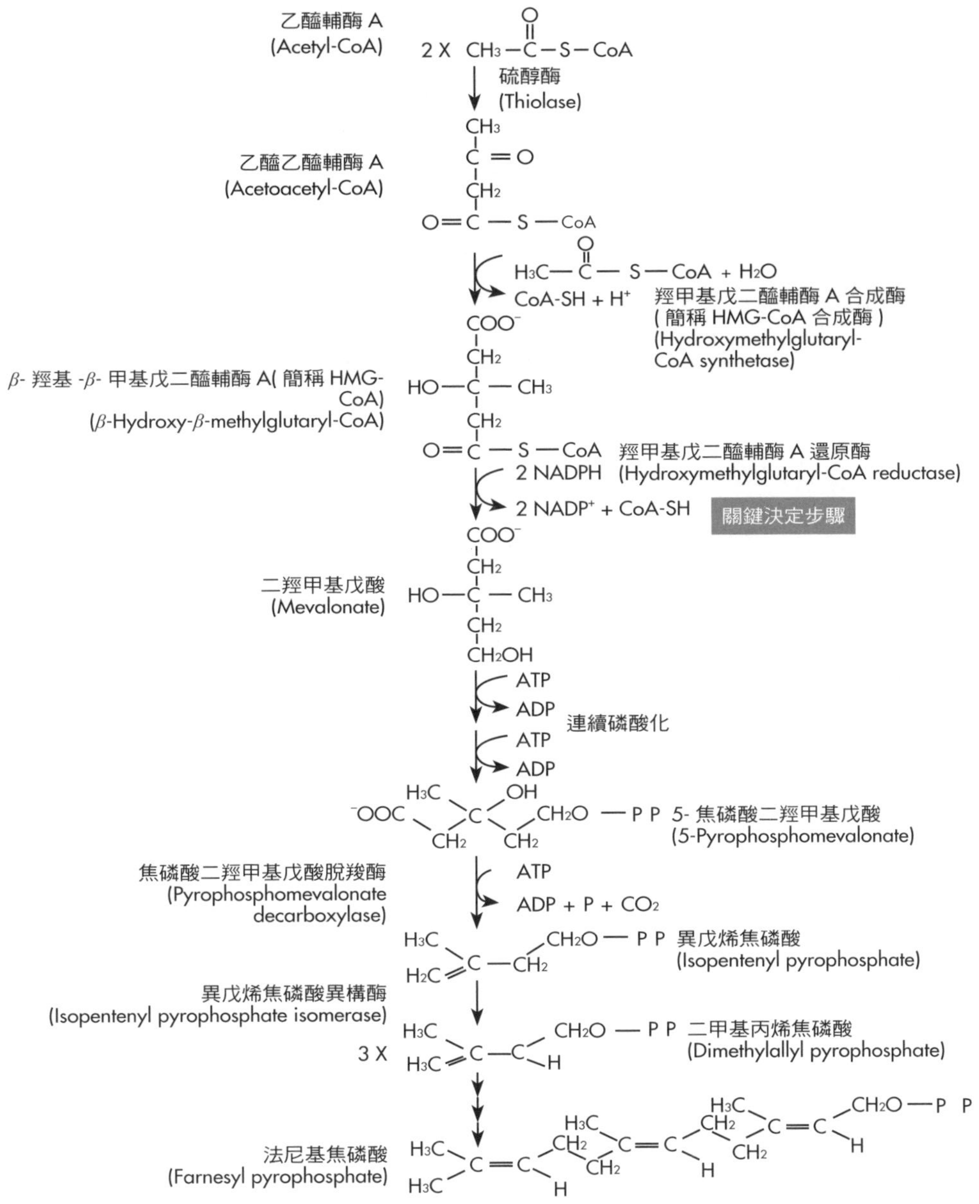

乙醯輔酶 A
(Acetyl-CoA)

$$2 \times CH_3 - \overset{O}{\underset{\parallel}{C}} - S - CoA$$

硫醇酶
(Thiolase)

乙醯乙醯輔酶 A
(Acetoacetyl-CoA)

$$\begin{array}{c} CH_3 \\ | \\ C = O \\ | \\ CH_2 \\ | \\ O = C - S - CoA \end{array}$$

$H_3C - \overset{O}{\underset{\parallel}{C}} - S - CoA + H_2O$
$CoA\text{-}SH + H^+$

羥甲基戊二醯輔酶 A 合成酶
(簡稱 HMG-CoA 合成酶)
(Hydroxymethylglutaryl-CoA synthetase)

β- 羥基 -β- 甲基戊二醯輔酶 A(簡稱 HMG-CoA)
(β-Hydroxy-β-methylglutaryl-CoA)

$$\begin{array}{c} COO^- \\ | \\ CH_2 \\ | \\ HO - C - CH_3 \\ | \\ CH_2 \\ | \\ O = C - S - CoA \end{array}$$

羥甲基戊二醯輔酶 A 還原酶
(Hydroxymethylglutaryl-CoA reductase)

2 NADPH
2 NADP$^+$ + CoA-SH

關鍵決定步驟

二羥甲基戊酸
(Mevalonate)

$$\begin{array}{c} COO^- \\ | \\ CH_2 \\ | \\ HO - C - CH_3 \\ | \\ CH_2 \\ | \\ CH_2OH \end{array}$$

ATP
ADP
連續磷酸化
ATP
ADP

$$\begin{array}{c} H_3C \quad OH \\ \diagdown \diagup \\ ^-OOC \quad C \quad CH_2O - P\ P \\ \diagup \diagdown \\ CH_2 \quad CH_2 \end{array}$$

5- 焦磷酸二羥甲基戊酸
(5-Pyrophosphomevalonate)

焦磷酸二羥甲基戊酸脫羧酶
(Pyrophosphomevalonate decarboxylase)

ATP
ADP + P + CO$_2$

$$\begin{array}{c} H_3C \quad CH_2O - P\ P \\ \diagdown C \diagup \\ \diagup \diagdown \\ H_2C \qquad CH_2 \end{array}$$

異戊烯焦磷酸
(Isopentenyl pyrophosphate)

異戊烯焦磷酸異構酶
(Isopentenyl pyrophosphate isomerase)

3 X

$$\begin{array}{c} H_3C \qquad CH_2O - P\ P \\ \diagdown C = C \diagup \\ \diagup \qquad \diagdown \\ H_3C \qquad H \end{array}$$

二甲基丙烯焦磷酸
(Dimethylallyl pyrophosphate)

法尼基焦磷酸
(Farnesyl pyrophosphate)

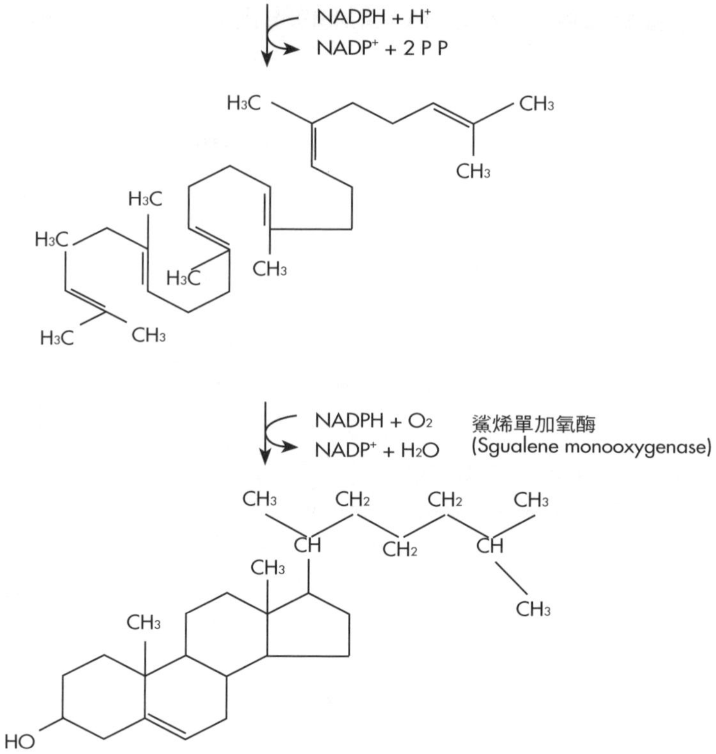

NADPH + H⁺

NADP⁺ + 2 P P

鯊烯
(Squalene)

H₃C

CH₃

H₃C

H₃C

H₃C

CH₃

CH₃

H₃C

CH₃

H₃C

CH₃

NADPH + O₂

NADP⁺ + H₂O

鯊烯單加氧酶
(Sgualene monooxygenase)

膽固醇
(Cholesterol)

CH₃ CH₂ CH₂ CH₃

CH CH₂ CH

CH₃

CH₃

CH₃

CH₃

HO

第五章
熱量平衡

黃晉修　編著

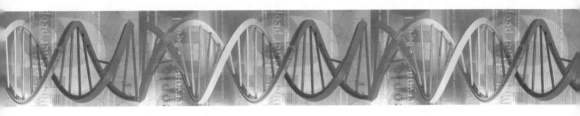

5-1 供應細胞的能量
(Energy for the cell)

當體內處於能量充足的狀態時，碳水化合物、脂質和蛋白質皆可被氧化而作為細胞能量的來源，且亦可適度地互相轉換。營養素進行能的轉換過程可分成三個階段：

第一階段：首先先將複雜的分子消化分解成最簡單的結構，例如：碳水化合物在消化道中分解成單醣；三酸甘油酯在消化道或細胞內經脂解酶作用分解成游離脂肪酸及甘油；蛋白質則在消化道及腸道細胞中分解為胺基酸。

第二階段：在細胞內，各種消化後之營養素在細胞質中經各種酵素作用再代謝為乙醯輔酶A（Acetyl-CoA），此物質即為三大營養素代謝的中心。例如：1分子葡萄糖經過糖解作用（Glycolysis）分解為2分子的丙酮酸（Pyruvate），丙酮酸再經由氧化脫羧作用（Discarboxylation），去除一個碳後產生乙醯輔酶A；游離脂肪酸則經β-氧化作用（Oxidation）形成乙醯輔酶A；胺基酸中色胺酸（Trytophan）、羥丁胺酸（Threonine）、甲硫胺酸（Methionine）、絲胺酸（Serine）、甘胺酸（Glycine）、丙胺酸（Alanine）、半胱胺酸（Cysteine）則可經由轉胺作用形成丙酮酸，間接形成乙醯輔酶A，白胺酸（Lucine）、異白胺酸（Isolucine）、離胺酸（Lycine）、羥丁胺酸（Threonine）和色胺酸（Trytophan）可代謝成乙醯輔酶A。

第三階段：乙醯輔酶A在粒線體中與草醋酸（Oxacetate）結合，形成檸檬酸而進入檸檬酸循環（Citrate cycle）。其中，乙醯輔酶A結構中的兩個碳原子氧化形成兩分子二氧化碳；且經由脫氫酶（Dehydrogenase）將結構中的H去除，並將H^+轉移至於鹼素的輔酶態-菸鹼醯胺腺嘌呤雙核苷酸（Nicotinamide adenine dinucleotide, NAD^+），使NAD^+還原成NADH；或將H^+轉移至核黃素（Riboflavin）的輔酶態-黃素腺嘌呤雙核苷酸（Flavin adenine dinucleotide, FAD），使FAD還原形成$FADH_2$。NADH和$FADH_2$進入電子傳遞鏈，並產生ATP。

此外，許多胺基酸可代謝形成檸檬酸循環的中間產物而進入能量代謝途徑，或者代謝產生草醋酸並進行糖質新生（Gluconeogenesis）作用形成葡萄糖，例如：精胺酸（Arginine）、組胺酸（Histidine）、麩胺酸（Glutamate）、麩胺醯胺（Glutamine）和脯胺酸（Proline）代謝形成琥珀醯基輔酶A（Succinyl CoA）；天門冬胺酸（Aspartate）、酪胺酸（Tyrosine）和苯丙胺酸（Phenylalanine）代謝形成延胡索酸（Fumarate）；天門冬醯胺（Asparagine）和天門冬胺酸（Aspartate）代謝形成草醋酸。

乙醯輔酶A除了進入檸檬酸循環之外，亦代謝進入其他途徑，例如兩個乙醯輔酶A可互相聚合形成乙醯乙酸（Acetoacetate），或再進一步代謝形成丙酮（Acetone）以及β-羥基丁酸（β-hydroxybutyrate），此即為生酮路徑（Ketogenesis），所產生的乙醯乙酸、丙酮以及β-羥基丁酸統稱為酮體（Ketone body），特別是在缺乏草醋酸（由醣類代謝產生）時，乙醯輔酶A無法進入檸檬酸循環代謝，而行生酮路徑。另外，乙醯輔酶A也是合成膽固醇的材料，三個乙醯輔酶A聚合形成二羥甲基戊酸（Mevalonate），六個二羥甲基戊酸（Mevalonate）再代謝生成膽固醇（Cholesterol）。

圖 1 碳水化合物、脂質和蛋白質代謝途徑間的轉換。第一階段指在消化道或在細胞質中的代謝；第二階段指在細胞質中的代謝；第三階段指粒線體中的代謝。

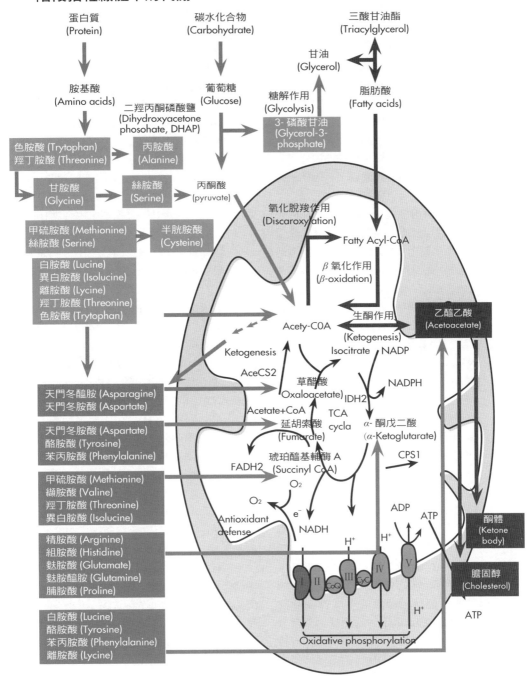

5-2 電子傳遞鏈
（Electron Transport Chin, ETC）

　　能量營養素藉由氧化作用釋放化學能，而作為維持體溫或者以ATP的形式釋出。此單元將討論檸檬酸循環中產生的NADH以及$FADH_2$如何透過氧化磷酸化作用將能量轉變成ATP，以便供給細胞使用。這個轉換ATP的生物系統位於粒線體的內膜上，伴隨著電子轉移的過程而產生ATP，稱之為電子傳遞鏈，且因反應過程消耗氧氣，故又可稱為呼吸鏈。

　　電子傳遞鏈上包含四個酵素功能的膜蛋白複合體以及脂溶性電子載體。此膜蛋白複合體在氧化NADH及$FADH_2$後傳遞氫和電子，將之轉移至輔受質，最後傳遞至氧原子，使之還原成水，其作用如下：

- 複合體 I（質子泵）：即NADH脫氫酶（或稱NADH-輔酶還原酶），可將NADH氧化（$NADH+H^+ \rightarrow NAD^++2H^++2e^-$），並以黃素單核苷酸（Flavin mononucleotide，FMN；維生素B_2的輔酶）做為氫的接收者，使之還原成為$FMNH_2$，接著再將氫和電子傳遞給鐵硫簇（Iron-sulfur cluster），並將鐵還原（$2Fe^{+3} \rightarrow 2Fe^{+2}$），之後氫和電子再通過輔酶Q〔CoQ，也可稱為泛醌（Ubiquinone）〕而還原為$CoQH_2$。在電子傳遞的過程中，氫離子並沒有和電子一起移動，而是將質子泵出至膜間隙中。

- 複合體 II：即琥珀酸-輔酶Q還原酶，是個跨膜蛋白質複合物，是三羧酸循環的一部分，循環的中間代謝產物琥珀酸（Succinate）代謝成延胡索酸（Fumarate）時，以FAD作為輔酶，接受氫後還原成$FADH_2$，再透過硫鐵中心將氫和電子傳遞給輔酶Q，因而還原成$CoQH_2$。在此複合體中不泵出質子。

- 複合體 III（質子泵）：即輔酶Q-細胞色素c還原酶。細胞色素c是一群含鐵的電子載體蛋白質，會移動傳遞電子由複合物III至複合體IV。當電子由一個細胞色素傳遞至另一個細胞色素時，伴隨著能量釋放，而此能量可作為質子泵輸出質子至膜間隙以及合成ATP（$ADP+Pi \rightarrow ATP$）所需的能量，其餘能量則以熱能形式釋放。

- 複合體 IV（質子泵）：即細胞色素c氧化酶（Cytochrome oxidase），是電子傳遞鏈的終點，會補捉由複合體III傳遞而來的的電子，並將之傳遞至粒線體基質（Matrix）的氧分子，同時接受由$F_1F_0ATPase$（複合體V）輸送回來的氫（H^+），即還原成水。

　　ATP的合成：ATP的合成主要是藉由內膜與膜間隙之間的電位差，產生質子驅動力（Protin-motive force）將質子（H^+）送回基質中，在流經質子通道$F_1F_0ATPase$時，其電化學能量會驅動ATPase synthase合成ATP。前面已敘述過，複合體I、III、IV會將質子（H^+）泵出至膜間隙，因而在內膜兩側形成膜電位差，造成電化學梯度（Electrochemical gradient）或稱為化學滲透梯度（Chemiosmotic gradient），之後質子經由被動擴散作用自膜間隙回到基質，此即為化學滲透性理論。$F_1F_0ATPase$為蛋白質聚集體，其中F_1位於基質中，作為催化ATP合成的催化部位；F_0則位於粒線體內膜上，進行質子的轉位作用。NADH進入電子傳遞鏈後，泵出的質子足以推動2.5個ADPs磷酸化而產生2.5個ATP，而$FADH_2$在經由電子傳遞鏈後僅可形成1.5個ATP。

圖1 電子傳達鏈：上圖為葡萄糖經糖解作用後進行ATP合成的
概念圖；下圖為粒線體內膜中電子傳遞鏈複合體行氧化磷酸化
作用的化學滲透理論示意圖。

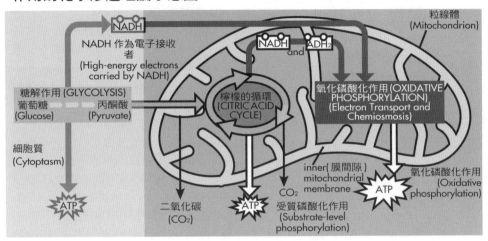

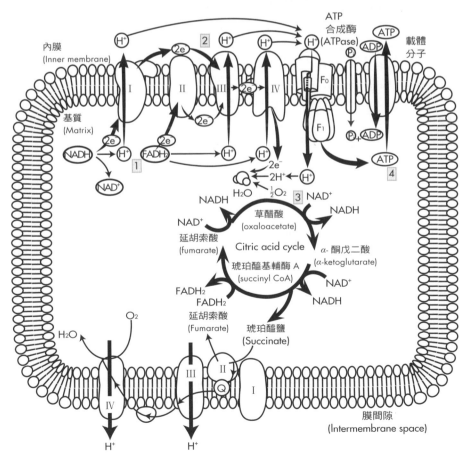

5-3 代謝中肝臟所扮演的角色：6-磷酸葡萄糖（The role of the liver in metabolism: glucose-6-phosphate）

組織與器官有獨特的代謝功能，尤其肝臟為營養素的代謝與分配中心，將代謝後的營養素釋放進入血液，供給全身組織器官利用。

在醣類代謝的部分則以 6- 磷酸葡萄糖（Glucose-6-phosphate）最為重要，是葡萄糖的第六個碳磷酸化所生成的分子，所有單醣（包括葡萄糖、果糖、半乳糖以及甘露糖等）皆須在肝臟轉變成 6- 磷酸葡萄糖，之後再進行不同代謝路徑，包括糖解作用（Glycolysis）、磷酸五碳糖代謝途徑（Pentose phosphate pathway）、肝醣合成（Glycogenolysis）等反應而形成不同產物。

在糖解作用中，葡萄糖經由六碳糖激酶（Hexokinase）或者葡萄糖激酶（Glucokinase）催化，形成 6- 磷酸葡萄糖，之後再經由磷酸葡萄糖異構酶（Hexose phosphate isomerase）催化形成 6- 磷酸果糖（Fructose-6-phosphate），並繼續接下來的反應，共十個步驟。其中間代謝產物可經作用產生胺基酸或甘油等，在形成胺基酸的部分，第五步驟後形成的 3- 磷酸甘油醛（Glyceraldehyde 3-phosphate）可經轉胺作用等反應代謝形成絲胺酸（Serine），並可繼續代謝形成甘胺酸（Glycine）及半胱胺酸（Cysteine）。第九步驟產物磷酸烯醇丙酮酸（Phosphoenolpyruvate, PEP），亦可代謝成色胺酸（Trytophan）、苯丙胺酸（Phenylalanine）和酪胺酸（Tyrosine）。糖解作用終產物丙酮酸（Pyruvate）可代謝為白胺酸（Lucine）、異白胺酸（Isolucine）、丙胺酸（Alanine）和纈胺酸（Valine）。另外，第四步驟產物二羥丙酮磷酸鹽（Dihydroxyacetone phosphate, DHAP）經由 NADH 和 H+ 提供 H 後還原成 3- 磷酸甘油（Glycerol-3-phosphate），並作為合成三酸甘油酯的材料。

在能量過剩的情況下，6- 磷酸葡萄糖可進入肝醣合成的代謝途徑中，經由磷酸葡萄糖變位酶將磷酸由第六個碳移至第一個碳形成 1- 磷酸葡萄糖（Glucose-1-phosphate），再與尿核苷單磷酸鹽（Uridine monophosphate, UMP）結合形成尿核苷雙磷酸葡萄糖（Uridine diphosphate glucose, UDPG），之後便以此形式併入肝醣或肝醣先驅物質中，形成肝醣而儲存於肝細胞中，通常肝臟約可儲存 70~120 公克的肝醣（4%~7% 肝重）。因肝醣儲存量有限，因此多餘的能量也會代謝成脂肪的形式，此時乙醯輔酶 A 進行脂肪合成（Lipogenesis）的路徑較為旺盛，形成脂肪酸後與甘油結合成三酸甘油酯。

然而，肝臟中的 6- 磷酸葡萄糖可經由磷酸酶（Glucose-6-phosphatase, G6Pase）催化形成葡萄糖而釋放至血液中，因此具有調整血糖之作用。但，肌肉細胞因缺乏 G6Pase 而無法製造葡萄糖，故不具有調解血糖之作用。

細胞複製時，需要五碳糖作為合成 DNA、RNA 和其他核酸的材料，而 6- 磷酸葡萄糖即可進入磷酸五碳糖代謝途徑，經連續兩個脫氫酶反應後再經 6- 磷酸葡萄糖酸脫羧基反應後形成 5- 磷酸核酮糖（Ribulose-5-phosphate），接著異構化即可形成 5- 磷酸核糖（Ribose-5-phosphate）。

圖1 醣類於肝臟中的代謝路徑。上圖為肝臟細胞內所進行的各項醣類代謝路徑；下圖為葡萄糖進入肝臟細胞的吸收途徑。

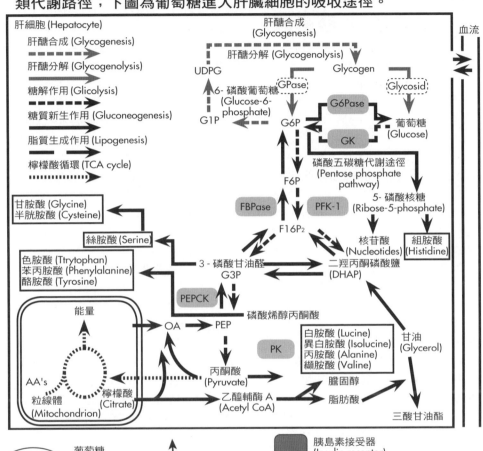

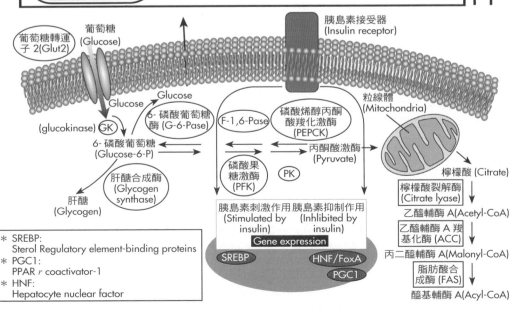

5-4 代謝中肝臟所扮演的角色：胺基酸
(The role of the liver in metabolism: amino acids)

肝臟對胺基酸的代謝利用非常活耀。胺基酸在肝臟有多種利用途徑，可用在合成反應，合成結構性組織蛋白質與血漿蛋白質，以及非蛋白類的含氮分子如核苷酸、荷爾蒙、吡咯紫質（Porphyrin）等；也可用在異化反應，經轉胺後分解代謝，生成乙醯輔酶A，以及其他的檸檬酸循環中間產物，然後用於產能或轉成葡萄糖與脂肪。丙胺酸去除胺基後代謝形成丙酮酸經糖質新生反應所產生的葡萄糖可供肌肉利用，其他生糖性胺基酸，如天門冬胺酸可合成草醋酸；甘胺酸、絲胺酸、半胱胺酸、色胺酸和羥丁胺酸可合成酮酸；有些胺基酸則代謝為檸檬酸循環中間產物，再形成草醋酸，以便產生葡萄糖。另一類具有生酮作用的胺基酸，包括異白胺酸、白胺酸、離胺酸、羥丁胺酸和色胺

酸異化為乙醯輔酶A後可經脂肪新生作用轉變為脂肪。新生的脂肪可藉由脂蛋白（Liproprotein）攜帶至脂肪組織中儲存，或是供肌肉作為低活動量的能量來源。但，在醣類攝取不足時，生酮性胺基酸則代謝為酮體。肝臟最獨特的功能是生成尿素，這是排除胺基酸氮的主要途徑。

除了支鏈胺基酸外，肝臟是代謝胺基酸的主要場所。在胺基酸異化的第一步驟通常是藉由轉胺作用（Transamination）或脫胺作用（Deamination）移除結構上的胺基。轉胺作用可將胺基酸的一個胺基轉移至碳氫骨架或 α-酮酸上，使碳氫骨架或 α-酮酸變成胺基酸，提供胺基的胺基酸則轉變成 α-酮酸。此作用是體內合成非必需胺基酸相當重要的途徑。然而，胺基酸在進行生糖作用、生酮作用或者產生能量等作用時，則須將胺基去除，此即為去胺作用。一旦胺基酸經去胺作用後，碳氫骨架或者 α-酮酸即可進入能量代謝或者合成其他物質的途徑，被移除的胺基氧化產生的氨（NH_3）必須安全的被排出體外，此時則依賴肝臟進行高耗能的尿素循環（Urea cycle）將氨合成為尿素。

小博士解說

丙胺酸 - 葡萄糖循環

肌肉中氨的排除主要以丙胺酸形式運送至肝臟，其次才是麩醯胺酸。肌肉運動代謝支鏈胺基酸而行轉胺作用，將胺基轉 α-酮戊二酸而形成麩胺酸，接著麩胺酸再轉胺基給丙酮酸而生成丙胺酸。肌肉釋出丙胺酸，經由血液循環帶至肝臟進行糖質新生以及合成尿素。在肝臟中，丙胺酸將胺基轉給 α-酮戊二酸形成麩胺酸，以便進行尿素循環生成尿素而排出體外；而丙胺酸在移除胺基後則生成丙酮酸，並進入糖質新生的代謝反應中，最終生成葡萄糖。肝臟可將葡萄糖釋出送至肌肉供產能之用，而再次形成丙酮酸，爾後接受轉胺形成丙胺酸，再送至肝臟，故形成肌肉與肝臟之間的丙胺酸 - 葡萄糖循環。

圖 1 蛋白質在肝臟中的代謝路徑，以及對其它組織的影響

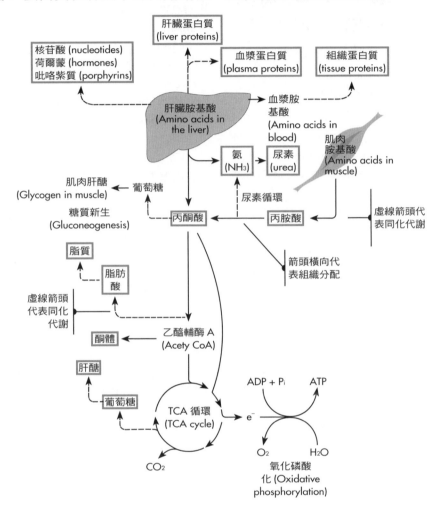

5-5 代謝中肝臟所扮演的角色：尿素合成 (The role of the liver in metabolism: urea synthesis)

體內的氨主要來自胺基酸去胺作用所產生，然而食物消化吸收以及細菌的分解作用也會使消化道吸收一部分胺。過多的氨易造成中毒並導致腦細胞傷害。因此，大多組織產生的氨會以麩醯胺（Glutamine）將氨帶至肝臟，而肌肉細胞則以丙胺酸（Alanine）的形式運送。肝臟進行尿素循環將氨代謝成尿素，而尿素具有高溶解性及無毒的優點，容易經由血液循環送至腎臟，即可安全的將氨排出體外。尿素循環可簡略分成五個步驟：（1）合成胺甲醯磷酸（Carbamoyl phosphate）；（2）合成瓜胺酸（Citrulline）；（3）合成精胺酸琥珀醯鹽（Argininosuccinate）；（4）精胺酸琥珀醯鹽裂解成精胺酸（Arginine）及延胡索酸（Fumarate）；（5）精胺酸水解成鳥胺酸（Ornithine）及尿素（Urea）。在第四步驟中，所產生的延胡索酸進行水合作用形成蘋果酸鹽（Malate），穿入粒線體後進入檸檬酸循環，之後形成草醋酸（Oxaloacetate）進而轉變生成天門冬胺酸（Aspartate），天門冬胺酸回到細胞質並與瓜胺酸合成精胺酸琥珀醯鹽，形成 aspartate-argininosuccinate shunt citric acid cycle，此循環連結尿素循環及檸檬酸循環，可減少尿素合成的能量消耗，稱之為克立伯雙循環（Krebs bicycle）。

小博士解說

高氨血症及其毒性

血液中高濃度的氨（NH_4^+）會造成高氨血症（hyperamomonemia），並引起毒性。臨床上，尿素循環代謝異常的基因缺陷疾病因無法正常將胺基酸分解產生的氨排出體外，故會引起高氨血症。該患者出生時並無明顯異樣，但開始餵奶後易產生嘔吐、餵食困難、無力吸允、呼吸急促、體溫不穩等症狀，且高濃度的氨會改變腦部滲透壓、意識漸弱，最後昏迷，甚至併發腦水腫和腦壓上升；然而，即便有妥善的治療，因長期耗減神經傳導物質，還是會造成神經系統損傷。

在一般細胞中，過量的氨會與 α-酮戊二酸（ketoglutarate）反應而生成麩胺酸（glutamate），或者與麩胺酸結合而生成麩醯胺酸（glutamine），之後透過血液循環將麩胺酸以及麩醯胺酸送至肝細胞進行尿素循環，生成尿素並排出體外；但在肌肉細胞中，氨則以丙胺酸（alanine）形式運送，其次才是形成麩醯胺酸。上述合成麩胺酸以及麩醯胺酸的反應式如下：

$$NH_4^+ + \alpha\text{-Ketoglutarate} + NADH\ H^+ \xrightarrow{\text{Glutamate dehydrogenase}} Glutamate + H_2O + NAD^+$$

$$NH_4^+ + Glutamate + ATP \xrightarrow{\text{Glutamine synthetase}} Glutamine + ADP + Pi$$

Glutamate → α-Ketoglutarate

Pyruvate → Alanine

Alanine aminotransferase

圖1 尿素在肝臟中的代謝路徑，並透過腎臟，由尿液排出。

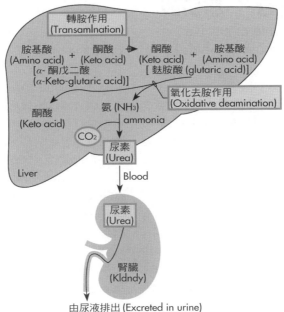

©2001 Benjamin Cunnings,an imprint of Addison Wesley Long

圖2 肝臟中尿素的合成路徑

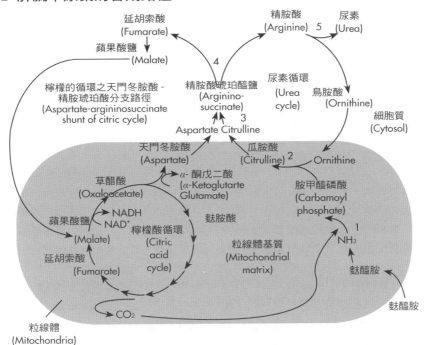

5-6 代謝中肝臟所扮演的角色：脂肪酸
（The role of the liver in metabolism: eipids）

　　肝臟在脂質的代謝以及脂蛋白的利用上扮演重要角色，可利用脂肪酸進行合成三酸甘油酯、膽固醇、膽酸、固醇類賀爾蒙以及酮體，也分解成乙醯輔酶A，作為能量來源。肝臟同時也是膽固醇主要儲存和代謝場所。

　　肝臟中脂肪酸的來源包括來自乳糜微粒由腸道攜帶而來的外生性短鏈脂肪酸，以及非脂類的前驅物（葡萄糖和胺基酸等）所合成的脂肪酸。飽餐後，葡萄糖於肝臟中合成肝醣，當肝醣達到飽和狀態時，葡萄糖代謝成乙醯輔酶A後進行脂肪合成（Lipogenesis），產生脂肪酸；部分胺基酸可經轉胺作用代謝成丙酮酸或者乙醯輔酶A，故亦可進入脂肪酸的合成途徑中。脂肪酸可以在肝臟組合成三酸甘油酯，並藉由極低密度脂蛋白（Very low density lipoprotein, VLDL）釋入血液循環，供給周邊組織利用或者送至脂肪組織儲存和利用。人體脂肪酸合成主要在肝臟進行，並非在脂肪組織。脂肪組織的脂肪來源除了由肝臟釋出的脂蛋白提供外，還可以利用脂蛋白脂解酶從乳糜微粒獲取三酸甘油酯。

　　在合成脂肪酸的部分，非脂類的前驅物先代謝成乙醯輔酶A，由於脂肪合成所需要的酵素位於細胞質中，因此乙醯輔酶A須先與草醋酸結合成檸檬酸鹽（Citrate），接著擴散至細胞質，再由檸檬酸鹽裂解酶（Citrate lyase）消耗1個ATP後分解恢復成乙醯輔酶A和草醋酸。在乙醯基輔酶A羧化酶（Acetyl CoA carboxylase）複合體的作用之下將乙醯輔酶A羧化（Carboxylation）成丙二醯基輔酶A（Malonyl CoA）。丙二醯基輔酶A是脂肪酸合成的起始點，之後利用丙二醯基輔酶A作為組成單位，在脂肪合成酶（Fatty acid synthase）複合體的催化之下，每次將兩個碳加在增長的脂肪碳鏈上進行脂肪合成（請參考脂質的章節）。

　　脂肪酸代謝後的乙醯輔酶A也具有合成膽固醇的作用，而肝臟負責合成約20% 內生性膽固醇。膽固醇的合成也同樣在細胞質中，因此乙醯輔酶如上述作用進到細胞質中，接著由3個分子的乙醯輔酶A聚合成3-羥基-3-甲基戊二醯輔酶A（3-hydroxy-3-methylglutaryl CoA, HMG-CoA），接著轉變成鯊烯（Squalene），之後經過幾個步驟再去除三個碳即合成為二十七個碳的膽固醇。膽固醇是合成固醇類賀爾蒙及膽酸的材料。膽固醇在平滑內質網上氧化成20,22-dihydroxycholesterol，接著在粒腺體內經裂解酶作用而切斷支鏈-異己醛（Isocaproaldehyde），產生孕烯醇酮（Pregnenolone），之後則可合成黃體素（Progesterone）或進一步形成腎上腺皮質固醇（Cortisol）或睪固酮皮質素（Testosterone）等。膽固醇可直接藉由肝細胞或酵素性修飾作用而進入膽囊形成膽酸（Bile acid），此修飾作用主要是許多步驟的氧化作用，形成的膽酸包含 taurocholic acid、lithocholic acid 及 deoxycholic acd。

　　脂肪酸的氧化產能是肝臟主要的能量來源。而脂肪酸的氧化產能作用請參考脂肪章節的 β-氧化作用單元以及醣類章節的檸檬酸循環單元。然而，乙醯輔酶A氧化不完全時，會互相聚合並代謝成酮體，經血液送至周邊組織利用，作為長期禁食下腦和心肌的能源。酮體皆須在肝外組織經可逆反應回復成乙醯輔酶A，再經由檸檬酸循環產能。

圖 1 脂肪酸在肝臟中的代謝路徑

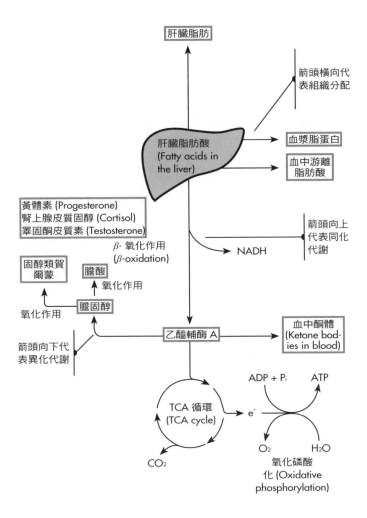

5-7 組織代謝之醣類及脂質代謝

（Carbohydrate and lipid metabolism in tissues）

腸道在消化吸收醣類與脂肪時截然不同。醣類需分解成單糖後透過主動運輸或被動作用（促進擴散）進入腸道細胞內，之後再擴散至微血管，匯集至肝門靜脈並送至肝臟代謝。脂肪則因不溶於水，需借助膽汁進行乳化作用，協助脂肪消化。經酯解酶作用後形成單酸甘油酯、游離脂肪酸、甘油、游離膽固醇等，藉由微膠粒（Micelle）攜至腸道細胞，於腸道細胞內重新再酯化形成三酸甘油酯以及膽固醇酯後，再包埋形成乳糜微粒並藉由淋巴管帶入體循環中。

大腦幾乎只依賴葡萄糖提供能量。由於不能儲存用來氧化的物質，只能依賴穩定的葡萄糖供應能量，因此體內血糖濃度必須維持於70～100 mg/dL的恆定數值。一般來說大腦每天會消耗120公克的葡萄糖，但倘若在飢餓或者葡萄糖不足的情況下，大腦也會利用肝臟中脂肪代謝產生的酮體做為過渡期的能源。

肌肉組織（Muscle tissue）可儲存大部分的肝醣，當肌肉收縮需要能量時，肝醣裂解產生6-磷酸葡萄糖（Glucose-6-phosphate），之後再經由糖解路徑以及檸檬酸循環產生能量。在劇烈以及爆發力的肌肉運動中，肝糖是主要的能源。一旦肌肉細胞缺乏氧氣時，則使丙酮酸進行無氧代謝途徑生成乳酸。乳酸則須經由血液運送至肝臟進行糖質新生作用，生成葡萄糖，在經由血液運送回肌肉細胞中，

如此形成一個循環，稱之為克里氏循環（Cori cycle）。值得一提的是，肝糖分解後產生的6-磷酸葡萄糖因缺乏6-磷酸葡萄糖磷酸水解酶（Glucose-6-phosphatase, G6Pase）而無法在肌肉中代謝形成葡萄糖，加上本身無法通過細胞膜而釋放至血液中，因此，肌肉中的肝醣並不能作為調升血糖之用。此外，肝臟也會將多餘葡萄糖代謝成三酸甘油酯。

脂肪組織（Adipose tissue）是儲存脂肪最主要的組織，其中，體內的脂肪大約95%為三酸甘油酯，此種類型的脂肪也是人體儲存能量最主要的形式。為了將游離脂肪酸代謝成較穩定的三酸甘油酯，必須進行酯化作用（Esterification）。然而，脂肪細胞因缺乏活化甘油的酵素glycerokinase，不能利用代謝三酸甘油酯後的甘油作為酯化之用之材料，而只能仰賴葡萄糖糖解作用的中間產物3-磷酸甘油（Glycerol-3-phosphate）作為合成脂肪之用。因此在脂肪細胞獲得足夠葡萄糖的情況下，脂肪細胞才具有合成脂肪的能力。

紅血球（RBC）缺乏粒線體，無法代謝脂肪產生能量（β-氧化及其產物乙醯輔酶A皆需在粒線體中進行），僅能利用葡萄糖進行的無氧途徑來提供能量。中樞神經無法儲存能量，主要利用葡萄糖快速氧化產生能量。

當血液中葡萄糖濃度增加時，則刺激胰臟無管腺的內分泌組織（Ductless endocnine tissut）中的β細胞分泌胰島素（Insulin）。胰島素為同化荷爾蒙（Anabolic hormone），促使葡萄糖在肝臟中轉化成儲存能量肝醣（Glycogen），甚至合成脂肪；或促使脂肪組織將葡萄糖轉變成脂肪。同時，胰島素也會抑制儲存能量的分解。

圖1 醣類及脂質在各種組織器官的代謝路徑

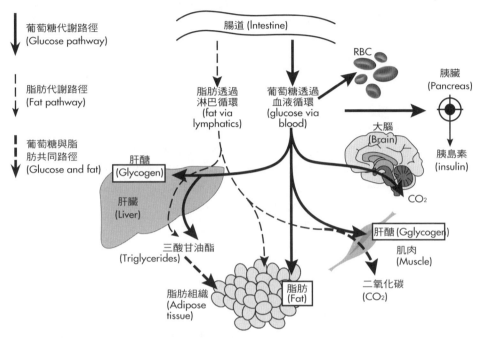

圖2 醣類及脂質在各種組織臟器間代謝中胰島素的作用

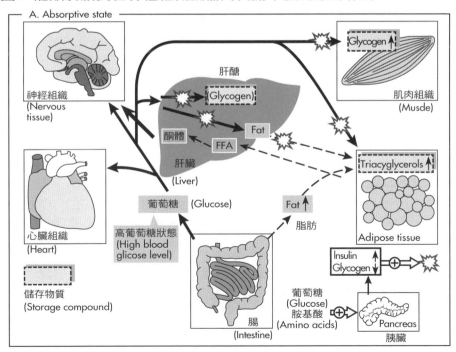

5-8 組織代謝之飽食與禁食的循環 （Tissue metabolism during the fed-fast cycle）

　　進食與禁食時皆會影響體內營養素的代謝。通常在進食的時後，營養素的攝取會超過當下體內的需求，而餐與餐之間的禁食期則會消耗原本儲存的營養素，因此必須靠營養素間的重新分配才得以維持生命運作。尤其血糖，無論在何種時期皆須維持恆定（70～110 mg/dL），低血糖時需藉由升糖素的作用促進肝臟中的肝醣分解釋出葡萄糖，或者當藉由非糖類的來源進行醣質新生作用等，包括升糖性胺基酸、乳酸等；血糖過高時，胰島素刺激肝醣合成，以及促進脂肪組織和肌肉組織吸收葡萄糖，並且有利於同化作用的進行，包括脂肪合成和蛋白質合成等。然而，在飽食與禁食的循環（Fed-fast cycle）中，我們每天都在飽食期與餐後期中交替循環，甚至有時候會進入到禁食期。以下我們將討論此循環當中不同時期能量的代謝，以及不同器官之間的協調作用。飽食與禁食循環可區分為以下四個時期：

· 飽食期（The fed state）：此時期的界定為進食後3個小時內
· 餐後期（The postabsorptive state）：指進食後3-18小時之間
· 空腹期（The fasting state）：進食後18小時到2天之間（處於短期禁食狀態），又可稱為禁食期。
· 飢餓期（The starvation state）：處於長時間禁食，大約數週不進食且已適應的狀態

　　進食後，熱量營養素在腸道中分解為可吸收形式，水溶性成分如葡萄糖和胺基酸則透過肝門靜脈（Portal vein）運送至肝臟代謝，而脂溶性成分如三酸甘油酯和膽固醇酯等則於小腸細胞內包埋成乳糜微粒（Chylomicron），再透過淋巴循環將脂質成分送至周邊組織，如肌肉組織和脂肪組織，之後的乳糜微粒殘留體再將脂質成分送至肝臟代謝。

小博士解說

飽食期與禁食期的內分泌作用

　　飽食後會啟動急性適應期，由胰臟 β 細胞分泌的胰島素主導能量代謝，其作用可分為四個階段，將於5-13內文中敘述。反之，禁食期則由升糖素、兒茶酚胺激素（如腎上腺素和去甲基腎上腺素）以及交感神經調控肝醣走向分解途徑，同時也會活絡糖質新生作用。升糖素由胰臟 α 細胞分泌，拮抗胰島素的作用而促進肝臟中的肝醣分解成葡萄糖，釋出後調升血糖；而腎上腺素亦可刺激升糖素的分泌，並刺激肝醣分解；去甲基腎上腺素（又稱正腎上腺素）是由交感神經末梢釋放的神經傳導物質，也會調控肝醣分解，只是效力較前兩種激素來得小。

圖1 在飽食期時葡萄糖、胺基酸與脂肪的代謝路徑

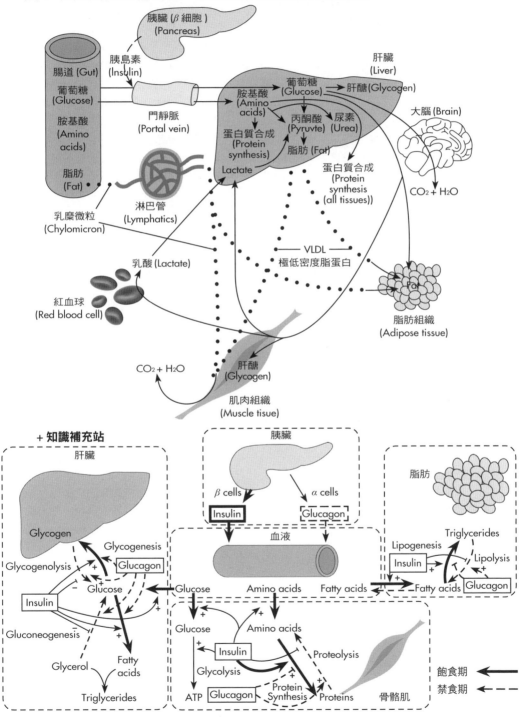

5-9 **組織代謝之飽食期**
(Tissue metabolism during the fed state)

以下分別討論三大營養素在飽食期的代謝。

・葡萄糖

葡萄糖進入肝臟之後，其代謝途徑除了進入糖解作用和檸檬酸循環釋出能量供肝臟細胞運作之用，部分的葡萄糖在胰島素調解作用之下會進行肝醣合成作用，產生儲存性多醣。但是，肝醣的來源主要還是由周邊組織產生的糖質新生中間代謝產物（例如乳酸、丙酮酸等）回流至肝臟所合成的。當肝醣儲存量達至飽和時，多餘的葡萄糖或者糖質新生中間產物則受到胰島素調節而走向蛋白質和脂質合成的途徑，合成之脂質則透過極低密度脂蛋白（Very low density lipoprotein, VLDL）將脂質運送至周邊組織利用，或者送至脂肪組織中儲存，以便作為餐後期、禁食期以及飢餓期時使用。除了肝臟之外，其他組織也會利用葡萄糖作為能量或者可將葡萄糖代謝，包括：

1. 紅血球：紅血球缺乏粒線體之故，無法進行檸檬酸循環，因此只能利用葡萄糖進行糖解作用產生少量能量（2ATP+2NADH），並在無氧途徑中消耗NADH而將丙酮酸代謝成乳酸。另外，也可利用葡萄糖做為六碳糖單磷酸途徑的材料，而產生NADPH。

2. 肌肉：人體內的肝醣除了儲存於肝臟之外，肌肉細胞也可以利用葡萄糖進行肝醣合成，而將肝醣儲存於肌肉中，並作為肌肉收縮的能量來源。正常成年人全身肌肉大約可以儲存350公克的肝醣。

3. 脂肪組織：大多脂質在肝臟合成後再透過VLDL送至白色脂肪組織儲存，或者儲存來自乳糜微粒（外源性脂質）的脂質。然而，脂肪組織也可以利用葡萄糖以及甘油進行脂肪合成，而產生三酸甘油酯。

4. 其他組織器官：飽餐後的葡萄糖可供應各組織氧化產生能量，尤其大腦及神經系統幾乎完全依賴葡萄糖作為能量來源。

・蛋白質

胺基酸經由腸道黏膜細胞吸收後透過肝門靜脈送至肝臟，在肝臟細胞中，胺基酸庫（Amino acid pool）匯集飲食（外源性蛋白質）以及自體代謝回收（內源性）的胺基酸後進行蛋白質合成。然而攝取過多蛋白質時，多餘的胺基酸可進行轉胺或脫胺作用，並進一步合成脂肪。經由脫胺作用後，分解出的氨會在肝臟中進行尿素循環合成尿素，再由腎臟排泄。

・脂質

熱量攝取過多最明顯的後果就是體脂肪的堆積。脂肪消化吸收後在腸道細胞內再酯化並且併入乳糜微粒中，經由淋巴管進入體內，在體循環中血管內皮細胞分泌的脂蛋白脂解酶作用於乳糜微粒，釋出脂質，並由脂肪組織以及肌肉組織吸收，最後的殘留體再匯集至肝臟，此部分的脂質稱為外源性脂肪。肝臟則可利用葡萄糖、胺基酸、甘油或者游離脂肪酸合成脂質，再由VLDL攜帶至體循環，並儲存於脂肪組織中，此為內源性的脂肪。

圖1 三大營養素於飽食期時在各種組織與器官的代謝路徑

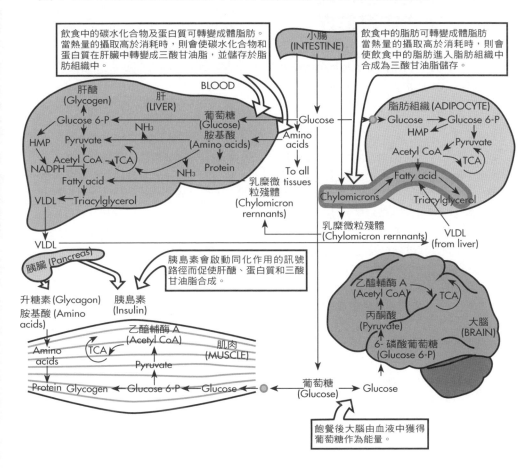

5-10 組織代謝之吸收後或空腹前期

（Tissue metabolism during the postabsorptive or early fasting state）

餐後 3-18 小時沒有進食則稱為餐後期。此時期主要依賴儲存的肝醣和脂肪組織的三酸甘油酯分解而提供人體能量。倘若禁食的時間越長，則使肝醣耗盡，並持續分解三酸甘油酯為游離脂肪酸，而提供肌肉、心血管系統和其他組織利用產能。但，神經/大腦組織以及紅血球仍需葡萄糖產能，因而加速肌肉蛋白降解成胺基酸，升糖性胺基酸則在肝臟中進行糖質新生作用，產生葡萄萄糖供紅血球及神經/腦組織利用。以下分別討論三大營養素在餐後期的代謝。

・肝醣

餐後數小時，血液中葡萄糖不斷消耗，而肝臟中儲存的肝醣進行肝醣分解作用產生葡萄糖並釋放至血液中，以維持血糖恆定（70~110 mg/dL）。而瘦體組織（肌肉組織）中的肝醣因缺乏葡萄糖 6 磷酸酶（Glucose-6-phosphase）無法降解成葡萄糖，故無法調解血糖。穩定的血糖濃度可以提供紅血球、神經細胞以及腦組織利用。然而在消耗肝醣的同時，肝臟也不斷利用非糖類物質進行糖質新生作用產生葡萄糖，例如：乳酸和升糖性胺基酸（如丙胺酸）等。乳酸主要來自紅血球和瘦體組織。紅血球因缺乏粒線體無法進行檸檬酸循環，僅能利用無氧途徑代謝葡萄糖，因而產生乳酸。另外，瘦體組織消耗原儲

存的肝醣產能，除了行有氧途徑進入檸檬酸循環產能之外，部分丙酮酸進行無氧途徑也會產生乳酸，之後藉由血液循環運送至肝臟再行糖質新生作用，而此循環也稱為柯氏循環（Cori cycle）。

・蛋白質

餐後進食時間增加而消耗大量肝醣時，為了維持血糖恆定以及提供葡萄糖給紅血球和神經/腦組織，而促進糖質新生作用的進行。瘦體組織中的蛋白質降解為胺基酸，其中升糖性胺基酸經血液運送至肝臟，在進行脫胺作用或轉胺作用後產生 α-酮酸，此碳氫骨架則可作為糖質新生的原料而轉化成葡萄糖。例如，丙胺酸為升糖性胺基酸，由肌肉蛋白降解後送至肝臟進行糖質新生成葡萄糖，葡萄糖則可再運送回肌肉組織利用，因而形成葡萄糖-丙胺酸循環。然而，大量的蛋白質降解也會產生高濃度的尿素並威脅生命，因此在禁食時間延長的情況下，為了保存生命，使得體內代謝速度變慢，包括蛋白質降解速度趨緩。

・脂質

白色脂肪組織儲存的脂質可作為體內許多組織、器官的能源，尤其在休息或者輕度活動中約可提供 60% 能量來源。在餐後期時間越長的情況下，為了減少神經細胞和腦組織利用葡萄糖，此時脂肪酸在肝臟中進行生酮作用，產生的酮體則可透過血液循環送至神經/腦組織中利用，以減緩葡萄糖的消耗。除了肝臟缺乏利用酮體產能的酵素之外，其他組織，如心臟系統也可利用酮體產生能量。但，大量酮體釋入血液中導致血液酸度增加，提供酮酸中毒的風險，嚴重時則有脫水和死亡的危險。

圖1 三大營養素於吸收後（餐後期）在各組織器官中的代謝。下圖為餐後期葡萄糖的代謝路徑

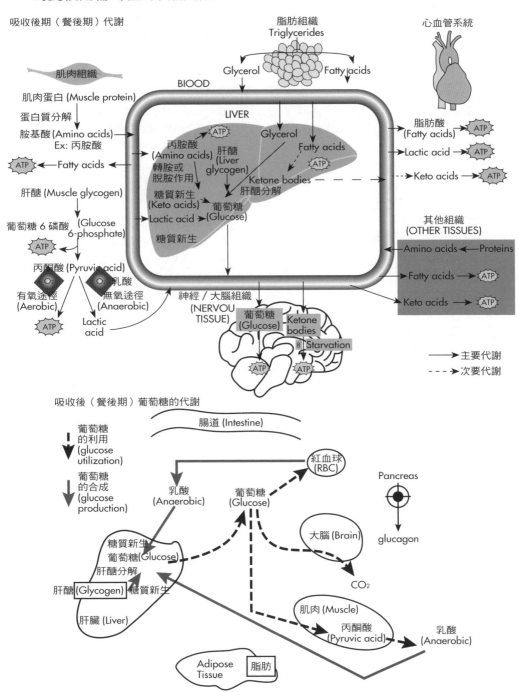

5-11 **組織代謝之空腹期**（Tissue metabolism during the fasting state）

　　餐後 18 小時至兩天的時間不進食即為空腹期（禁食期）。此時期肝臟所儲存的肝醣已耗盡，因而依賴肝臟的糖質新生作用轉換葡萄糖以維持血糖，主要的糖質新生原料為肌肉蛋白質降解所產生的胺基酸，也因此產生大量尿素。以下分別討論三大營養素在空腹期的代謝。

- **醣**

　　肝臟中的肝醣已耗盡，血糖來源短缺而使血糖濃度降低。血糖降低後促使胰臟 α 細胞分泌升糖素（Glucagon）以及腎上腺皮質分泌糖皮質固醇，而調解三大營養素的代謝。肝臟利用紅血球提供的乳酸、肌肉組織提供的升糖性胺基酸以及脂肪組織降解三酸甘油酯後的甘油，進行糖質新生作用而轉換葡萄糖，而供大腦、神經細胞及紅血球產能之用。

- **蛋白質**

　　此時期肝醣已耗盡，肌肉組織中的蛋白質分解速度增加，降解後的胺基酸可提供肝臟進行糖質新生作用或者進行生酮作用，分別產生葡萄糖和酮體供組織器官利用。產生之葡萄糖主要提供紅血球利用，其次則提供大腦和神經組織利用；酮體則逐漸取代作為主要的能源，而提供大

腦神經組織利用、肌肉組織除了由脂肪提供能量外，也可利用酮體代謝產生能量。可作為糖質新生材料的胺基酸稱之為生糖性胺基酸（Glycogenic amino acids），包括丙胺酸、甘胺酸、絲胺酸、半胱胺酸及色胺酸的碳氫骨架可供可合成丙酮酸，並進一步代謝成草醋酸；天門冬胺酸和天門冬醯胺可合成草醋酸，之後進行糖質新生作用形成葡萄糖。檸檬酸循環中間產物也可形成草醋酸後再行糖質新生作用合成葡萄糖，包括精胺酸、脯胺酸、麩醯胺和組胺酸可代謝成麩胺酸接著合成 α- 酮戊二酸；甲硫胺酸和纈胺酸合成琥珀醯基輔酶 A；天門冬胺酸代謝成反丁烯二酸。胺基酸代謝可產生乙醯輔酶 A 和乙醯乙酸者因此合成酮體，稱之為生酮性胺基酸，包括白胺酸、離胺酸可形成乙醯輔酶 A；白胺酸亦可合成乙醯乙酸。此外，羥丁胺酸、異白胺酸、色胺酸、酪胺酸、苯丙胺酸同時具有生糖和生酮作用。

- **脂質**

　　三酸甘油脂降解為游離脂肪酸和甘油。甘油可在肝臟中轉化成甘油磷酸，再轉換成二羥基丙酮磷酸鹽（DHAP）而進入糖解代謝途徑中，接著可以進行氧化產能或者進行糖質新生作用。游離脂肪酸在一般情況下可供肌肉組織氧化燃燒產生能量，但在此時期因缺乏糖類而無法進入檸檬酸循環產能，故只能藉由肝臟進行生酮作用產生酮體，並作為大腦及肌肉組織缺糖時的替代能源。

圖1 三大營養素於空腹期時在各組織器官的代謝。下圖為空腹期胺基酸進行升糖和生酮作用的代謝路徑

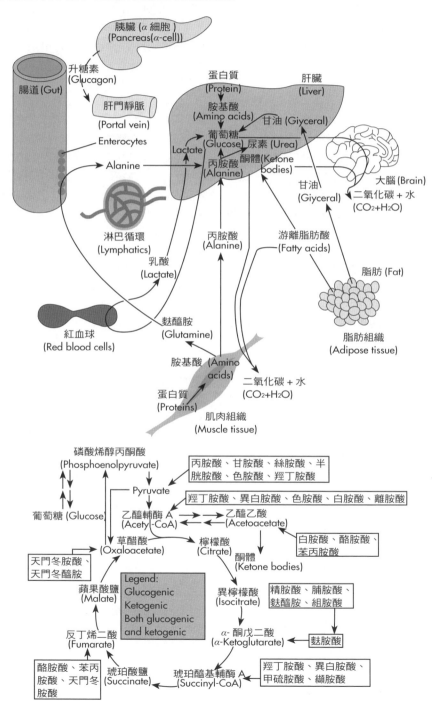

5-12 **組織代謝之飢餓期**（Tissue metabolism during the starvation state）

飽餐後肝臟將吸收後的葡萄糖轉變成肝醣儲存，且將多餘的熱量合成脂肪酸並酯化成脂質，再送到其他組織儲存。在飢餓和長時間禁食期間，肝醣已消耗殆盡，身體開始進入節省蛋白質消耗階段，使壽命得以延續。因此蛋白質裂解成胺基酸作為糖質新生的代謝反應開始變慢，而脂肪逐漸成為主要的能量來源。脂肪組織分解三酸甘油酯，將游離脂肪酸送至肝臟再代謝成酮體。只要草醋酸含量不足以供應乙醯輔酶A進入檸檬酸循環時，肝臟便開始合成酮體作為肝臟以外組織的能量來源。禁食與飢餓期間，各器官的能量代謝調整如圖所示。以下分別討論三大營養素在飢餓期的代謝。

・醣

脂肪組織中的三酸甘油酯分解後產生甘油，送至肝臟作為糖質新生主要的反應物，合成葡萄糖供應大腦和神經系統利用。而胺基酸作為糖質新生前驅物的反應變慢，為次要的葡萄糖來源。

・蛋白質

長期禁食下，為了維持生命所必需的蛋白質，身體逐漸朝節省蛋白質消耗的代謝調整。因為蛋白質可作為抗體抵抗抗原的感染、合成酵素協助生化反應進行，或者做為運送或結合氧氣的血紅素和肌紅蛋白等，皆與維持生命運作有關。因此蛋白質裂解的速度變慢，能源的提供逐漸轉換以脂肪為主。

・脂質

飢餓期中，組織的代謝從糖質新生轉以脂肪分解為主，此時身體利用脂肪作為能源。脂肪組織中儲存許多三酸甘油酯，經過脂解酶作用分解為游離脂肪酸及甘油，並釋入血液中，使血液中脂肪酸的濃度大幅增加，並提供肝臟、肌肉組織以及心臟等組織產能利用。唯獨腦細胞因脂肪酸無法通過血腦障壁，無法使用脂肪酸作為能源，僅能依賴肝臟利用甘油行糖質新生轉換的葡萄糖產能。糖質新生來源變少，腦部與肌肉也逐漸利用肝臟合成的酮體作為能源。

然而，檸檬酸循環中的草醋酸逐漸減少，脂肪代謝產生的乙醯輔酶A無法進入檸檬酸循環而堆積，此時，肝臟中的乙醯輔酶A進行生酮作用形成酮體。但肝臟細胞缺乏代謝酮體產能的酵素，故而將酮體釋入血液並帶到周邊組織利用，因此，血中酮體濃度隨之升高。此代謝調節好處為減少葡萄糖消耗，同時也保存了體蛋白質；但卻也增加酮酸中毒的風險，造成脫水，甚至死亡等生理傷害。一旦體脂肪消耗殆盡，體蛋白質也將逐漸被分解產能，最終則導致死亡。

圖1 三大營養素於飢餓期時在各組織器官的代謝。此時在缺乏足夠糖類時，脂肪走向生酮的代謝途徑，所產生的酮體可供大腦和肌肉利用。

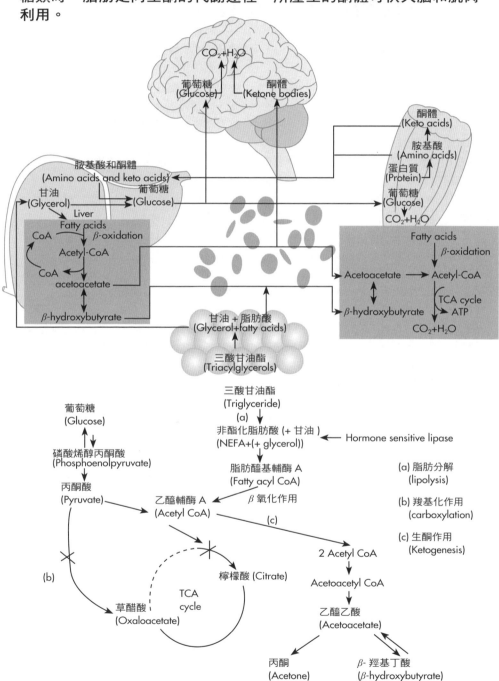

5-13 身體恆定作用之飽食期 (The homeostasis of metabolism during the fed state)

　　身體內完整的恆定系統可確保生命的延續，並藉由神經、內分泌以及循環系統互相協調而調控細胞、組織、器官的正常運作。其中，消化系統即為體內最大的內分泌組織，具有高度特異化的內分泌細胞，可在腸道中接收飲食中的物質刺激（如：葡萄糖、胺基酸、脂肪或酸鹼值等）後分泌胜肽荷爾蒙，並透過血液循環將訊息送至目標器官或細胞而進行調節。

　　空腹時胃底部 P/D1 細胞分泌飢餓素（Ghrelin）作用於下丘腦而增加飢餓感，攝食後血液中飢餓素濃度快速下降，飢餓感也逐漸消失。食物進入消化道後透過迷走神經傳遞訊息給大腦而產生飽脹感。然而膳食消化後的物質也會刺激胜肽荷爾蒙分泌，包括胃泌素（Gastrin）、胰泌素（Secretin，或稱為小腸內泌素）、膽囊收縮素（Cholecystokinin）、抑胃多胜肽（Gastric inhibitory polypeptide, GIP）和 VIP 等。神經刺激、食物因子或胃部飽足感皆會刺激胃部 G 細胞分泌胃泌素，接著胃泌素作用於胃部泌酸腺壁細胞，增加胃酸分泌，並刺激胃部和腸道運動以及胃蛋白酶原釋放。食糜進入十二指腸後，脂肪成分會刺激 I 細胞分泌膽囊收縮素，透過血液循送至膽囊刺激收縮釋出膽汁至十二指腸幫助乳化，另外也抑制胃部運動。此外，酸性食糜也刺激 S 細胞分泌胰泌素，接著胰泌素調節胰臟腺泡細胞釋出胰液，並抑制胃和近端小腸運動。十二指腸及空腸中的 K 細胞受食物刺激後分泌抑胃多胜肽，抑制胃部分泌和運動。以上幾種胜肽荷爾蒙皆會刺激胰臟蘭氏小島 β 細胞分泌胰島素，因此飽食期能量代謝恆定作用中，最主要的內分泌調節則以胰島素為最重要。

　　胰島素的作用依照反應時程長短可分為四個階段：

　　（1）急速作用（Very fast action）：反應時間僅有數秒，例如改變膜蛋白質（葡萄糖運輸器，Glucose transpoter）的數量，有利於葡萄糖運送；

　　（2）快速作用（Fast action）：反應時間在數分鐘之內，抑制或者活化胞內代謝酵素，例如活化肝醣和脂肪合成的同化性酵素，或是抑制異化作用的酵素；

　　（3）慢速作用（Slower action）：反應時間為數分鐘到數小時之久，影響關鍵性酵素分泌或表現，例如調升葡萄糖激酶（Glucokinase）的基因表現而增加其酵素作用；

　　（4）緩慢作用（Slowest action）：反應時間在數小時或數天之後，例如促進細胞增生的作用，細胞的分裂約在 18-24 小時才能完成，可見胰島素影響的時間較長。

圖 1 飽食期時身體的恆定作用

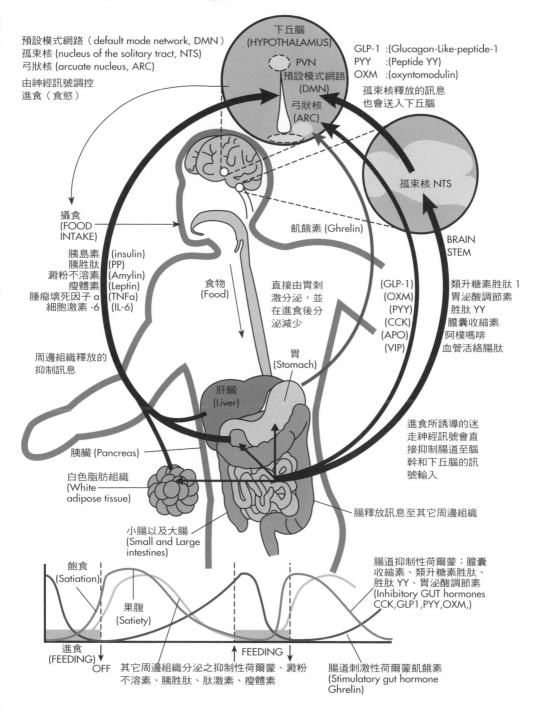

預設模式網路（default mode network, DMN）
孤束核（nucleus of the solitary tract, NTS）
弓狀核（arcuate nucleus, ARC）

由神經訊號調控
進食（食慾）

下丘腦
(HYPOTHALAMUS)
PVN
預設模式網路
(DMN)
弓狀核
(ARC)

GLP-1 :(Glucagon-Like-peptide-1
PYY　　:(Peptide YY)
OXM　 :(oxyntomodulin)

孤束核釋放的訊息
也會送入下丘腦

孤束核 NTS

BRAIN
STEM

攝食
(FOOD
INTAKE)

胰島素　　(insulin)
胰胜肽　　(PP)
澱粉不溶素 (Amylin)
瘦體素　　(Leptin)
腫瘤壞死因子 a (TNFa)
細胞激素 -6 (IL-6)

食物
(Food)

飢餓素 (Ghrelin)

直接由胃刺
激分泌，並
在進食後分
泌減少

(GLP-1)
(OXM)
(PYY)
(CCK)
(APO)
(VIP)

類升糖素胜肽 1
胃泌酸調節素
胜肽 YY
膽囊收縮素
阿樸嗎啡
血管活絡腸肽

周邊組織釋放的
抑制訊息

胃
(Stomach)

進食所誘導的迷
走神經訊號會直
接抑制腸道至腦
幹和下丘腦的訊
號輸入

肝臟
(Liver)

胰臟 (Pancreas)

白色脂肪組織
(White
adipose tissue)

小腸以及大腸
(Small and Large
intestines)

腸釋放訊息至其它周邊組織

飽食
(Satiation)

果腹
(Satiety)

腸道抑制性荷爾蒙：膽囊
收縮素、類升糖素胜肽、
胜肽 YY、胃泌酸調節素
(Inhibitory GUT hormones
CCK,GLP1,PYY,OXM,)

進食
(FEEDING)
OFF

FEEDING

其它周邊組織分泌之抑制性荷爾蒙、澱粉
不溶素、胰胜肽、肽激素、瘦體素

腸道刺激性荷爾蒙飢餓素
(Stimulatory gut hormone
Ghrelin)

第六章
維生素

趙文婉　編著

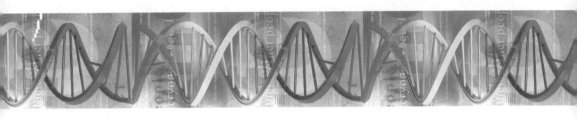

維生素 (Vitamins) **簡介**

維生素是一群具有調節功能的有機化合物，大多數必須從飲食中提供，人體無法合成，在維持人體健康上扮演著非常重要的角色。

維生素的特性包括：1.食物中的有機成分。2.無法產生能量或建造組織，不同於醣類、脂肪和蛋白質的功能角色。3.為必需營養素，人體無法合成或合成不足，除了脂溶性維生素外，不能於人體組織大量貯存，必須由食物供應。4.人體的需要量很少，但是不可缺少，通常以毫克（mg）、微克（μg）計量。在計算維生素的含量上，除脂溶性維生素A常用視網醇當量（Retinol equivalent, R.E.），維生素D採用國際單位（International unit, I.U.）外，其他的維生素均以重量計算。維生素E、K、C及大部分的B群維生素以毫克（mg）為單位，而維生素B_{12}和生物素則以微克（μg）為單位。5.攝取不足時會出現缺乏症狀，若給予補充則可治癒。6.部分維生素對熱、光、金屬離子、酸鹼度等相當敏感，儲存、加工與烹調過程易受破壞。

可分為水溶性維生素和脂溶性維生素兩大類，水溶性維生素又可區分為維生素C和維生素B群，各司其職。其中B群功能上是作為輔酶的角色，參與三大營養素和能量代謝所需、或做為造血等元素（圖1）。

維生素之安定性如圖2所示，大多數皆為不安定或極不安定，只有少數維生素如菸鹼酸、維生素B_{12}、維生素D和維生素K屬於安定者。

此外；水溶性維生素的吸收、運輸，進入微血管經肝門靜脈運送，過量與代謝產物因為可由尿液排出而不易大量貯存於體內，因此毒性較低。脂溶性維生素則由乳糜管吸收，經淋巴系統運輸，部分可由膽汁排出，但脂溶性維生素過量易蓄積於體內，產生中毒現象。

營養標準是許多國家提供其民眾做為設計飲食與評估營養素攝取的指標。1956年內政部公佈「暫定國人每日營養素需求量」為我國營養標準制定的開始，直至2002年參考美國、日本、中國大陸之資料與相關研究，並加入我國第三次國民營養調查之本土數據，修訂營養素建議攝取量，並更名為「**國人膳食營養素參考攝取量（Dietary Reference Intakes, DRIs）**」。第六版「國人膳食營養素參考攝取量」自2002年公布以來，期間國人飲食、營養、健康狀況與疾病風險均有變遷，於2011年公佈「國人膳食營養素參考攝取量修訂第七版」，更多的證據著重於營養素與慢性疾病預防之關係探討。「國人膳食營養素參考攝取量」包括**建議攝取量（Recommended Dietary Allowance, RDA）**、**足夠攝取量（Adequate Intakes, AI）**、**估計平均需要量（Estimated Average Requirement, EAR）**及**上限攝取量（Tolerable Upper intake Levels, UL）**等四項（圖3）。當科學數據不足，無法訂出建議攝取量（RDA）的值時，藉由觀察健康族群實際攝取的飲食份量，再以其營養素攝取量之數據衍算而得的營養素量。目前國人膳食營養素參考攝取量中所列的營養素，如生物素、泛酸、膽鹼、維生素D、維生素E、維生素K、鈣、磷、鋅、氟，只有足夠攝取量（AI）；其餘即為建議攝取量（RDA）。

圖 1. 維生素的分類，包含水溶性維生素和脂溶性維生素兩大類

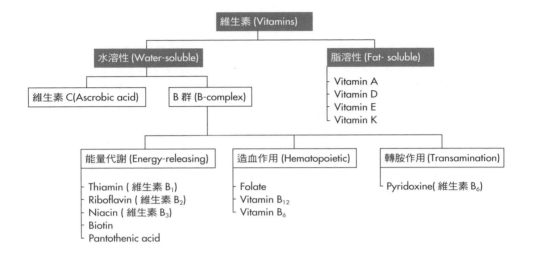

圖 2. 維生素之安定性

安定	不安定	極不安定
菸鹼素 維生素 B$_{12}$ 維生素 D 維生素 K	維生素 B$_2$ 維生素 B$_6$ 泛酸 維生素 A β- 胡蘿蔔素 維生素 E	維生素 C 維生素 B$_1$ 葉酸

圖 3. 膳食營養素參考攝取量（DRIs）

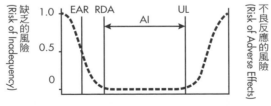

真實攝取量（低→高）Observed Level of Intake

膳食營養素參考攝取量 (Dietary Reference Intakes, DRIs)

建議攝取量 (RDA)：滿足某一年齡層或性別的健康人群中之 97～98%人口的一天營養素攝取量。
足夠攝取量 (AI)：當數據不足，無法定出 RDA 值時，以健康者實際攝取量的數據衍算出來之營養素量。
估計平均需要量 (EAR)：滿足某一年齡層或性別的健康人群中之 50% 人口的營養攝取量。
上限攝取量 (UL)：對於絕大多數人不會引發危害風險的營養素攝取最高限量。
DRIs 包含 RDA、AI、EAR 和 UL。

6-1 維生素C（Ascorbic acid）

又稱為抗壞血酸，**結構式**：是一種六碳的環內酯（Lactone），化學性質與有機酸相似，被視為「酸」。極不穩定、易氧化，抗壞血酸可氧化成去氫抗壞血酸（Dehydroascorbic acid），可利用麩胱甘肽（Glutathione, GSH）被氧化成氧化型麩胱甘肽（Glutathione disulfide, GSSG）而再次還原（圖1）。**食物來源**：存在新鮮蔬果中，尤以柑橘類水果：柳橙、柑橘、檸檬、萊姆、葡萄柚、芭樂、奇異果、番茄；深綠與黃紅色蔬菜：甜椒、花椰菜、甘藍、青椒等含量最為豐富。**維生素C合成途徑**：魚類、少數鳥類、食果性蝙蝠、天竺鼠以及包括人類在內的哺乳類，因先天缺乏古洛糖酸內酯氧化酶（Gulonolactone oxidase）而喪失了以葡萄糖為原料自行合成維生素C的能力，必需仰賴由食物獲取。

生理、生化功能與代謝作用機制：
1. **促進膠原蛋白（Collagen）合成**，膠原蛋白是皮膚、軟骨、韌帶和骨骼的結構性蛋白質，維生素C為膠原蛋白羥化反應（Hydroxylation）之輔因子，此修飾作用有助於膠原蛋白安定性，使得羥脯胺酸（Hydroxyproline）與羥離胺酸（Hydroxylysine）能形成，維生素C在膠原蛋白合成上扮演重要角色（圖2）。已知骨質疏鬆症患者，尿液中hydroxyproline濃度增加。2. **肉鹼（Carnitine）合成**，肉鹼主要幫助活化的長鏈脂肪酸進入粒線體進行β-oxidation；生物體內肉鹼合成需要三甲基離胺酸（Trimethyllysine）作為受質，利用三甲基離胺酸羥化酶

（Trimethyllysine hydroxylase）催化，使受質轉變成3-羥基三甲基離胺酸（3-hydroxy trimethyllysine），此轉變過程所需之亞鐵離子（Fe^{+2}），則由維生素C將鐵離子還原所得。3. **酪胺酸（Tyrosine）、兒茶酚胺的生化合成反應**，酪胺酸可經由苯丙胺酸（Phenylalanine）轉換合成，過程中需四氫生物喋呤（Tetrahydrobiopterin）參與，維生素C可使二氫生物喋呤（Dihydrobiopterin）轉變成四氫生物喋呤，使酪胺酸能合成。此外；也參與神經傳導物質（Neurotransmitter）的合成，如正腎上腺素（Norepinephrine）（圖3）。4. **體內重要的抗氧化劑之一**，維生素C具抗氧化功能，可清除體內細胞代謝過程所產生之自由基與活性氧分子，避免細胞DNA受到破壞，亦可與維生素E共同保護血漿中脂質及低密度脂蛋白之氧化。5. **促進鐵的吸收利用**，可將食物中的三價鐵（Fe^{+3}）還原為二價鐵（Fe^{+2}），有助於鐵的吸收，而鐵更是血基質（Heme）的主成分，維生素C可間接減少缺鐵性貧血的發生。6. **參與膽酸的合成**，是膽固醇轉變成膽酸的速率限制步驟：cholesterol-7α-hydroxylase的輔因子。

缺乏症：維生素C典型缺乏症是『壞血病（scurvy）』，主因膠原蛋白合成不足，而出現皮下點狀出血、牙齦腫脹、潰爛甚至牙齒脫落、壞血性舌炎、關節疼痛、骨骼形成不全等。在免疫反應方面，會抑制吞噬能力、降低延遲型過敏反應（Delayed type hypersensitivity, DTH）、傷口癒合緩慢、易感染等。容易缺乏之族群為吸菸、酒精中毒和少吃新鮮蔬果者。**成年人DRIs**：為100 mg/day，過量可能會出現腸胃不適或腹瀉；成年人的上限攝取量為2000 mg。

圖1. 抗壞血酸（Ascorbic acid）與去氫抗壞血酸（Dehydroascorbate）的轉換反應。氧化態經酵素利用GSH而還原

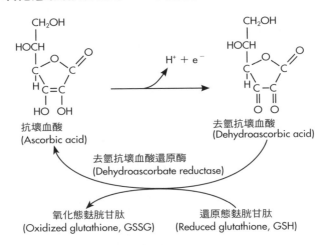

圖2. 維生素C為羥化反應酵素之輔因子

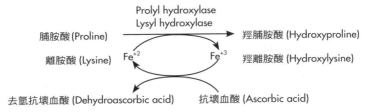

圖3. 酪胺酸（Tyrosine）兒茶酚胺（catecholamines）的生化合成反應

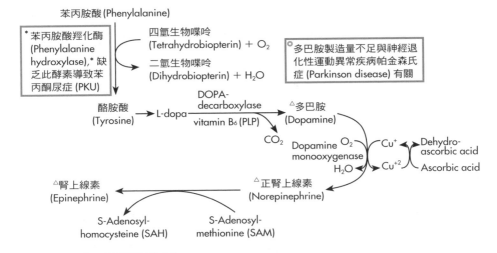

註：△兒茶酚胺化合物

6-2 維生素B$_1$（Thiamin）

　　稱為硫胺，**結構式：**由嘧啶環及噻唑環構成，其結構有硫基和胺基的存在（圖1）。在動物體內多以磷酸化的形式存在，在體內的作用型式為硫胺焦磷酸（Thiamin pyrophosphate, TPP），與維生素B$_2$和菸鹼酸共同參與醣類、蛋白質、脂肪的代謝和能量生成過程之輔酶。維生素B$_1$極易溶於水，在水溶液或鹼性中，容易受到熱破壞；對光、熱及金屬離子都很敏感，是維生素中最不穩定的一種。
食物來源：廣泛存在於自然界中，肉類（豬肉含量豐富）、蛋黃、蔬菜、豆類、全穀類、胚芽米、米糠等食物中含有豐富維生素B$_1$。加工後之精白米和麵粉中則因受到破壞或被去除米糠等而幾乎不含有維生素B$_1$。

　　生理、生化功能與代謝作用機制：當體內存在之濃度低時，會以主動運輸方式為主；體內存在濃度高時，則以被動運輸方式吸收。**1.參與丙酮酸去氫酶複合酵素（Pyruvate dehydrogenase complex）的氧化脫羧作用**，葡萄糖（Glucose）之糖解作用（Glycolysis），產生丙酮酸（Pyruvate）；丙酮酸經由pyruvate dehydrogenase complex之作用，生成乙醯輔酶A（Acetyl CoA）過程，需要維生素B$_1$（輔酶型式TDP/TPP）參與，此反應會更進一步進入檸檬酸循環（Citric acid cycle）或稱為三羧酸循環（Tricarboxylic acid cycle, TCA cycle）（圖2）。**2.參與 α-酮戊二酸去氫酶複合酵素（α-ketoglutarate dehydrogenase complex）的氧化脫羧作用**，生成琥珀醯輔酶A（Succinyl CoA）之過程，需要輔酶TDP/TPP之參與，此為檸檬酸循環的中間產物之一（圖2）。**3.參**與酮基轉移酶（Transketolase）所催化的反應，在戊糖磷酸途徑（pentose phosphate pathway, PPP）或稱為己糖單磷酸路徑（Hexose monophosphate shunt, HMS）中的非氧化性糖類的互換反應（①xylulose-5-phosphate + Ribose-5-phosphate → Glyceraldehyde-3- phosphate + Sedoheptulose-7- phosphate、②xylulose-5-phosphate + Erythrose-4-phosphate → Glyceraldehyde-3- phosphate + Fructose-6-phosphate），其中transketolase 的催化作用需要TDP/TPP當作輔酶來協助酵素反應的進行（圖2）。**4.參與支鏈 α- 酮酸去氫酶（Branched-chain α-keto acid dehydrogenase, BCKAD）的代謝**，支鏈胺基酸白胺酸（Leucine）、異白胺酸（Isoleucine）、纈胺酸（Valine）的代謝過程，BCKAD亦需要有TDP/TPP當作輔酶來協助酵素反應的進行（請見生物素的圖3）。臺灣新生兒篩檢的代謝性疾病之一楓糖尿症（Maple syrup urine disease, MSUD）因缺乏此酶，其中異白胺酸之 α-酮酸衍生物是形成楓糖尿症特有尿味的原因。**5.維護週邊神經傳導功能的正常運**作。

　　缺乏症：當長期嚴重缺乏維生素B$_1$會造成『腳氣病（Beriberi）』，為下肢嚴重水腫、四肢出現無力感、虛弱和多發性神經炎等症狀；也因此維生素B$_1$有抗腳氣病、抗神經炎素等稱號。另外；酒精會干擾維生素B$_1$吸收，長期飲酒會降低維生素B$_1$在腸胃道之吸收。「韋尼克式氏症候群（Wernicke-Korsakoff syndrome）」是一種缺乏維生素B$_1$的神經系統疾病，多數的病人都是因為酗酒引起。**成年人DRIs：**維生素B$_1$在體內之需要量與醣類代謝有關，成年男性：1.2 mg/day；女性：0.9 mg/day。口服之毒性不高，上限攝取量未設定。

圖1. 硫胺（Thiamin）的化學結構

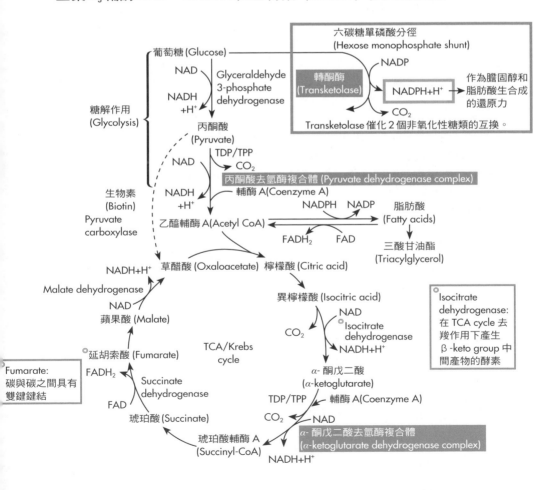

嘧啶環 (Pyrimidine ring)
(2,5-dimethyl
6-aminopyridine)

噻唑環 (Thiazole)
(4-methyl 5-hydroxyethyl-
thiazole)

圖2. 能量代謝中有維生素B₁輔酶TDP/TPP、維生素B₂輔酶FAD、維生素B₃輔酶NAD、NADPH和生物素（Biotin）參與的反應

6-3 **維生素** B_2 (Riboflavin)

稱為核黃素，**結構式：**在結構上含有核糖醇（Ribitol）與黃素（Flavin）的成分（圖1）。為黃素單核苷酸（Flavin mononucleotide, FMN）與黃素腺嘌呤雙核苷酸（Flavin adenine dinucleotide, FAD）之輔酶，擔任氫原子傳遞者，參與生物體內之氧化還原反應。維生素 B_2 可溶於水中，具有強烈的黃色螢光，在服用高量維生素 B_2 後，尿液會呈黃綠色。維生素 B_2 對熱穩定，但在鹼性中加熱則易受到破壞；對可見光與紫外光敏感，需避光。

食物來源：維生素 B_2 存在牛奶、酵母、動物內臟（肝、腎與心臟）、蛋類、瘦肉、豆類、花生、草菇與綠葉蔬菜；其中乳製品為主要來源。但因為維生素 B_2 容易受到光線破壞，屬於不安定性，食物在加工烹調、貯存過程中易造成流失；建議牛奶最好儲存在不透明的容器中。

生理、生化功能與代謝作用機制：在小腸前段，以飽和性，耗能之運送蛋白吸收。1. 參與丙酮酸去氫酶複合酵素（Pyruvate dehydrogenase complex）的氧化脫羧作用，丙酮酸生成乙醯輔酶 A 之過程，也需要維生素 B_2（輔酶型式 FAD）之參與（請見維生素 B_1 的圖2）。2. 參與 α-酮戊二酸去氫酶複合酵素（α-ketoglutarate dehydrogenase complex）的氧化脫羧作用，將 α-酮戊二酸催化成為琥珀醯輔酶 A 之過程，也需要輔酶 FAD 之參與（請見維生素 B_1 的圖2）。3. 參與琥珀酸去氫酶（Succinate dehydrogenase）的反應，在 TCA cycle 中，催化琥珀酸（Succinate）轉變成延胡索酸（Fumarate）的生化反應（請見維生素 B_1 的圖2）。4. 參與脂肪酸 β-氧化（β-oxidation）的代謝，醯基-輔酶 A 去氫酶（Acyl CoA dehydrogenase）的反應過程，需要有 FAD 來協助酵素反應的進行（圖2）。5. **參與電子傳遞鏈（Electron transport）**，複合體一：NADH-泛醌氧化還原酶（NADH-CoQ oxidoreductase）、複合體二：琥珀酸-泛醌氧化還原酶（Succinate-CoQ oxidoreductase）參與電子傳遞的過程。6. **參與四氫葉酸的代謝**，四氫葉酸的代謝轉化成各種葉酸輔酶的負責酵素之一，甲烯四氫葉酸還原酶（Methylene tetrahydrofolate reductase）的生化反應，將 5,10-甲烯四氫葉酸轉變成 5-甲基四氫葉酸（請見葉酸的圖2）。7. **參與色胺酸（Tryptophan）生成菸鹼酸（Niacin）的反應**，作為犬尿胺酸單加氧酶（Kynurenine monooxygenase）生化反應之輔酶，且需 NADPH 參與。8. **參與黃嘌呤氧化酶（Xanthine oxidase）的代謝反應。9. 參與單胺氧化酶（Monoamine oxidase）的生化反應等。**維生素 B_2 在生物體內參與非常多的生化反應，同時與維生素 B_1 和菸鹼酸共同參與醣類、蛋白質、脂肪的代謝和能量生成過程之輔酶角色。

缺乏症：當維生素 B_2 缺乏時，會發生『口角炎（Angular cheilitis）、舌炎（Glossitis）、脂溢性皮膚炎（Seborrheic dermatitis）』，在鼻翼兩側有白色脂肪物堆積於毛囊；眼睛也會出現畏光及角膜充血等症狀。

成年人 DRIs：維生素 B_2 攝取量亦與熱量有關，成年男性：1.3 mg/day；女性 1 mg/day。代謝與排泄主要經尿液，少量在糞便。沒有明顯毒性，未設定 UL。

圖 1. 核黃素（Riboflavin）的化學結構

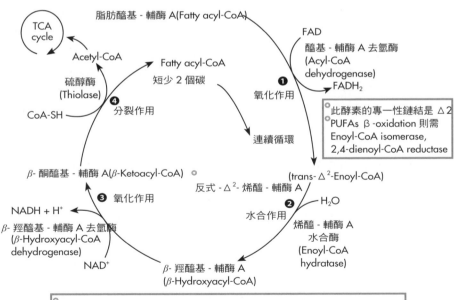

圖 2. 脂肪酸的 β- 氧化作用（β-oxidation）

1949 年 Eugene kennedy, Albert lehninger 發現 β-oxidation 在粒線體內進行，需 carnitine acyl transferase Ⅰ (CAT Ⅰ)、carnitine acyl transferase Ⅱ (CAT Ⅱ) 將活化態脂肪酸 acyl-CoA 運送入粒線體基質內。

6-4 維生素B₃（Niacin）

菸鹼素，**結構式**：在自然界中以菸鹼酸（Nicotinic acid）與菸鹼醯胺（Nicotinamide）兩種型式存在（圖1）。是生物體內兩種重要的輔酶，菸鹼醯胺腺嘌呤雙核苷酸（Nicotinamide adenine dinucleotide, NAD）和菸鹼醯胺腺嘌呤雙核苷酸磷酸（Nicotinamide adenine dinucleotide phosphate, NADP），在生化功能主要扮演不同去氫酶（Dehydrogenase）之輔酶角色，作為氫原子接受、轉移，並將其轉移至電子傳遞鏈中產生能量，為醣類、脂質和蛋白質代謝產能的氧化還原反應所必需。

食物來源：含量較豐富者如：肝臟、酵母、糙米、全穀類、瘦肉、魚類、蛋、牛奶、豆類、綠色蔬菜等。菸鹼素具耐熱性，於加熱、光照與鹼性中均可穩定存在。在人體內菸鹼素可以從色胺酸（Tryptophan）轉化而得，每60 mg色胺酸可以生成1 mg菸鹼素，合成時需有維生素B₂與維生素B₆參與。食物中菸鹼素的總量以菸鹼素當量（Niacin equivalent, N.E.）表示，代表菸鹼素加上色胺酸轉換之量。

生理、生化功能與代謝作用機制：當濃度低時，在體內以主動運輸方式吸收，濃度高時則以被動運輸方式進行。1. 參與甘油醛3-磷酸去氫酶（Glyceraldehyde 3-phosphate dehydrogenase）的反應，糖解作用中將甘油醛3-磷酸（Glyceraldehyde 3-phosphate）催化成為1,3-雙磷酸甘油酸（1,3-bisphosphoglycerate）（請見維生素 B₁的圖2）。2. 參與丙酮酸去氫酶複合酵素的作用（請見維生素 B₁的圖2）。3. 參與異檸檬酸去氫酶（Isocitrate dehydrogenase）催化成為α-酮戊二酸（α-ketoglutarate）。4. 參與α-酮戊二酸去氫酶複合酵素的作用（請見維生素 B₁的圖2）。5. 參與蘋果酸去氫酶（Malate dehydrogenase）的反應，在TCA cycle中，催化蘋果酸（Malate）轉變成草醋酸（Oxaloacetate）之反應（請見維生素 B₁的圖2）。6. 參與脂肪酸β-氧化的代謝，β-羥醯基-輔酶A去氫酶（β-hydroxyacyl CoA dehydrogenase）的反應過程，需要有NAD來協助酵素反應的進行（見維生素 B₂的圖2）。7. 參與電子傳遞。8. 參與酒精去氫酶（Alcohol dehydrogenase）的氧化作用。9. 參與葡萄糖6-磷酸去氫酶（Glucose-6-phosphate dehydrogenase）和6-磷酸葡萄糖酸去氫酶（6-phosphogluconate dehydrogenase）之反應，氧化葡萄糖6-磷酸成5-磷酸核糖時，NADP也是作為去氫的輔酶（圖2），NADPH可以還原劑之角色，進行脂肪酸、膽固醇之合成作用。10. 參與甲烯四氫葉酸還原酶（Methylene THF reductase）的生化反應，將5,10-甲烯四氫葉酸轉變成5-甲基四氫葉酸（請見葉酸的圖2）。**缺乏症**：『**癩皮病（Pellagra）**』是菸鹼素嚴重缺乏症狀：腹瀉（Diarrhea）、皮膚炎（Dermatitis）、痴呆（Dementia），嚴重會死亡（Death），故稱3D或4D，又稱為抗癩皮病因子，過去多發生在以玉米為主食的地區。癩皮病的皮膚發炎症狀，紅癢、灼痛，類似曬傷，在手足四肢、頸部特別嚴重，惡化潰爛破裂結痂而有暗棕色疤痕，環繞頸部的粗糙皮膚名為「**卡薩爾氏項鍊**」。**成年人DRIs**：男性：16 mg N.E./day；女性：14 mg N.E./day。大量niacin具有藥效，可治療高膽固醇血症。上限攝取量（UL）= 35 mg N.E./day。

圖1. 菸鹼酸與菸鹼醯胺的化學結構

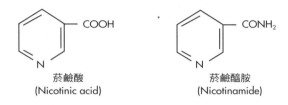

菸鹼酸
(Nicotinic acid)

菸鹼醯胺
(Nicotinamide)

圖2. 磷酸五碳糖路徑（PPP）氧化性NADPH的生成

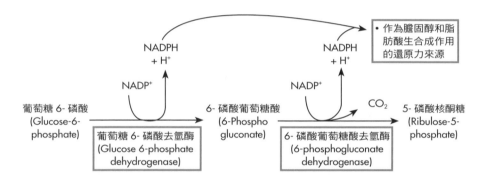

+ 知識補充站

葡萄糖6-磷酸在紅血球中的代謝路徑

試說明有關 pentose phosphate pathway（或 hexose monophosphate shunt, HMS）的生化代謝調節應用性：

(1) 請說明 pentose phosphate pathway(PPP) 中兩個不可逆氧化反應之酵素生化代謝作用。（反應物、酵素與生成物）

(2) 紅血球進行 pentose phosphate pathway 的生化代謝應用性。

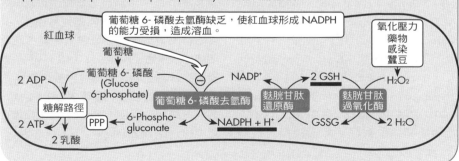

6-5 維生素 B$_6$（Pyridoxine）

結構式：維生素 B$_6$在結構上所接的官能基不同，包括吡哆醇（Pyridoxine, PN）、吡哆醛（Pyridoxal, PL）與吡哆胺（Pyridoxamine, PM）；可再經由接上磷酸基團，而形成磷酸吡哆醇（Pyridoxine phosphate, PNP）、磷酸吡哆醛（Pyridoxal phosphate, PLP）與磷酸吡哆胺（Pyridoxamine phosphate, PMP）（圖1）。活化型之磷酸吡哆醛（PLP）是細胞內胺基酸之脫羧（Decarboxylation）及轉胺（Transamination）作用所必需，與蛋白質代謝有關，為胺基酸合成與分解之輔酶。

食物來源：存在於各種動物性、植物性食物中，含量較豐富為穀類、豆類、內臟（肝與腎臟）、肉類（牛肉、鮭魚與雞肉）、酵母、蔬菜與水果（香蕉與核桃）。容易受到高溫、光照與鹼破壞，易因加工過程而流失。

生理、生化功能與代謝作用機制：在進行吸收前需先去磷酸化後，才可經由空腸利用被動運輸方式進行吸收。血液中維生素 B$_6$的主要型式是 PLP，約占總維生素 B$_6$九成左右，作為許多代謝反應，尤其是蛋白質代謝之轉胺酶之輔酶。**1. 參與轉胺作用**，是以紅血球丙胺酸轉胺酶（Erythrocyte alanine transaminase, ALT or Erythrocyte glutamate-pyruvate aminotransferase, GPT）活性、紅血球天門冬胺酸轉胺酶（Erythrocyte aspartic acid transaminase, AST or Erythrocyte glutamate-oxaloacetate aminotransferase, GOT）活性作為指標；其中 ALT（GPT）是功能評估中較好之酵素指標，最能反應出維生素 B$_6$狀態之改變。**2. 參與脫羧反應**，麩胺酸（Glutamic acid）合成 γ-胺基丁酸（GABA）；5-氫氧基色胺酸（5-hydroxy tryptophan, 5-HT）轉變為血清素（Serotonin）。**3. 參與脫氨作用（Deamination）的反應：**由 serine 脫氨成丙酮酸。**4. 參與胱硫醚合成酶（Cystathionine synthase）的轉硫作用**，幫助同半胱胺酸（Homocysteine）轉變成半胱胺酸（Cysteine）的代謝，維生素 B$_6$與維生素 B$_{12}$和葉酸共同參與甲硫胺酸的代謝（圖2）。因此血液中的同半胱胺酸量被作為評估維生素 B$_6$、維生素 B$_{12}$及葉酸營養狀況的指標。**5. 參與 serine hydroxymethyl transferase 的反應**（serine 與 glycine 的轉換）。**6. 參與色胺酸生成菸鹼酸的代謝反應**，此生化反應合成時需要有維生素 B$_2$、維生素 B$_6$作為犬尿胺酸酶（Kynureninase）之輔酶；當缺乏維生素 B$_6$時，尿液中黃尿酸（Xanthurenic acid）24 小時排出量會顯著增加，此即為生化檢驗中用來評估維生素 B$_6$營養狀況之「色胺酸負荷試驗（Tryptophan loading test）」。**7. 參與血基質（Heme）**的前驅物 ALA（δ-aminolevulinic acid）之生合成反應，作為胺基左旋糖酸合成酶（Amino levulinic acid synthase, ALAS）的輔酶。

缺乏症：皮膚炎、舌炎。且當維生素 B$_6$缺乏時，會因血紅素無法正常合成而造成『小球性低血色素性貧血』。高風險群為老人、飲酒過量者、某些藥物如肺結核藥物（Isoniazid, INH）、抗高血壓藥、抗帕金森氏症藥會與維生素 B$_6$形成複合物降低吸收。**成年人 DRIs：**成年男、女性為 1.5 mg/day，成人之上限攝取量（UL）為 80 mg/day。

圖1. 維生素B₆的化學結構與輔酶型式

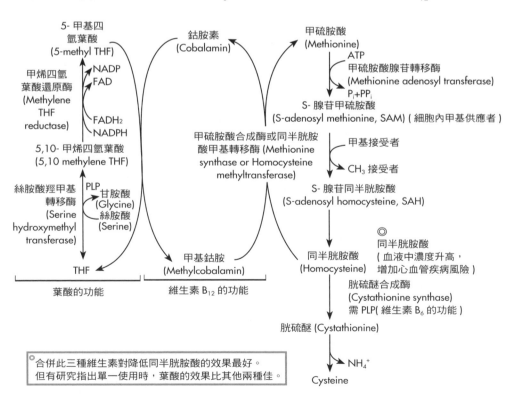

吡哆醇 (Pyridoxine, PN)　吡哆醛 (Pyridoxal, PL)　吡哆胺 (Pyridoxamine, PM)

磷酸吡哆醇 (Pyridoxine phosphate, PNP)　磷酸吡哆醛 (Pyridoxal phosphate, PLP)　磷酸吡哆胺 (Pyridoxamine phosphate, PMP)

圖2. 甲硫胺酸的代謝與同半胱胺酸（Homocysteine）再合成甲硫胺酸的代謝循環，需要維生素B₆、葉酸（Folate）與維生素B₁₂。

5-甲基四氫葉酸 (5-methyl THF)　鈷胺素 (Cobalamin)　甲硫胺酸 (Methionine)　ATP　甲硫胺酸腺苷轉移酶 (Methionine adenosyl transferase)　Pi+PPi

甲烯四氫葉酸還原酶 (Methylene THF reductase)　NADP FAD　FADH₂ NADPH

S-腺苷甲硫胺酸 (S-adenosyl methionine, SAM)（細胞內甲基供應者）

5,10-甲烯四氫葉酸 (5,10 methylene THF)　甲硫胺酸合成酶或同半胱胺酸甲基轉移酶 (Methionine synthase or Homocysteine methyltransferase)　甲基接受者　CH₃ 接受者

絲胺酸羥甲基轉移酶 (Serine hydroxymethyl transferase)　PLP 甘胺酸 (Glycine) 絲胺酸 (Serine)

S-腺苷同半胱胺酸 (S-adenosyl homocysteine, SAH)

THF　甲基鈷胺 (Methylcobalamin)　同半胱胺酸 (Homocysteine)　◎同半胱胺酸（血液中濃度升高，增加心血管疾病風險）

葉酸的功能　維生素B₁₂的功能

胱硫醚合成酶 (Cystathionine synthase) 需PLP(維生素B₆的功能)

胱硫醚 (Cystathionine)　NH₄⁺　Cysteine

◎合併此三種維生素對降低同半胱胺酸的效果最好。但有研究指出單一使用時，葉酸的效果比其他兩種佳。

6-6 葉酸（Folate）

結構式： 葉酸的結構是由喋啶（Pteridine）、對胺基苯甲酸（*p*-aminobenzoic acid, PABA）、麩胺酸（glutamic acid）所組成（圖1），麩胺酸有1, 3, 7個形式，又以1個麩胺酸為最主要吸收形態。葉酸主要參與胺基酸代謝的單碳轉移反應及嘌呤（Purine）、嘧啶（Pyrimidine）合成與細胞分裂；具有活性的葉酸型式為四氫葉酸（Tetrahydrofolate, THF）及其衍生物，其多種輔酶型式包括：5-甲基亞胺四氫葉酸（5-forrminotetrahydrofolate）、5,10-次甲基四氫葉酸（5,10-methenyltetrahydrofolate）、5,10-甲烯四氫葉酸（5,10-methylenetetrahydrofolate）、10-甲醛基四氫葉酸（10-formyltetrahydrofolate）、5-甲基四氫葉酸（5-methyltetrahydrofolate）（圖2）。**食物來源：** 葉酸最早是由菠菜葉中所分離出來，富含葉酸的食物有深綠色蔬菜、菠菜、蘆筍、秋葵、花椰菜、龍鬚菜、洋菇、肝臟等。蔬菜中的葉酸容易由水洗與加熱過程中流失，遇光也會失去活性，屬於極不安定的維生素之一。

生理、生化功能與代謝作用機制： 在食物中以多麩胺酸葉酸形式存在，其在小腸吸收前需先將多麩胺酸水解成單麩胺酸形式之葉酸，再利用主動運輸方式吸收。吸收後會被還原成四氫葉酸（THF），在維生素B_6輔酶參與下，經由**1.絲胺酸羥甲基轉移酶**（Serine hydroxymethyltransferase）的催化，可將絲胺酸（Serine）轉換成甘胺酸（Glycine），而其則轉換成5,10-甲烯四氫葉酸，其可再經由**2.胸腺核苷酸合成酶**（Thymidylate synthetase）催化將dUMP轉變成dTMP，以提供DNA合成所需。另外；5-甲基四氫葉酸在維生素B_{12}輔酶參與下，經由**3.甲硫胺酸合成酶**（Methionine synthetase）的催化，可將同半胱胺酸轉變成甲硫胺酸，而其本身則轉換成四氫葉酸；當葉酸攝取不足時，將造成血漿中同半胱胺酸之含量升高，而形成「**高同半胱胺酸血症**（hyperhomocysteinemia）」，增高罹患心血管疾病、中風之風險（圖2）。且葉酸之代謝上，四氫葉酸經由**4.甲基亞胺轉移酶**（Formiminotransferase）的催化，可轉變成5-甲基亞胺四氫葉酸，而在此生化反應過程中也會伴隨將組織胺酸（Histidine）的中間代謝產物甲基亞胺麩胺酸（Formiminoglutamic acid, FIGLU）代謝為麩胺酸（Glutamate）。因此；當缺乏葉酸時，尿液中FIGLU 8小時排泄量會顯著增加，此即為生化檢驗中用來評估葉酸營養狀況之「**組織胺酸負荷試驗**（Histidine loading test）」（圖2）。

缺乏症： 年長者、慢性酗酒者、服用避孕藥、抗痙攣藥物、磺胺類抗生素等，或臨床上利用葉酸之拮抗劑（Methotrexate（MTX）、5-Fluorouracil（5-FU））來治療癌症，都會干擾葉酸之吸收與利用。葉酸是合成血球的原料之一，故缺乏葉酸的輔助將使得細胞DNA無法複製、細胞無法分裂，形成『**巨球性貧血**（Macrocytic anemia）』。另外；孕婦若缺乏葉酸則容易造成流產，或產下『**胎兒神經管缺陷（Neural tube defect）**』的畸形兒，症狀包括：無腦、脊柱裂和腦膨出等。**成年人DRIs：** 成年男、女性為400 μg/day，懷孕婦女則多增加200 μg/day，UL為1000 μg/day。但需留意高劑量葉酸的給予會掩飾維生素B_{12}的缺乏症狀。

圖1. 葉酸（Folate）的化學結構

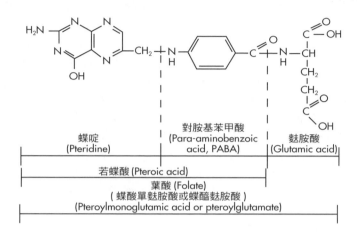

<table>
<tr><td>蝶啶
(Pteridine)</td><td colspan="2">對胺基苯甲酸
(Para-aminobenzoic
acid, PABA)</td><td>麩胺酸
(Glutamic acid)</td></tr>
</table>

若蝶酸 (Pteroic acid)

葉酸 (Folate)
（蝶酸單麩胺酸或蝶醯麩胺酸）
(Pteroylmonoglutamic acid or pteroylglutamate)

圖2. 四氫葉酸（Tetrahydrofolate, THF）代謝轉化成各種葉酸輔酶的反應

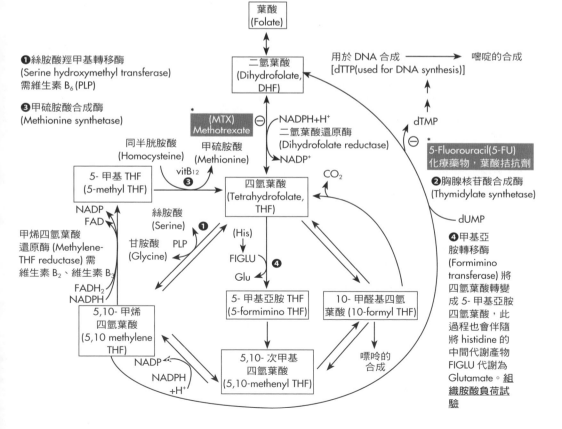

6-7 維生素B₁₂
（Cobalamin）

結構式：維生素B₁₂是所有維生素分子中最複雜的，結構中央因含有一個鈷離子，又稱為鈷胺（Cobalamin, Co）（圖1），其多種複合物形式中只有甲基鈷胺（Methylcobalamin）與5'-去氧腺苷鈷胺（5'-deoxyadenosylcobalamin）之複合物是自然界中具有活性的輔酶形式。

食物來源：富含維生素B₁₂的是動物肝臟、海產、肉類、牛肉、蛋黃及乳酪等食物。維生素B₁₂可在肝臟儲存，存量約2～5 mg，足夠3～5年所需，當維生素B₁₂吸收不足時，缺乏症狀要經過長時間才會表現出來。另外；植物性食品不含維生素B₁₂，因此純素食者容易缺乏。維生素B₁₂對熱安定，但遇光或強鹼會失去活性。

生理、生化功能與代謝作用機制：維生素B₁₂的吸收需要消化道很多因子的參與，除了唾液腺分泌的R蛋白質（R protein）外，胃之壁細胞分泌胃酸和一種稱為內在因子（Intrinsic factor, IF）的黏蛋白，可與維生素B₁₂結合，在迴腸部位進行吸收；因此胃切除手術者、萎縮性胃炎患者、老年人胃液分泌減少、缺乏內在因子、迴腸切除時，會因維生素B₁₂吸收不良造成缺乏。可利用施靈氏試驗（Schilling Test）來診斷IF的缺乏。維生素B₁₂所參與的反應：**1. 參與甲基丙二酸醯輔酶A異位酶（Methylmalonyl-CoA mutase）的生化反應**，此反應利用腺苷鈷胺作為輔酶，將奇數碳脂肪酸β-氧化的產物丙醯輔酶A（Propionyl-CoA）代謝、支鏈胺基酸（Branch chain amino acid, BCAA）異白胺酸（Isoleucine）和纈胺酸（Valine）的異化代謝反應轉變成琥珀醯基輔酶A（Succinyl-CoA）；若酵素缺陷將使甲基丙二酸堆積造成甲基丙二酸血症（methylmalonic acidemia）（圖2）。因為支鏈胺基酸代謝時需要維生素B₁₂，因此若維生素B₁₂缺乏，24小時尿液中代謝物「甲基丙二酸（Methylmalonic acid, MMA）」含量上升（> 300 mg/day），此即為生化檢驗中用來評估維生素B₁₂營養狀況之尿液生化檢測指標。**2. 參與同半胱胺酸甲基轉移酶（Homocysteine methyltransferase）或甲硫胺酸合成酶（Methionine synthase）反應**，此反應利用甲基鈷胺作為輔酶，將同半胱胺酸轉成甲硫胺酸的代謝（請見維生素B₆圖2），維生素B₁₂與維生素B₆和葉酸共同參與同半胱胺酸的代謝。**3. 促進葉酸正常代謝**，維生素B₁₂作為酵素輔酶，參與細胞中單碳之循環代謝。由於葉酸的功能需要有維生素B₁₂的配合，因此缺乏維生素B₁₂會使葉酸無法有效用來製造DNA以及紅血球，進而造成巨球性貧血症。故維生素B₁₂一旦發生缺乏現象，主要會形成巨球性貧血，亦即惡性貧血；因此維生素B₁₂又名抗惡性貧血因子。

缺乏症：絕對素食者、患有胃部疾病的老年人、萎縮性胃炎者，極易發生維生素B₁₂的缺乏，其主要症狀為『**惡性貧血（Pernicious anemia）**』、神經病變、舌頭呈平滑泛紅且疼痛（萎縮性舌炎）。因此長期吃素的老年人，要特別注意維生素B₁₂缺乏的現象，必要時需補充維生素B₁₂補充劑或是進行注射維生素B₁₂。**成年人DRIs**：國人DRIs成年男、女性為2.4 µg/day，DRIs中並沒有訂出維生素B₁₂的上限攝取量。

圖1. 維生素 B$_{12}$ 或鈷胺素的化學結構

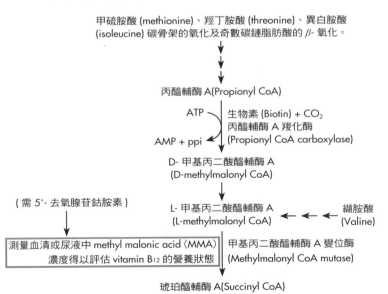

官能基	化合物
— CN	氰基鈷胺素 (Cyanocobalamin)
— OH	羥基鈷胺素 (Hydroxocobalamin)
— H$_2$O	水合鈷胺素 (Aquocobalamin)
— NO$_2$	亞硝基鈷胺素 (Nitritocobalamin)
5'-deoxyadenosyl	5'- 去氧腺苷鈷胺素 (5'-deoxyadenosylcobalamin)
— CH$_3$	甲基鈷胺素 (Methylcobalamin)

圖2. 丙醯輔酶A（Propionyl CoA）的氧化代謝途徑中，生物素參與的反應與維生素 B$_{12}$ 配合甲基丙二酸醯輔酶A變位酶（Methylmalonyl CoA mutase）的作用

甲硫胺酸 (methionine)、羥丁胺酸 (threonine)、異白胺酸 (isoleucine) 碳骨架的氧化及奇數碳鏈脂肪酸的 β- 氧化。

↓↓↓

丙醯輔酶 A(Propionyl CoA)

ATP ⟍　生物素 (Biotin) + CO$_2$
　　　丙醯輔酶 A 羧化酶
AMP + ppi ⟋ (Propionyl CoA carboxylase)

D- 甲基丙二酸醯輔酶 A (D-methylmalonyl CoA)

↓

（需 5'- 去氧腺苷鈷胺素）　　L- 甲基丙二酸醯輔酶 A ← ← ← 纈胺酸 (Valine)
(L-methylmalonyl CoA)

測量血清或尿液中 methyl malonic acid (MMA) 濃度得以評估 vitamin B12 的營養狀態　甲基丙二酸醯輔酶 A 變位酶 (Methylmalonyl CoA mutase)

琥珀醯輔酶 A(Succinyl CoA)

6-8 生物素（Biotin）

結構式：生物素由脲基環（Ureido ring）、噻吩環（Thiophene ring）、戊酸支鏈（Valeric acid side chain）所組成，為一種含硫之結構成分，是一種易與蛋白質結合之水溶性維生素，與羧化酶（Carboxylase）上的離胺酸（Lysine）支鏈以醯胺鍵結，形成長鏈結構。意即羧化酶含生物素，經蛋白酶分解成生物素寡肽鏈，最後釋出生胞素（Biocytin），生胞素再分解成離胺酸與生物素（圖1）。生物素主要的功能是作為生物體內羧基攜帶者（Carboxyl carrier）之輔酶角色，和 CO_2 轉移與羧化反應有關，參與脂肪與蛋白質的代謝與糖質新生作用（Gluconeogenesis）。

食物來源：生物素廣泛存在於各種動、植物體內，腸道菌叢也可以自行合成並供身體利用。生物素含量最豐富的食物是肝、腎等內臟、豆類、全穀類、堅果、花生與蛋黃。生物素對光線、溫度與酸性具穩定性，但易受到鹼性破壞。

生理、生化功能與代謝作用機制：食物中生物素為蛋白質結合態，經蛋白酶消化水解成生胞素才能吸收。生物素進入體內後，主要於迴腸進行吸收，其主要參與羧化作用、脫羧作用與轉胺作用。生物素所參與的反應：**1. 參與丙酮酸羧化酶（Pyruvate carboxylase, PC）的生化反應**，此反應將丙酮酸（Pyruvate）羧基化，合成草醋酸（Oxaloacetate），提供給 TCA cycle、糖質新生所必需，此酵素在糖質新生作用中扮演關鍵角色。**2. 作為乙醯輔酶A羧化酶（Acetyl-CoA carboxylase, ACC）的輔酶**，將乙醯輔酶A（Acetyl-CoA）轉變成丙二醯輔酶A（Malonyl-CoA），提供脂肪酸合成所需的代謝。**3. 參與丙醯輔酶A羧化酶（Propionyl-CoA carboxylase）的生化反應**，此反應是奇數碳脂肪酸和部分胺基酸代謝所需，將丙醯輔酶A（Propionyl-CoA）轉變成甲基丙二酸醯輔酶A（Methylmalonyl-CoA）（請見維生素 B_{12} 的圖2）。**4. 參與 β- 甲基巴豆醯輔酶A羧化酶（β-methylcrotonyl-CoA carboxylase）的反應**，此生化反應將 β- 甲基巴豆醯輔酶A轉變成 β- 甲基戊烯二醯輔酶A（β-methylglutaconyl-CoA），此乃白胺酸（leucine）及部分異戊二烯化合物代謝所需（圖2）。故以上4種生物素依賴酵素已知在代謝上扮演重要角色，生物素可作為羧化酶的輔酶，參與體內能量之代謝，其亦可在 TCA cycle 與糖質新生作用中，利用生物素之脫羧反應來產生二氧化碳。

缺乏症：極為少見，不過生蛋白中含有卵白素（Avidin），會與生物素結合而抑制其吸收，此乃因生蛋白中所含之卵白素易與生物素結合，形成卵白素-生物素複合物，使得小腸酵素無法水解生物素，而導致生物素缺乏情況，長期大量食用生蛋白會導致生物素缺乏；加熱可以破壞 avidin 而避免此問題。另外；老年人因為腸胃道吸收不良或是因為疾病長期使用管灌或全靜脈營養者，及長期服用抗痙攣藥物（Anticonvulsant）之患者，皆可能會發生生物素缺乏的現象，其症狀包括：噁心、厭食、掉髮、皮膚脫皮及乾鱗狀皮膚炎等。

成年人DRIs：國人DRIs成年男、女性為 30 μg/day，DRIs並未訂出其上限攝取量。

圖 1. 生物素（Biotin）與生胞素（Biocytin）的化學結構

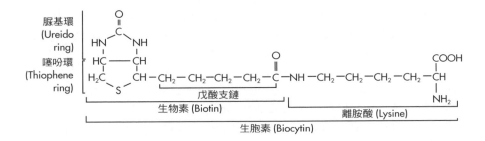

圖 2. 生物素參與白胺酸（Leucine）分解代謝的反應

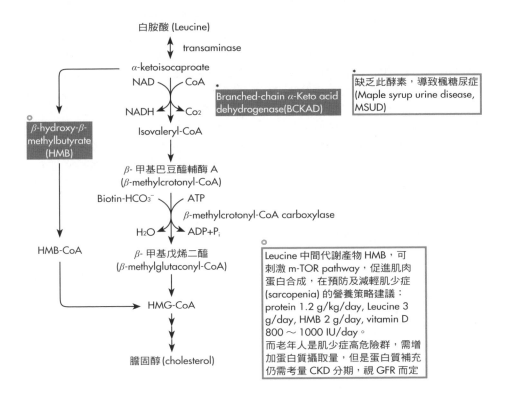

6-9 泛酸 (Pantothenic acid)

結構式： 泛酸由泛解酸（Pantoic acid）、β-丙胺酸（β-alanine）所組成，且在泛酸激酶（Pantothenate kinase）、ATP 與半胱胺酸（Cysteine）參與下，形成 4'-磷酸泛醯基乙胺硫醇（4'-phosphopantetheine）與輔酶 A（Coenzyme A, CoA·SH）（圖1）。故泛酸是體內構成輔酶 A 的重要元素，因為泛酸構成輔酶 A，而輔酶 A 參與了醣類、脂質及蛋白質的代謝，參與合成脂肪酸並參與 TCA cycle 及脂質氧化分解反應；因此生物體內大多數的生化反應皆與泛酸有相關性。另外；因泛酸廣泛地存在各種食物中，故命名意為一種廣泛存在於自然界的有機酸。

食物來源： 廣泛存在各種動、植物性食物中，故名泛酸。可由食物中攝取，如豆魚蛋肉類、肝臟、蛋黃、全穀類、十字花科蔬菜、酵母等。易溶於水，對熱及酸、鹼均不穩定，且易因加工而流失。

生理、生化功能與代謝作用機制： 食物中大部分的泛酸是以輔酶 A 型式存在，其在代謝過程中輔酶 A 會先分解成泛酸，泛酸可進一步於空腸中以被動擴散方式吸收利用。泛酸所參與的反應：

1. 參與丙酮酸去氫酶複合酵素（Pyruvate dehydrogenase complex）的氧化脫羧作用，丙酮酸生成乙醯輔酶 A 之過程，需要維生素 B_1（輔酶型式 TDP/TPP）、維生素 B_2（輔酶型式 FAD）、菸鹼素（輔酶型式 NAD）、泛酸（輔酶型式 CoA）等共同參與，此反應會更進一步進入檸檬酸循環（圖2）。**2.** 參與 α-酮戊二酸去氫酶複合酵素（α-ketoglutarate dehydrogenase complex）的氧化脫羧作用，將 α-酮戊二酸催化成為琥珀醯輔酶 A 之過程，也需要輔酶 TDP/TPP、FAD、NAD、CoA 等之參與，此反應是檸檬酸循環的中間產物之一。**3.** 參與脂肪酸代謝前活化加入 CoA 形成長鏈活化脂肪酸（Fatty acyl-CoA），又稱為醯基輔酶 A（Acyl CoA），此物質將被運入粒線體基質內進行 β-氧化作用，產生能量。**4.** 參與脂醯基載體蛋白（Acyl carrier protein, ACP）合成，在脂肪酸合成的起始步驟，乃需乙醯輔酶 A 和丙二醯輔酶 A 與 ACP 的結合，以進行脂肪酸合成反應，此乃與脂肪酸合成酶複合體（Fatty acid synthase complex）有關。**5.** 參與脂肪酸 β-氧化作用中硫醇酶（Thiolase）所催化的反應（請見維生素 B_2 的圖2）。**6.** 參與蛋白質、醣類與藥物等分子的乙醯化反應（Acetylation）。

1957 年 Lipmann 在諾貝爾獎的重要貢獻，即闡明 CoA 在乙醯化的重要性。

缺乏症： 泛酸普遍存在天然新鮮食物中，正常的飲食攝取不容易出現缺乏情形。第二次世界大戰期間，在菲律賓、緬甸和日本的戰俘曾發生『足灼熱症（Burning feet syndrome）』；另外於糧食與營養極度缺乏或長期酗酒者身上也曾出現缺乏症狀。臨床上長期攝取低泛酸飲食與使用泛酸拮抗劑的情況下會出現缺乏症狀。泛酸缺乏症可能會出現腎臟機能衰退、皮膚老化、疲勞等。

成年人 DRIs： 國人 DRIs 成年男、女性為 5 mg/day；DRIs 中並未定出泛酸的上限攝取量。

圖 1. 輔酶 A（Coenzyme A），由泛酸（Pantothenic acid）、β- 硫醇乙胺（β-mercaptoethylamine）、腺苷二磷酸（Adenosine 3', 5'-bisphosphate）組成

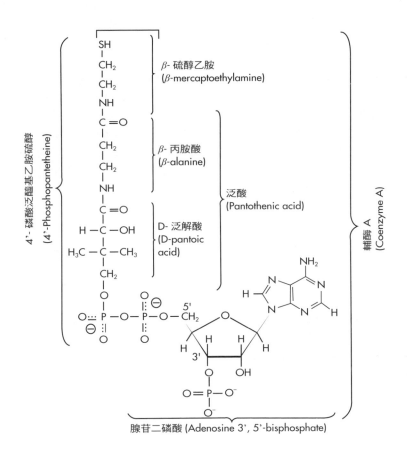

圖 2. 泛酸協助將丙酮酸轉變成乙醯輔酶 A

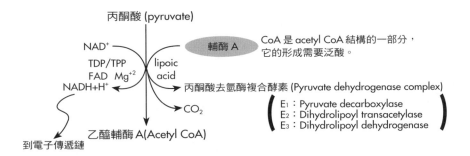

6-10 膽鹼 (Choline)

結構式：膽鹼亦稱膽素，結構上具有一個四級銨，即氮原子上有四個甲基，可作為體內甲基的來源（圖1）。是生物體內構成細胞膜、磷脂質、乙醯膽鹼（Acetylcholine）的前趨物。

食物來源：膽鹼可由人體自行合成，不易因為缺乏膽素而致病，因此膽鹼只能被稱為「**類維生素（Vitamin-like nutrient）」。**

膽鹼存在許多食物中，如：肝臟、豬心、豬腦、蛋黃、肉類、牛奶、綠色葉菜類、酵母、黃豆、花生、小麥胚芽、卵磷脂等。卵磷脂是一種天然的乳化劑，常被用做食品添加物使用，目前市面上有大豆卵磷脂產品作為營養補充品。

生理、生化功能與代謝作用機制：膽鹼在生物體內所參與的反應：

1. **擔任細胞膜結構與傳訊功能的成分**，膽鹼是構成細胞膜結構的重要成分磷脂醯膽鹼/膽素磷脂（Phosphatidylcholine）與神經細胞膜鞘磷脂（Sphingomyeline）的組成成分（圖1）。

2. **擔任乙醯膽鹼（Acetylcholine）的先質，**膽鹼為神經傳導物質乙醯膽鹼的關鍵組成成分，對神經傳導、肌肉收縮、學習力、記憶力很重要。

3. **參與細胞內的甲基代謝，**參與轉換為甜菜鹼（Betaine）後，可使同半胱胺酸經甲基化變成甲硫胺酸。

4. **為各種脂蛋白的重要組成，**參與幫助脂肪運送，膽鹼是卵磷脂關鍵組成成分，有幫忙運輸脂肪的功能，可防止脂肪在肝中累積，避免脂肪肝的發生。

而生物體內膽鹼的主要合成途徑，肝臟可利用S-腺苷甲硫胺酸，經乙醇胺磷脂甲基轉移酶（Phosphatidyl ethanoamine methyltransferase, PEMT）的催化，提供甲基給乙醇胺磷脂而合成膽素磷脂，作為細胞內膽鹼的來源，而能參與甲基代謝、乙醯膽鹼的合成、磷脂質的合成，請見圖2所示。

缺乏症：由於人體可自行合成膽鹼，再加上許多食物也都富含膽鹼，因此不致於缺乏。膽鹼不足時，會干擾脂蛋白運送，引發肝臟脂肪堆積可能會出現脂肪肝，神經傳導方面的病症，甚至還可能與阿滋海默症（Alzheimer's disease, AD）的提早老化有關。

成年人DRIs：成年男性為450 mg/day、女性為390 mg/day。因膽鹼對新生兒的腦部發育極為重要，所以哺乳期婦女需再增加140 mg/day。毒性方面，高劑量攝取膽鹼時，會造成頭暈、低血壓、反胃和腹瀉；且代謝成三甲基胺（Trimethylamine），而有魚腥味；故上限攝取量（UL）= 3500 mg/day。

小博士解說

沙林（Sarin）是一種有機磷化合物，屬於強效乙醯膽鹼酯酶抑制劑（acetylcholine esterase inhibitor）。

圖1. 膽鹼（Choline）與其衍生物的化學結構

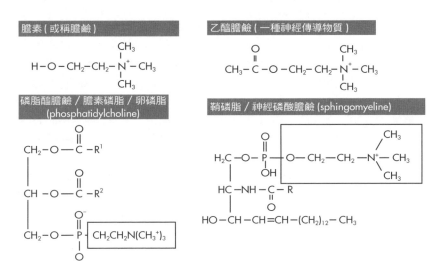

膽素（或稱膽鹼）

乙醯膽鹼（一種神經傳導物質）

磷脂醯膽鹼／膽素磷脂／卵磷脂（phosphatidylcholine）

鞘磷脂／神經磷酸膽鹼 (sphingomyeline)

圖2. 生物體內膽鹼的合成途徑

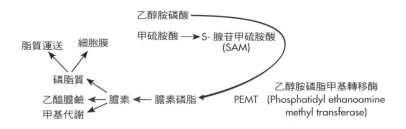

+ 知識補充站

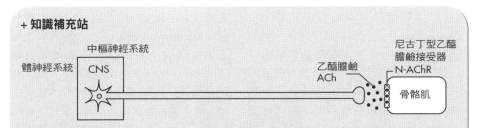

許多神經毒氣（如沙林，屬於不可逆之酵素抑制劑）和農藥有劇毒，是因為它們與乙醯膽鹼酯酶（acetylcholine esterase）活性部位絲胺酸殘基的羥基結合而使酶失活。

當神經性藥劑進入體內時，會因為與乙醯膽鹼酯酶產生共價結合，而阻斷乙醯膽鹼水解作用，於是突觸神經元細胞膜上受體的乙醯膽鹼便會持續作用，大量堆積，產生痙攣、癱瘓、噁心、呼吸停止、意識不清，甚至致死。是能使交感神經與副交感神經迅速失衡的人造神經性化學武器。

6-11 **維生素** A (Vitamin A)

視網醇（Retinol），分為兩大類，一來自動物性食物的類視網醇（Retinoids）：包括視網醇（Retinol）、視網醛（Retinal）、視網酸（Retinoic acid）及視網酯與合成的結構類似物，並以視網醇酯（Retinyl ester）型式貯存在體內；另一來自植物性食物的類胡蘿蔔素。來自植物性的維生素A先質（Provitamin A）類胡蘿蔔素，不具活性，必須經腸道細胞中15,15'-雙氧化酶（15,15'-dioxygenase）分解轉變成有活性的維生素A，其中活性最高的是 β-胡蘿蔔素（β-carotene）。**結構式**：結構由β-紫羅蘭酮環（β-ionine ring）及多元不飽和支鏈所組成（圖1）。

食物來源：含量較豐富者為肝臟、肉類、蛋、乳類與乳製品、魚類、動物油脂、奶油、胡蘿蔔、木瓜、芒果、哈密瓜、南瓜、紅心甘藷、柑橘。對光和酸不安定，易被氧化和紫外線破壞。

生理、生化功能與代謝作用機制：吸收途徑與脂肪相同，在小腸中與膽鹽和油脂經乳化作用形成微脂粒（Micelle），由小腸細胞吸收。視網醇酯與β-胡蘿蔔素，會被併到乳糜微粒（Chylomicrons），由淋巴系統運送，轉化為乳糜微粒殘基，而β-胡蘿蔔素會再轉運到肝臟及脂肪組織；另外視網醇酯隨乳糜微粒殘基到達肝臟後，則釋放並水解成視網醇，視網醇結合到視網醇結合蛋白（Retinol-binding protein, RBP），接著運送到肝臟的星狀細胞（Stellate cells）貯存。**1.維持上皮細胞的正常生長與分化**，皮膚、眼睛、消化道、呼吸道及生殖泌尿系統表面的上皮細胞具有分泌黏液的功能，可保濕和清潔，是人體防衛異物入侵與感染的第一道防線，而維生素A能維持上皮細胞的正常功能。**2.維持正常視覺循環**（Visual cycle），在眼睛視網膜的光受器（桿）細胞內，11-順式視網醛（11-*cis* retinal）與視蛋白（Opsin）結合成為視紫（Rhodopsin），是一種感光受體，當受到光線刺激後，會使得視紫中的11-順式視網醛產生異構化形成反式視網醛，因而與視紫分離，並使視覺訊號傳送至腦部視覺中樞產生影像，而視網醛還原為視網醇，經異構化作用變成11-順式-視網醇，再經氧化作用變成11-順式-視網醛，如此又能和視蛋白重新結合而不斷循環，以維持正常視覺（圖2）。**3.參與骨骼及牙齒正常生長**，維生素A與細胞分化及蛋白質合成有關，而骨骼及牙齒中的細胞皆需藉由細胞分化，以維持正常功能。**4.調節基因表現**。**5.維持免疫功能**。

缺乏症：初期缺乏症狀為『**夜盲症（Night blindness）**』，受光刺激後，視紫分解但無法快速補充，在黑暗中的適暗能力不佳，再惡化成『**乾眼症（Xerophthalmia）**』，淚腺上皮組織角質化，淚水分泌量減少，結膜和角膜乾燥，易受感染，出現『**畢托氏斑（Bitot's spot）**』、『**角膜軟化症（Keratomalacia）**』而失明。長期缺乏則會造成上皮細胞『**毛囊性角化症（Follicular hyperkeratosis）**』，皮膚與皮脂腺角質化，皮膚類似雞皮疙瘩狀的突起。維生素A攝取過量是有毒性的，中毒症狀：厭食、頭痛、肝脾腫大、皮膚乾燥、骨骼與關節疼痛易骨折，孕婦則易產下畸形兒。**成年人DRIs**：成年男性為600 µg R.E.、女性為500 µg R.E.，上限攝取量為3000 µg R.E.。

圖1. 維生素A與類胡蘿蔔素的化學結構

(a) 全反式視網醇 (All-trans retinol)

(b) 視網醛 (Retinal)

(c) 視網酸 (Retinoic acid)

(d) 視網酯 (Retinyl ester)

(e)β- 胡蘿蔔素 (β-carotene)

- 維生素A 的活性是以視網醇當量 (Retinol equivalent, R.E.) 表示，過去脂溶性維生素也常用國際單位 (International unit, I.U.) 來表示。

1RE 維生素A
= 1μg retinol (3.33 I.U.)
= 6 μg β-carotene

- 維生素A 中毒可分為急性、慢性、致畸胎性。

- 過去曾有攝取黑鮪魚魚眼部位的油脂，而造成維生素A 過量中毒的案例。

圖2. 維生素A 參與視紫的再生，維持正常視覺循環（Visual cycle）

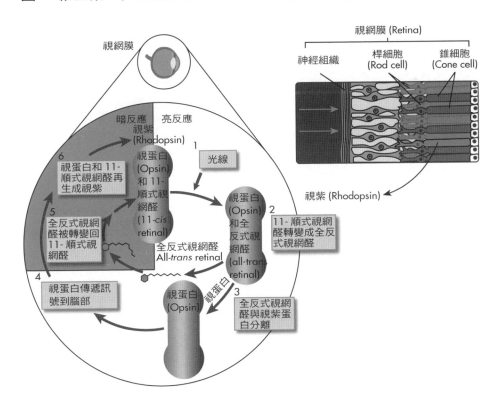

視網膜 (Retina)

神經組織　桿細胞 (Rod cell)　錐細胞 (Cone cell)

視紫 (Rhodopsin)

視網膜

暗反應　亮反應
視紫 (Rhodopsin)

1 光線

6 視蛋白和 11-順式視網醛再生成視紫

視蛋白 (Opsin) 和 11-順式視網醛 (11-cis retinal)

視蛋白 (Opsin) 和全反式視網醛 (all-trans retinal)

2 11- 順式視網醛轉變成全反式視網醛

5 全反式視網醛被轉變回 11- 順式視網醛

全反式視網醛 All-trans retinal

視蛋白

4 視蛋白傳遞訊號到腦部

視蛋白 (Opsin)

3 全反式視網醛與視紫蛋白分離

6-12 **維生素** D (Vitamin D)

結構式：維生素 D 的形式主要有二種不溶於水的固醇類成分，一來自植物及酵母菌的維生素 D_2（麥角固醇（Ergocalciferol）），二來自動物的維生素 D_3（膽鈣化固醇(Cholecalciferol)）。此外；維生素 D 的前驅物為 7- 去氫膽固醇（7-dehydrocholesterol），可由陽光照射皮膚而合成（圖1），故又名「**陽光維生素**」，也稱為「**抗佝僂病因子**」，是一群具有維生素 D 活性的固醇類總稱。

食物來源：肝臟、牛肉、蛋黃、強化乳製品、強化早餐穀片與多種魚類（鯡魚、鮭魚、沙丁魚、鮪魚）、鱈魚肝油、香菇等。其化學性質較為穩定，不易受氧化、熱、鹼、烹調所破壞。

生理、生化功能與代謝作用機制：飲食而來的維生素 D 經乳化成微脂粒而吸收，藉由乳糜微粒經淋巴系統運送，以乳糜微粒殘基進入肝臟。至於由皮膚轉化來的維生素 D，則由皮膚擴散至血液中，結合於血中之維生素 D 結合蛋白（Vitamin D binding protein, DBP）運送至肝臟或其他組織。維生素 D 必須先經肝臟 25- 羥化酶（25-hydroxylase）代謝成 25-OH D_3，再藉由維生素 D 結合蛋白運送至腎臟，再經腎臟 1α 羥化酶（1α-hydroxylase）更進一步羥化為 1,25-$(OH)_2D_3$（鈣三醇(Calcitriol)），才具有生理活性。**1. 鈣恆定調節**，1,25-$(OH)_2D_3$ 主要的生理功能是作為一種荷爾蒙，調節血鈣濃度，進而影響骨骼、牙齒正常生長及神經傳導與心跳；同時與副甲狀腺素（Parathyroid hormone, PTH）共同調節維持血鈣濃度恆定。當血鈣濃度降低時，主要的作用

標的組織優先順序為（1）**骨骼**：副甲狀腺素會與 1,25-$(OH)_2D_3$ 作用在蝕骨細胞（Osteoclasts）上，刺激骨鈣的溶出釋入血液。（2）**腎臟**：副甲狀腺素在腎臟活化 1α-hydroxylase，使 25-OH D_3 轉化為 1,25-$(OH)_2D_3$，而促進腎臟對鈣的再吸收。（3）**小腸**：血漿中 1,25-$(OH)_2D_3$ 濃度增加可活化腸道細胞的運輸系統，增加鈣的吸收（圖2）。有研究顯示，雌激素（Estrogen）可啟動細胞核內 1α-hydroxylase 之基因轉錄，增加腎臟 1α-hydroxylase，而增加 1,25-$(OH)_2D_3$ 合成，促進小腸對鈣的吸收。**2. 調節基因表現**，1,25-$(OH)_2D_3$ 的作用與固醇類荷爾蒙相似，經由細胞核維生素 D 受器（Vitamin D receptor, VDR）而調節基因表現。**3. 細胞分化、增生與成長**。

缺乏症：孩童及發育期之青少年，若缺乏維生素 D 會造成『**佝僂病（Ricket）**』，出現弓形腿；成年人缺乏則易發生『**骨質軟化症（Osteomalacia）**』，骨骼礦化不良，『**骨質疏鬆症（Osteoporosis）**』甚至骨折。陽光照射不足亦會造成缺乏，冬天的維生素 D 營養狀況較夏天為低。產婦、嬰兒及老年人常處於室內，曝晒陽光不足使身體無法製造足夠的維生素 D。

成年人 DRIs：19～50 歲男女性為 10μg/day，51～71 歲以上為 15 μg/day，嬰兒、孕婦和哺乳婦也為 10 μg/day，上限攝取量為 50 μg/day。維生素 D 過量會造成心、肺、肝、腎、血管壁與關節鈣沉積，最嚴重的是腎臟鈣化引發尿毒症。最具毒性者為維生素 A、D，在服用維生素補充劑或魚肝油時，須特別留意維生素 A 和 D 的劑量，以防中毒。

圖 1. 維生素 D₂ 與 D₃ 的生合成反應

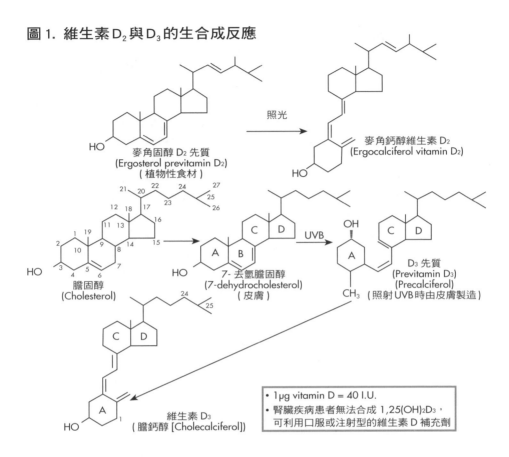

麥角固醇 D₂ 先質
(Ergosterol previtamin D₂)
（植物性食材）

照光 →

麥角鈣醇維生素 D₂
(Ergocalciferol vitamin D₂)

膽固醇
(Cholesterol)

7- 去氫膽固醇
(7-dehydrocholesterol)
（皮膚）

UVB →

D₃ 先質
(Previtamin D₃)
(Precalciferol)
（照射 UVB 時由皮膚製造）

維生素 D₃
（膽鈣醇 [Cholecalciferol]）

- 1μg vitamin D = 40 I.U.
- 腎臟疾病患者無法合成 1,25(OH)₂D₃，可利用口服或注射型的維生素 D 補充劑

圖 2. 1,25(OH)₂D₃ 與副甲狀腺素（Parathyroid hormone, PTH）的協同作用

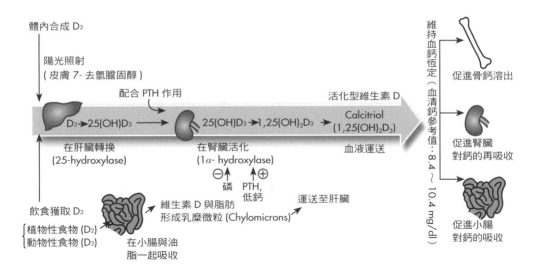

體內合成 D₃

陽光照射
（皮膚 7- 去氫膽固醇）

配合 PTH 作用

活化型維生素 D

$D_3 \rightarrow 25(OH)D_3$

在肝臟轉換
(25-hydroxylase)

$25(OH)D_3 \rightarrow 1,25(OH)_2D_3$

在腎臟活化
(1α- hydroxylase)

Calcitriol
$(1,25(OH)_2D_3)$

血液運送

⊖ 磷   ⊕ PTH, 低鈣

飲食獲取 D₃
植物性食物 (D₂)
動物性食物 (D₃)

在小腸與油脂一起吸收

維生素 D 與脂肪形成乳糜微粒 (Chylomicrons)

運送至肝臟

維持血鈣恆定（血清鈣參考值：8.4～10.4 mg/dl）

促進骨鈣溶出

促進腎臟對鈣的再吸收

促進小腸對鈣的吸收

6-13 **維生素** E (Vitamin E)

結構式：維生素E有兩類，包含4種生育醇（Tocopherols）與4種三烯生育醇（Tocotrienols），每一種都具有含一個酚基結構頭部及含有16個碳的尾部結構，每一類又分 α、β、γ、δ 四種，故共有8種形式的同質異構化合物。其中生育醇類分子其尾部為16碳的飽和支鏈；三烯生育醇類分子其尾部為16碳的不飽和支鏈（圖1）。維生素E頭部的結構是其具抗氧化力的來源，尾部的結構則使其具有親脂性，可溶於細胞膜及脂蛋白等。α-生育醇（α-tocopherol）是存在自然界中最多的維生素E，最具生物活性與抗氧化活性。其抗氧化作用主要是藉由酚基結構提供電子並穩定未配對的電子，故當不飽和脂肪酸攝取量增多時，維生素E的需求量也隨之增加。

食物來源：各種植物性油脂（小麥胚芽油、黃豆油、葵花油、橄欖油、芥花油、玉米油、苦茶油等）、堅果類、葵瓜子、杏仁、花生、豆類及深綠色葉菜。維生素E在酸性、高溫下安定，但對加熱和紫外線的抗性弱，易被氧化，其在油脂中可做為天然的脂溶性抗氧化劑角色。

生理、生化功能與代謝作用機制：維生素E在腸道的吸收與其他脂溶性維生素相似，均需要膽鹽的協助。各種型式的維生素E在腸道被吸收後，併入乳糜微粒中，並進入血液後分送至各組織，主要儲存在脂肪組織。維生素E的生理功能：1.作為天然的脂溶性抗氧化劑，其抗氧化能力來自於苯環結構第6個碳原子上的羥基（Hydroxyl group, -OH），具有提供電子的能力，且本身被氧化後之產物相當穩定，是一種良好的天然抗氧化物質。維生素E可維持細胞膜的完整性，防止細胞膜上的多元不飽和脂肪酸及磷脂質被氧化。另外；也可防止LDL-膽固醇的氧化，預防心血管疾病之發生。2.**維生素E與麩胱甘肽過氧化酶（Glutathione peroxidase, GSH-Px）相輔相成**，清除自由基、過氧化物質等活性氧物質（Reactive oxygen species, ROS），維生素E會和其他抗氧化營養素如維生素C、硒（Glutathione peroxidase的輔因子）等協同抵禦體內氧化壓力（圖2）。3.**增進紅血球細胞膜安定，防止氧化傷害。4.可保護維生素A不受氧化破壞。5.保護DNA，預防癌症。**

缺乏症：過去在缺乏維生素E的實驗老鼠中曾發現會發生不孕，因此維生素E又稱為「抗不孕因子」，也稱為「生育醇」。人類缺乏的情況並不多見，但罹患膽汁鬱積性肝病（Primary biliary cirrhosis）會出現脂肪吸收不良及肝臟運送蛋白不足，可能造成維生素E嚴重缺乏，會引起導致神經肌肉功能缺陷、運動失調、缺乏反射等。此外；早產兒較容易有維生素E缺乏的情況，乃因母體的維生素E尚未能經由胎盤輸送到胎兒體內，而發生『溶血性貧血（Hemolytic anemia）』，即紅血球細胞膜受自由基破壞而損傷，造成溶血現象。新生兒溶血性疾病是造成新生兒黃疸的另一個常見原因。

成年人DRIs：國人DRIs成年男、女性為12 mg α-T.E.（生育醇當量 α-tocopherol equivalent, α-T.E.），上限攝取量為1000 mg α-T.E.。而正接受抗凝血劑如：香豆醇（Coumarin）治療者，應避免同時服用大量的維生素E，因為可能會促進抗凝血劑之作用，造成凝血時間太長，增加出血的危險。

圖1. 生育醇（tocopherol）與三烯生育醇（tocotrienol）的化學結構

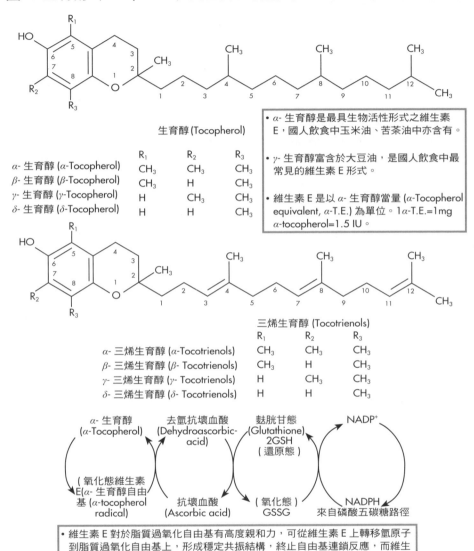

生育醇 (Tocopherol)

	R_1	R_2	R_3
α- 生育醇 (α-Tocopherol)	CH₃	CH₃	CH₃
β- 生育醇 (β-Tocopherol)	CH₃	H	CH₃
γ- 生育醇 (γ-Tocopherol)	H	CH₃	CH₃
δ- 生育醇 (δ-Tocopherol)	H	H	CH₃

- α- 生育醇是最具生物活性形式之維生素 E，國人飲食中玉米油、苦茶油中亦含有。
- γ- 生育醇富含於大豆油，是國人飲食中最常見的維生素 E 形式。
- 維生素 E 是以 α- 生育醇當量 (α-Tocopherol equivalent, α-T.E.) 為單位。1α-T.E.=1mg α-tocopherol=1.5 IU。

三烯生育醇 (Tocotrienols)

	R_1	R_2	R_3
α- 三烯生育醇 (α-Tocotrienols)	CH₃	CH₃	CH₃
β- 三烯生育醇 (β- Tocotrienols)	CH₃	H	CH₃
γ- 三烯生育醇 (γ- Tocotrienols)	H	CH₃	CH₃
δ- 三烯生育醇 (δ- Tocotrienols)	H	H	CH₃

- 維生素 E 對於脂質過氧化自由基有高度親和力，可從維生素 E 上轉移氫原子到脂質過氧化自由基上，形成穩定共振結構，終止自由基連鎖反應，而維生素 E 自由基會嵌在細胞膜上，藉由細胞質內的維生素 C 再還原成維生素 E。

圖2. 維生素E的再生反應，需要維生素C、硒的協同作用

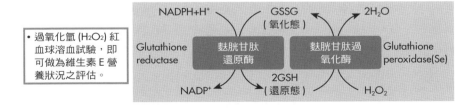

- 過氧化氫 (H₂O₂) 紅血球溶血試驗，即可做為維生素 E 營養狀況之評估。

6-14 維生素K (Vitamin K)

結構式：維生素 K 可以分為三種，由植物所製造的，稱為葉醌（Phylloquinone, K_1）、來自於動物本身之正常的腸道細菌所合成，稱為甲基萘醌（Menaquinone, K_2）、經化學合成的維生素 K_3 無支鏈甲基萘醌（Menadione），維生素 K 為醌類（Quinine）的化合物，苯環上具有二個酮基，主要的差別在於支鏈結構（圖1）。天然維生素 K（K_1 和 K_2）幾乎不具毒性，但是人工合成之維生素 K_3 在高劑量時具有毒性。維生素 K 對熱有抗性，但易被酸、鹼破壞，且對光不安定。

食物來源：主要植物性食物來源為綠色蔬菜，如菠菜、萵苣、甘藍菜、芥藍菜、綠花椰菜。動物性來源為蛋黃、牛奶、肉類、肝臟及人類腸道某些大腸桿菌（*Escherichia coli*）、脆弱擬桿菌（*Bacteroides fragilis*）也可自行合成部分維生素 K。

生理、生化功能與代謝作用機制：從食物來的維生素 K，在腸道的消化與吸收與其他脂溶性維生素相似，併入乳糜微粒中，進入淋巴系統，藉脂蛋白運送，儲存於肝臟。人工合成的維生素 K_3 在肝臟中被甲基化後，與維生素 K_1、維生素 K_2 一同併入極低密度脂蛋白（VLDL）中，運送到肝外組織利用。維生素 K 是體內合成凝血因子時必需的維生素，主要負責凝血作用，又稱為「凝血維生素」。**1. 維持正常凝血機制**，凝血作用（Hemostasis）可分為內因性途徑（Intrinsic pathway）與外因性途徑（Extrinsic pathway）兩種，內因性途徑指當血液與內皮下的纖維或流出之膠原蛋白接觸時，所引發的一連串凝血過程。而外因性途徑指當血管受傷時，由組織凝血活素的蛋白與脂質複合物，在多種凝血因子催化下所引發的凝血作用。凝血因子中的第二，第七，第九，第十因子的合成都需要 vitamin K 的參與，最後凝血酶原（Prothrombin）活化，催化纖維蛋白原（Fibrinogen）轉化為纖維蛋白（Fibrin）而形成凝塊，產生凝血作用（圖2）。**2. 參與麩胺酸殘基羧化反應（Carboxylation）**，vitamin K 主要參與鈣結合蛋白上 γ-carboxyglutamic acid 的生化反應，催化酵素為維生素 K 依賴的麩胺酸 γ- 羧化酶（Vitamin K-dependent γ-glutamyl carboxylase），γ- 羧化麩胺酸可與鈣離子結合，影響血液凝固和骨骼礦化（Mineralization）（圖3）。**3. 參與維生素K之循環利用**，在蛋白質的 γ- 羧化反應中，維生素 K 可以重複循環利用，此過程在肝細胞中進行，稱之為「**維生素K循環**（Vitamin K cycle）」（圖3）。

缺乏症：服用維生素 K 拮抗劑對抗凝血（抗凝血藥物 Warfarin 會抑制維生素 K 循環中醌還原酶（Quinone reductase）活性，以降低維生素 K 的活性，此藥的抗凝血作用在於抑制肝臟凝血因子的合成）、嚴重肝病、脂肪吸收不良及服用抗生素、老年人因腸道菌減少而使合成量減少、早產兒腸道菌相還不完整，維生素 K 循環也未發展完全，就容易出現維生素 K 缺乏，當體內缺乏維生素 K 時，會無法合成凝血因子，導致凝血時間變長及皮下出血現象，此稱為『**紫斑症（Purpura）**』。

成年人DRIs：於 2011 年增列維生素 K 建議量，針對 19～50 歲成年男、女的建議量分別為 120 µg/day 及 90 µg/day；尚未訂出上限攝取量。

圖 1. 維生素 K 的化學結構

無支鏈甲萘醌
(Menadione)
維生素 K₃(化學合成)

甲基萘醌
(Menaquinone)
維生素 K₂(動物、微生物來源)

葉醌
(Phylloquinone)
維生素 K₁(植物來源)

圖 2. 凝血機制

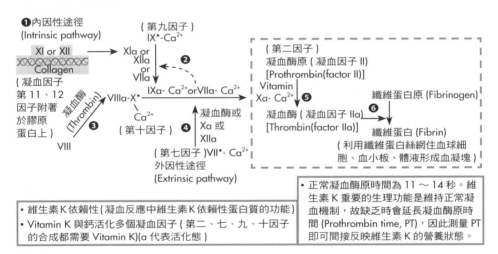

❶ 內因性途徑
(Intrinsic pathway)

XI or XII
Collagen
(凝血因子
第 11、12
因子附著
於膠原
蛋白上)

VIII

(第九因子)
IX*-Ca²⁺

XIa or
XIIa
or
VIIa

凝血酶
(Thrombin)

❸

VIIIa-X*-
Ca²⁺
(第十因子)

❷

IXa- Ca²⁺orVIIa- Ca²⁺

❹

凝血酶或
Xa 或
XIIa

(第七因子)VII*- Ca²⁺
外因性途徑
(Extrinsic pathway)

(第二因子)
凝血酶原 (凝血因子 II)
[Prothrombin(factor II)]
Vitamin
Xa- Ca²⁺ ❺

凝血酶 (凝血因子 IIa)
[Thrombin(factor IIa)]

纖維蛋白原 (Fibrinogen)

❻

纖維蛋白 (Fibrin)
(利用纖維蛋白絲網住血球細
胞、血小板、體液形成血凝塊)

- 維生素 K 依賴性 (凝血反應中維生素 K 依賴性蛋白質的功能)
- Vitamin K 與鈣活化多個凝血因子 (第二、七、九、十因子
  的合成都需要 Vitamin K)(a 代表活化態)

- 正常凝血酶原時間為 11 ～ 14 秒。維
  生素 K 重要的生理功能是維持正常凝
  血機制，故缺乏時會延長凝血酶原時
  間 (Prothrombin time, PT)，因此測量 PT
  即可間接反映維生素 K 的營養狀態。

圖 3. 維生素 K 循環

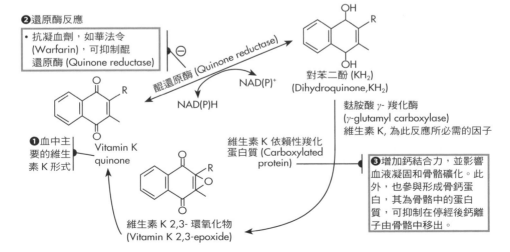

❷ 還原酶反應

- 抗凝血劑，如華法令
  (Warfarin)，可抑制醌
  還原酶 (Quinone reductase)

醌還原酶 (Quinone reductase)

NAD(P)⁺

NAD(P)H

對苯二酚 (KH₂)
(Dihydroquinone,KH₂)

黏胺酸 γ- 羧化酶
(γ-glutamyl carboxylase)
維生素 K, 為此反應所必需的因子

❶ 血中主
要的維生
素 K 形式

Vitamin K
quinone

維生素 K 依賴性羧化
蛋白質 (Carboxylated
protein)

維生素 K 2,3- 環氧化物
(Vitamin K 2,3-epoxide)

❸ 增加鈣結合力，並影響
血液凝固和骨骼礦化。此
外，也參與形成骨鈣蛋
白，其為骨骼中的蛋白
質，可抑制在停經後鈣離
子由骨骼中移出。

附錄　十年內營養師高考參考題

維生素簡介

◇ 對相同性別、年齡層之健康人群而言，同一種營養素的建議量，adequate intakes、estimated average requirement、recommended dietary allowance、 tolerable upper intake levels，以 <u>tolerable upper intake levels</u> 最高。

◇ 關於 DRIs 敘述，<u>每天所需要的營養素量 RDA ＝ EAR ＋ 2SD、EAR 為滿足健康人群中半數的人所需要的營養素量、當數據不足無法定出值時，以健康者實際攝取量的數據衍算出來之營養素量</u>正確。

◇ 衛生福利部 2011 年每日飲食指南手冊，以預防營養素缺乏為目標，每日飲食攝取之建議是以達到膳食營養素參考攝取量（DRIs）<u>70%</u> 為原則。

◇ 有關第七版「國人膳食營養素參考攝取量」的內容敘述，<u>足夠攝取量和建議攝取量通常可滿足該族群 97% 的營養需求</u>正確。

◇ 有關民國 100 年行政院衛生署（現為衛生福利部）公告「每日飲食指南」的內容，<u>設計考量以預防營養素缺乏為標的，即營養素的攝取達到 70% DRIs 目標以上</u>敘述正確。

◇ 國人膳食營養素參考攝取量（Dietary reference intakes, DRIs）中，<u>Recommended dietary allowance（RDA）</u>是可滿足 97 ～ 98% 的健康人群每天所需要的營養素量。

◇ 國人膳食營養素參考攝取量（DRIs）的各項數值中，<u>UL（Tolerable upper intake levels）、RDA（Recommended dietary allowances）</u>數值會高於健康人群的營養素平均需要量。

◇ 關於第七版 DRIs 中對各年齡層蛋白質建議量，<u>7 歲以後蛋白質的建議量，依性別而有所不同</u>敘述錯誤。

◇ 膳食營養素參考攝取量（Dietary reference intakes, DRIs）在建議攝取量（Recommended dietary allowance, RDA）時，滿足特定年齡層及性別的健康人群中 97 ～ 98% 的人一日所需攝取量，其計算公式為：<u>Estimated average requirement（EAR）＋ 2SD$_{EAR}$</u>。

◇ 第七版國人膳食營養素參考攝取量（Dietary reference intakes, DRIs）關於 19 ～ 50 歲成人體位及熱量修訂原則：<u>熱量建議依身體活動分為「低」、「稍低」、「適度」與「高」四級</u>。

◇ 有關國人膳食營養素參考攝取量（DRIs）的敘述，<u>Recommended Dietary Allowance ＝ Estimated Average Requirement ＋ 2SD</u>。

◇ 關於建議攝取量（Recommended Dietary Allowance, RDA），<u>97 ～ 98% 的健康人群</u>為建議攝取量值的條件。

◇ 衛生福利部（原行政院衛生署）所公告之現行「國人膳食營養素參考攝取量」中，各項數值之關係為：<u>EAR ＜ RDA ＜ AI ＜ UL</u>。

◇ 訂定「國人膳食營養素參考攝取量」時，以能滿足健康人群中每一個人為原則，由實驗或觀察數據估算出的攝取量，稱為：<u>足夠攝取量（AI）</u>。

◇ <u>水溶性維生素</u>最易受烹調及貯藏破壞。

維生素 C（Vitamin C）

◇ 有關缺乏維生素 C 導致皮下點斑出血 (pinpoint hemorrhage) 的關鍵病理機制之敘述：<u>血管內皮細胞基層結構蛋白變異，導致結締組織崩解，以致血液滲漏至皮膚層</u>正確。

◇ <u>Ascorbic acid</u> 在高濃度情形下，容易造成鐵活化成促氧化物質。

◇ 皮膚症狀與可能缺乏的營養素，<u>點狀皮下出血可能是缺乏維生素 C</u>。

◇ 維生素 C 除了可以加強鐵於腸道的吸收外，也有助於微量元素<u>硒與鉻</u>的吸收。

◇ 維生素 C 的功能，<u>促進膠原形成、參與合成腎上腺皮質激素、參與酪胺酸的新陳代謝</u>。

◇ 透析患者須補充<u>維生素 C、維生素 B 群</u>。

◇ 營養素 <u>Vit C</u> 有助於延緩亞硝酸鹽於胃中轉變成 N-nitroso compounds。

◇ <u>Ascorbic acid</u> 可以提供氫原子來還原多巴胺單加氧酶（Dopamine-β-mono-oxygenase）的輔因子，以協助兒茶酚胺（Catecholamines）的合成。

◇ 苯丙胺酸轉變成酪胺酸的反應需要<u>維生素 C</u> 的參與。

◇ <u>維生素 C</u> 協助再生維生素 E 的抗氧化特性。

◇ 人類因缺乏 <u>L- 古洛糖酸內酯氧化酶（L-gulonolactone oxidase）</u>，所以無法合成維生素 C，而必須依賴飲食攝取。

◇ 晉小姐近日發現皮膚出現紅狀斑點、牙齦出血及小腿肌肉疼痛，可能與<u>維生素 C</u> 缺乏有關。

◇ <u>Scurvy</u> 為維生素 C 的缺乏症。

◇ 當牙齦腫大及出血時，顯示可能缺乏<u>維生素 C</u>（ascorbic acid、collagen 與 scurvy 三者間之關係）。

維生素 B$_1$（Vitamin B$_1$）

◇ 關於五碳糖磷酸途徑 (pentose phosphate pathway, PPP) 的敘述：<u>需要維生素 B$_1$、B$_2$、niacin 等的參與、產生 NADPH 及核糖磷酸以供其他代謝使用、缺乏葡萄糖 6- 磷酸脫氫酶 (glucose 6-phosphate dehydrogenase)，是一種遺傳疾病，會引起紅血球溶解，造成溶血性貧血</u>正確。

◇ 轉酮酶 (transketolase) 是五碳醣磷酸代謝途徑 (pentose phosphate pathway, PPP) 的關鍵性酵素，此酵素需要輔酶<u>硫胺雙磷酸 (TDP)</u> 的協助。

◇ 有關維生素 B$_1$、B$_2$ 或 B$_3$ 之敘述，<u>能量代謝增加時，可能需要增加這三種維生素的攝取、未經烹調的魚或貝類因含有硫胺酶（thiaminase），會破壞維生素 B$_1$ 的結構、維生素 B$_3$ 之建議攝取量，是以菸鹼素當量（niacin equivalent, N.E.）表示。</u>

◇ 魏尼克腦病（Wernicke-Korsakoff syndrome）是因為酗酒導致<u>維生素 B$_1$</u> 缺乏所形成的神經病變。

◇ 有關維生素缺乏與疾病的組合，<u>thiamin，beriberi</u> 正確。

◇ 有關維生素缺乏與疾病的組合，<u>thiamin，Wernicke-Korsakoff syndrome</u> 正確。

◇ 趙先生<u>被診斷</u>罹患乾性腳氣病（dry beriberi），可能是因為長期缺乏<u>維生素 B$_1$</u> 所造成的。

◇ 紅血球轉酮酶活性係數（ETKAC）用以評估<u>維生素 B$_1$</u> 營養素的狀況。

◇ 陳先生喜吃生魚片及部分海產食物，請問他最有可能缺乏 <u>Thiamin</u>。

◇ 紅血球轉酮酶活性係數（ETKAC）反映維生素 B_1 的營養狀況，其「<u>臨界缺乏</u>」是指在 <u>1.15 ≦ ETKAC < 1.2</u> 範圍。

◇ 丙酮酸（Pyruvate）經氧化去羧化作用轉換為乙醯輔酶 A（Acetyl CoA）的能量代謝過程中，需要維生素 B_1 以<u>硫胺雙磷酸（TDP）</u>型式參與作用。

◇ 丙酮酸去氫酶複合體（Pyruvate dehydrogenase complex）催化反應時會打斷 lipoic acid 結構的<u>雙硫鍵</u>。

◇ 轉酮基酶（Transketolase）在戊醣磷酸途徑（Pentose phosphate pathway, PPP）中參與二碳基團之轉移，其所需之輔酶為 <u>thiamin pyrophosphate</u>。

◇ <u>Transketolase</u> 其所催化之反應需要 thiamin pyrophosphate 作為輔酶。

◇ 王先生因為肝硬化併發沃尼可腦病變（Wernicke's encephalopathy），臨床治療上會給予<u>維生素 B_1</u>。

◇ 亞硫酸鹽常被作為還原型的漂白劑，也是可以被使用的食品添加物，但使用過量時，最易造成<u>維生素 B_1</u> 之破壞。

◇ <u>維生素 B_1、B_2、菸鹼素</u>與熱量利用最有關。

◇ 水溶性維生素中 B 群共有 8 種，但唯一含有胺基（Amine）是指：<u>維生素 B_1</u>。

◇ <u>Thiamin</u> 缺乏時，會造成腳氣病（Beriberi）。

◇ 測定紅血球 transketolase 活性，可作為評估 <u>Thiamin</u> 之營養狀況。

◇ 國民營養健康狀況變遷調查中，用以評估維生素 B_1 狀態的方法為：<u>紅血球轉酮酶活性係數（Erythrocyte transketolase activity coefficient, ETKAC）</u>。

維生素 B_2（Vitamin B_2）

◇ 李先生服用高劑量的維生素 B 群補充劑後，尿液呈現亮黃色，可能是因為補充劑中含有高劑量的<u>維生素 B_2</u>。

◇ 色胺酸 (tryptophan) 代謝形成菸鹼醯胺腺嘌呤雙核苷酸 (NAD$^+$) 的過程中，需要<u>維生素 B_2、維生素 B_6、鐵</u>參與。

◇ 紅血球麩胺基硫還原酶活性係數 (erythrocyte glutathione reductase activity coefficient, EGRAC) 可用來評估<u>維生素 B_2</u> 的營養狀況。

◇ 有關評估維生素營養狀況，<u>維生素 B_2 可透過測量紅血球麩胱甘肽還原酶活性係數 (EGRAC)、Tryptophan loading test 可了解維生素 B_6 營養狀況、血清維生素 C 濃度可反應飲食攝取狀況</u>正確。

◇ <u>維生素 B_2、B_3、B_6</u> 直接或間接參與穀胱甘肽（glutathione）的代謝，因而被認為具有間接的抗氧化能力。

◇ 有關維生素缺乏與疾病的組合，<u>riboflavin，angular stomatitis</u> 正確。

◇ 邱先生近日飽受口角炎（angular stomatitis）之苦，建議可以補充<u>維生素 B_2</u>。

◇ 缺乏維生素 B_2 所引起的症狀：<u>舌炎、口角炎、脂溢性皮膚炎</u>。

◇ 丙酮酸氧化為乙醯輔酶 A 時，氧化硫辛酸（Lipoic acid）首先需要 <u>FAD</u> 的輔助。

◇ 核黃素擔任許多代謝過程中酵素的輔酶，如<u>檸檬酸循環（Citric acid cycle）中的琥珀酸去氫酶（Succinate dehydrogenase）、脂肪酸氧化過程中的醯輔酶 A 去氫酶（Acyl-CoA dehydrogenase）、神經傳導物質的單胺氧化酶（Monoamine oxidase）</u>。

◇ 維生素 B_2 因參與<u>麩胱甘肽（Glutathione）</u>的代謝，被認為具有間接抗氧化能力。

◇ 檸檬酸循環中，<u>succinate</u> 會和 FAD 進行氧化還原反應。

◇ 脂肪酸氧化過程中，醯輔酶 A 去氫酶（Acyl CoA dehydrogenase）將脂肪酸轉換成乙醯輔酶 A（Acetyl CoA），此過程需要營養素維生素 B₂ 擔任輔酶。

◇ 維生素 B₂ 在食物中除了以游離態的型式存在外，主要是以<u>核黃素單核苷酸（FMN）及核黃素腺嘌呤雙核苷酸（FAD）</u>輔酶的型式存在。

◇ 協助犬尿胺酸單加氧酶（Kynurenine monooxygenase）將色胺酸轉換成菸鹼素的過程中，需要<u>核黃素</u>擔任輔酶。

◇ 奶類可為維生素 B₂ 之最主要來源。

◇ 脂溢性皮膚炎可能缺乏維生素 B₂。

菸鹼素（Niacin）

◇ 王小姐被診斷出有腹瀉 (diarrhea)、皮膚炎 (bilateral dermatitis) 及癡呆 (dementia) 的症狀，可能是缺乏<u>維生素 B₃</u>。

◇ 異檸檬酸去氫酶（isocitrate dehydrogenase）催化產生 β-keto group 中間產物，以進行去羧作用（decarboxylation），<u>需要 NAD⁺</u> 的輔助。

◇ 有關維生素缺乏與疾病的組合，<u>niacin，pellagra</u> 正確。

◇ 糖解作用（glycolysis）產生的 NADH（nicotinamide adenine dinucleotide）是<u>經由 glycerol-3-phosphate shuttle system 或 malate-aspartate shuttle system</u> 進入粒線體。

◇ 有關戊糖磷酸途徑（pentose phosphate pathway）之敘述，<u>此路徑主要用於 NADPH 及 ribose-5-phosphate 之產生</u> 正確。

◇ 1 分子乙醯 - 輔酶 A（acetyl CoA）經一個檸檬酸循環代謝生成 CO₂ 的過程，可產生 <u>3 NADH 和 1 FADH₂</u>。

◇ 維生素 B₃ 以菸鹼醯胺腺嘌呤雙核苷酸磷酸（NADP）型式參與<u>脂肪酸生成、固醇類荷爾蒙生成、去氧核糖核苷酸生成</u>等代謝過程。

◇ 五碳糖磷酸途徑（pentose phosphate pathway）可產生代謝產物 NADPH（<u>nicotinamide adenine dinucleotide phosphate</u>），以提供還原物質參與脂肪酸合成。

◇ 維生素 B₃ 之建議攝取量是以<u>菸鹼素當量（niacin equivalent）</u>型式表示。

◇ 王先生因維生素 B₃ 缺乏而出現癩皮病（pellagra），<u>腹瀉（diarrhea）、皮膚炎（dermatitis）、癡呆（dementia）</u>屬於癩皮病的典型臨床症狀。

◇ 菸鹼酸（niacin）可由胺基酸<u>色胺酸（Tryptophan）</u>轉換而來。

◇ 蠶豆症之個體是因先天基因缺陷而缺乏 <u>Glucose-6-phosphate dehydrogenase</u>。

◇ 戊糖磷酸途徑（Pentose phosphate pathway, PPP）的主要功能是：<u>提供五碳糖和 NADPH</u>。

◇ NADH 無法直接穿透至粒線體內膜，若經由甘油 -3- 磷酸穿梭器（Glycerol-3-phosphate shuttle）提供電子傳遞至氧分子產生 1.5ATP，但比蘋果酸 - 天門冬胺酸穿梭器（Malate-aspartate shuttle）少 1 個 ATP，其主要原因是甘油 -3- 磷酸穿梭器在協助電子傳遞過程中無 <u>NADH 脫氫酶（NADH dehydrogenase）</u>參與所造成。

◇ 催化戊糖磷酸途徑（Pentose phosphate pathway, PPP）代謝反應酶素中，<u>葡萄糖 -6- 磷酸去氫酶（Glucose-6-phosphate dehydrogenase）、6- 磷酸葡萄糖酸去氫酶（6-phosphogluconate dehydrogenase）</u>可產生 NADP⁺。

◇ 菸鹼醯胺腺嘌呤雙核苷酸磷酸（NADP）參與**麩胱甘肽（Glutathione）的生成、膽固醇及固醇類荷爾蒙的生合成、麩胺酸（Glutamate）的氧化**等反應途徑。

◇ 營養狀況評估檢測，**菸鹼酸缺乏：氮-甲基菸鹼酸（N-methylnicotinamide）**。菸鹼醯胺在肝臟甲基化後，氧化成多種代謝物排泄於尿中，主要的代謝產物是氮-甲基菸鹼酸。

◇ 癩皮病型皮膚炎可能是缺乏**菸鹼酸**。

◇ NADH 可同時抑制異檸檬酸去氫酶（isocitrate dehydrogenase）和 α-酮戊二酸去氫酶（α-ketoglutarate dehydrogenase）二者活性。

◇ 依據 P/O ratio 理論，各 2 分子的 NADH 和 $FADH_2$ 共可生成 **8 個 ATP**（每莫耳 NADH 進入電子傳遞鏈可產生 2.5 莫耳 ATP；每莫耳 $FADH_2$ 進入電子傳遞鏈可產生 1.5 莫耳 ATP）。

◇ Glucose-6-phosphate dehydrogenase 之活性會影響 NADPH 的形成以及 glutathione 的還原狀態。

◇ 從乙醯輔酶 A（Acetyl-CoA）生合成膽固醇時需要使用 NADPH（體內脂肪酸或膽固醇之生合成均需 NADPH 來提供還原力）。

◇ Niacin 在臨床上，有降低 LDL 膽固醇的作用。

◇ **60 mg 色胺酸**可生成 1 mg 之菸鹼素。

◇ 由 β-胡蘿蔔素形成視網醇的反應中，需要**菸鹼素**的催化反應。

◇ 缺乏**菸鹼酸**最可能導致癩皮性皮膚炎（Pellagra dermatitis）的產生。

維生素 B_6（Vitamin B_6）

◇ 色胺酸負荷 (tryptophan loading) 試驗常作為維生素 Pyridoxine 的營養狀態評估。

◇ 血液中同半胱胺酸濃度的增加，與老年人罹患心血管疾病、神經性退化、骨折之風險相關。可以增加**維生素 B_6、葉酸、維生素 B_{12}** 之攝取，以降低其風險。

◇ 衛生福利部訂定之國人膳食營養素參考攝取量（DRIs），19～50 歲男性與女性**維生素 B_6（1.5 mg）、維生素 B_{12}（2.4 μg）**之建議攝取量相同。

◇ 朱小姐長期服用口服避孕藥，應建議增加**維生素 B_6** 的攝取。

◇ 肝臟 acetyl transferase 活性較低者，在服用 Isoniazid（INH）藥物時會增加**維生素 B_6** 缺乏之危險性。

◇ 當尿中黃尿酸（xanthurenic acid）排泄量增加時，可能為營養素**維生素 B_6** 缺乏。（註解）：色胺酸負荷試驗（Tryptophan loading test）：口服色胺酸的劑量為成人 2 g，小孩 100 mg/kg 體重，口服後測量血液中黃尿酸 24 小時排出量。

◇ 磷酸吡哆醛協助轉胺作用，擔任天門冬胺酸轉胺酶（aspartate aminotransferase）的輔酶，可將天門冬胺酸轉成草醯酸（oxaloacetate）。

◇ Vitamin B_6 可能會降低帕金森氏症（Parkinson's disease）治療藥物 L-dopa 的藥效。

◇ 當體內缺乏**維生素 B_6**，色胺酸（tryptophan）代謝會不正常，尿中會出現黃尿酸（xanthurenic acid）。

◇ 高劑量的維生素 B_6 常被用來預防或治療臨床的若干症狀，包括：**腕隧道症候群（Carpal tunnel syndrome）、經前症候群（Premenstrual syndrome）、癲癇（Epilepsy）**。

◇ Pyridoxine 的缺乏會影響肝臟 ALT 及 AST 的作用。

◇ Vitamin B₆ 參與同半胱胺酸轉換成半胱胺酸。

◇ 營養狀況評估檢測，**維生素 B₆ 缺乏：檢測磷酸吡哆醛（Pyridoxal phosphate, PLP）及吡哆醛（Pyridoxal, PL）**。

◇ 吡哆醇（Pyridoxine）在肝臟中會代謝形成活化態的磷酸吡哆醛（Pyridoxal 5'-phosphate），此過程需要依賴**維生素 B₂** 擔任輔酶。

◇ 關於使用左旋多巴（L-dopa）治療帕金森氏（Parkinson's）症的患者須注意的問題：**多攝取富含維生素 B₆ 的食物以提高治療效果，敘述錯誤**。

◇ Alanine aminotransferase & Aspartate aminotransferase 可作為臨床肝功能檢測之生化指標。

◇ Pyridoxal phosphate 是胺基酸進行轉胺作用時所需之輔酶。

◇ 人體胺基酸的代謝過程有輔酶的參與：**磷酸吡哆醛（Pyridoxal phosphate, PLP）**藉與胺基酸之胺基形成西福鹽基（Schiff base），執行轉胺作用。

◇ 與成年期比較，老年期需增加 Vitamin B₆ 之攝取。

◇ **以 PLP 形式，參與胺基酸之轉胺作用**為維生素 B₆ 的功能之一。

◇ 轉胺作用（Transamination）需要 Pyridoxine。

◇ 左旋多巴（L-dopa）是目前治療帕金森氏症（Parkinson's disease）的主要藥物之一。為避免影響對疾病的治療效果，需特別注意維生素 pyridoxine 的攝取不宜過量（為維生素 B₆ 易出現缺乏現象的人口群）。

◇ 色胺酸負荷試驗（Tryptophan loading test）可以評估**維生素 B₆**。

◇ 長期服用抗巴金森氏症藥物 Entacapone，拮抗維生素 B₆ 較容易產生**貧血**病症（為維生素 B₆ 易出現缺乏現象的人口群）。

◇ 治療肺結核之藥物 isoniazid（INH）與 pyridoxine 有拮抗作用（主因 INH 與 B₆ 輔酶 PLP 結合，使需要 PLP 的犬尿胺酸酶（Kynureninase）活性降低，因而降低菸鹼素的合成）（為維生素 B₆ 易出現缺乏現象的人口群）。

◇ 可快速反應飲食攝取之維生素 B₆ 的改變，並做為維生素 B₆ 短期營養狀況指標的是：**尿中 4-PA（Pyridoxic acid）**。

葉酸（Folate）

◇ N¹⁰- 甲醛四氫葉酸（N¹⁰-formyl-tetrahydrofolate）可提供嘌呤（purine）生合成環狀結構之 C 來源。

◇ Folate、Pantothenic acid、Cobalamin 與 hematopoiesis（造血作用）有關。

◇ 懷孕初期飲食缺乏 Folic acid，會增加嬰兒出現無腦症或脊柱裂等症狀。

◇ **受孕期間的胚胎生長發育、骨髓腔紅血球母細胞的熟化作用、血管內皮細胞的氧化傷害**與飲食葉酸缺乏有關。

◇ 甲硫胺酸合成酶（methionine synthase）以葉酸與維生素 B₁₂ 為輔酶因子，以催化生化反應。

◇ 我國第八版國人膳食營養素參考攝取量中，建議懷孕婦女葉酸的攝取量應為 600（400 ＋ 200）微克。

◇ 檢測尿液排泄量以評估維生素是否缺乏，**葉酸：檢測甲醯亞胺麩胺酸量（formiminoglutamic acid）**組合正確。

◇ 有關單碳代謝（one-carbon metabolism）調節之敘述，**維生素 B$_{12}$ 缺乏會導致 5- 甲基四氫葉酸（5-methyltetrahydrofolate）累積之敘述正確**。

◇ **葉酸（folate）、維生素 B$_{12}$、維生素 B$_6$** 參與 S- 腺苷甲硫胺酸（S-adenosylmethionine, SAM）之甲基循環（methyl cycle）與單碳循環（one-carbon cycle）。

◇ 孕婦懷孕初期時，若葉酸的攝取不足時，容易增加胎兒的**神經管缺陷**風險。

◇ 評估葉酸營養狀況的生化檢查包含：Serum folate、Erythrocyte folate、Histidine loading test。

◇ 有關胸腺嘧啶核苷酸合成酶（thymidylate synthetase）參與核苷酸（nucleotides）代謝之敘述，**thymidylate synthetase 之作用與四氫葉酸（tetrahydrofolate）代謝密切相關正確**。（註解）: thymidylate synthetase 催化 dUMP 轉變成 dTMP。

◇ 有關葉酸缺乏導致人體紅血球發生病變，**骨髓腔紅血球母細胞分裂次數減少，導致巨球性網狀紅血球生成**，敘述正確。

◇ **葉酸補強之穀類食物、綠葉蔬菜、柑橘類水果或豆科類**，是葉酸食物的良好來源。

◇ 治療類風濕性關節炎，通常併用「疾病修飾抗風濕藥物」（Disease Modifying Anti-Rheumatic Drug，DMARD），Methotrexate（MTX）即屬於此類。服用 MTX 通常會降低**葉酸**血中濃度。

◇ 長期使用化療藥物 Methotrexate（MTX）會對維生素**葉酸**產生拮抗作用。

◇ 以絲胺酸（Serine）合成甘胺酸（Glycine），或甘胺酸（Glycine）分解成絲胺酸（Serine）時，**需要四氫葉酸（Tetrahydrofolate）攜帶單碳原子基團進行轉換**。

◇ 長期口服制酸劑、阿斯匹靈或口服避孕藥時，必須增加 Folate 的攝取量。

◇ 葉酸上限攝取量（Tolerable upper intake levels, UL）之制定，主要安全性之考量為：**避免蒙蔽惡性貧血之診斷**。

◇ 根據第七版的「國人膳食營養素參考攝取量」，**孕婦**族群具有最高的葉酸需要量。

◇ 營養狀況評估檢測，**葉酸缺乏：檢測甲醯亞胺麩酸（Formiminoglutamic acid）**。當葉酸缺乏時，尿液排出高濃度 FIGLU。

◇ 當**葉酸**攝取量超過上限攝取量（Tolerable Upper Intake Levels, UL）時，常會遮蔽早期維生素 B$_{12}$ 缺乏所導致的巨球性貧血症，延誤治療 B$_{12}$ 缺乏之惡性貧血所衍生的神經病變。

◇ 在人體含氮物質代謝過程中，葉酸的單碳代謝參與了**組織胺酸異化分解釋出甲基亞胺（Formimino）**（葉酸與 histidine 之異化代謝反應）。

◇ **葉酸與維生素 B$_{12}$** 缺乏會導致巨球性貧血。

◇ **來自補充劑與強化葉酸食物之合成葉酸氧化態單麩胺酸型式（Monoglutamate folic acid）是最容易被人體吸收的葉酸型式**（負責水解的酵素存在小腸細胞質與刷狀緣細胞膜，是葉酸聚麩胺酸肽羧肽酶（Folypoly γ-glutamyl carboxypeptidase, FGCP），也稱為葉酸水解酶（Pteroylpolyglutamate hydrolase）或稱共軛分解酶（Conjugase），是一種含有鋅的酵素。因此缺鋅或酒精都會抑制該酵素活性）。

◇ 人體的細胞如腸道表皮絨毛吸收細胞、骨髓腔紅血球母細胞、胚胎間葉幹細胞對於葉酸缺乏營養狀態最為敏感，易於產生病變。

◇ 關於四氫葉酸（Tetrahydrofolate）於細胞內之生化代謝功能，**接受及轉移單碳以利胺基酸生合成**。

◇ Methotrexate（Amethopterin）為治療白血病或癌症的藥物，主要是 folic acid 的拮抗物質（Antagonists），因而可以減緩癌細胞生長。

◇ 葉酸、維生素 B_{12}、維生素 B_6 三種維生素可顯著降低高同半胱胺酸血症患者的血漿同半胱胺酸濃度（高同半胱胺酸血症（Hyperhomocystemia）為心血管疾病的危險因子，同半胱胺酸的代謝需要此三種維生素才能正常進行）。

◇ 懷孕時細胞快速分裂，folate、vitamin B_{12} 等營養素的需求量要特別增加。

◇ 參與單碳反應的重要維生素為：葉酸。

◇ 有關營養素的生化檢測，去氧尿核苷抑制試驗（Deoxyuridine suppression test, dUST）反映葉酸的營養狀況。

◇ 血紅素（HB）及血比容（HCT）偏低，平均血球體積（MCV）及平均血球血紅素（MCH）偏高時，為巨球性貧血。

◇ 帕金森氏（Parkinson's）症的發生與營養素葉酸攝取不足的關聯性較高。

◇ 含硫胺基酸同半胱胺酸（Homocysteine）在血液中濃度上升，會增加罹患心血管疾病的風險。

維生素 B_{12}（Vitamin B_{12}）

◇ 營養素與其中心金屬元素之配對 Cobalamin & cobalt 正確。

◇ Vitamin C、Vitamin B_6、Folate、Vitamin B_{12}，血液透析造成的水溶性維生素流失，Vitamin B_{12} 影響最小。

◇ 有關老化（aging）對營養需求的改變，因胃酸分泌下降，會增加維生素 B_{12} 缺乏的風險、維生素 D 的合成效率下降及減少日曬，導致維生素 D 缺乏症的風險上升、嚴格限制脂肪攝取會對整體飲食品質、體重和生活品質有負面影響。

◇ 萎縮性胃炎之老年人（atrophic gastritis of elderly adults）這一族群最可能有維生素 B_{12} 營養不良狀態。

◇ 維生素 B_{12} 缺乏時，會產生尿液甲基丙二酸（methylmalonic acid）排出量增加的狀況。

◇ 人體於胃壁細胞（parietal cells of the stomach）分泌內在因子（intrinsic factor, IF）及與迴腸表皮細胞進行維生素 B_{12} 之吸收。

◇ 有關 Vitamin B_{12} 消化吸收的敘述，胃酸與胃蛋白酵素將食物中 Vitamin B_{12} 消化釋出、Vitamin B_{12} 與胃內在因子結合成複合體進入小腸、可由腸肝循環（enterohepatic circulation）與膽汁進行再吸收。

◇ 測量血清或尿液中 Methylmalonic acid（MMA）的濃度得以評估維生素 B_{12} 的營養狀態。

◇ 老年人可能因無胃酸（Achlorhydria）而導致微量營養素維生素 B_{12} 缺乏的問題。

◇ 在迴腸以胞吞作用吸收，是消化道吸收維生素 B_{12} 的方式。

◇ 惡性貧血（Pernicious anemia）最常以常規性皮下肌肉注射維生素 B_{12} 方式治療。

◇ 肝功能嚴重衰退，維生素 B_{12} 及葉酸代謝受阻可能造成巨球性貧血發生。

◇ 營養狀況評估檢測，維生素 B_{12} 缺乏：檢測甲基丙二酸（Methylmalonic acid, MMA）。

◇ 胃切除患者容易罹患**維生素 B₁₂** 缺乏症。

◇ 維生素 B₁₂ 缺乏導致惡性貧血所伴隨之臨床症狀：<u>巨球性紅血球特徵、升高血漿同半胱胺酸濃度、神經病變</u>。

◇ **靜脈注射** Vitamin B₁₂ 是治療惡性貧血（Pernicious anemia）的最佳方法。

◇ 胃壁細胞（Parietal cell）除了分泌胃酸之外，主要尚可分泌<u>內在因子（Intrinsic factor, IF）</u>。

◇ **豬肝**是富含維生素 B₁₂ 的食物。

◇ <u>與葉酸共同轉移甲基至同半胱胺酸以形成甲硫胺酸</u>是維生素 B₁₂ 的主要營養生化代謝角色。

◇ 一位 75 歲男性，長期吃素（全素），他需要補充**維生素 B₁₂**。

◇ 唯一含金屬的維生素及其所含的金屬分別為：**維生素 B₁₂，鈷**。

◇ 林太太因信仰的關係採素食飲食，如果她想親自哺乳，她的嬰兒最可能缺乏 <u>cobalamin</u>。

◇ 惡性貧血的病人通常是缺乏 Intrinsic factor（IF）而導致維生素吸收不良。

◇ **維生素 B₁₂** 是長期素食者易缺乏的營養素。

◇ 純素者最容易缺乏 <u>Cobalamin</u>。

◇ 維生素 B₁₂ 是在消化道**迴腸**段被吸收。

◇ **牡蠣**為維生素 B₁₂ 豐富的食物來源。

◇ Intrinsic factor 在人體內之功能為：**幫助維生素 B₁₂ 吸收**。

◇ 迴腸切除者應注意**維生素 B₁₂** 之補充。

◇ 老年期因胃腸道中胃酸和膽汁的分泌量減少，最可能影響到**維生素 B₁₂ 和 D** 的吸收。

◇ DRIs 中，**維生素 B₁₂** 之建議量值最小。

◇ 當尿中甲基丙二酸（Methylmalonic acid, MMA）排泄量增加時，表示體內**維生素 B₁₂** 缺乏（維生素 B₁₂ 與 isoleucine/valine 的異化代謝反應）。

◇ 以希林氏試驗（Schilling test）評估**維生素 B₁₂**。

◇ 老年人較容易發生維生素 B₁₂ 缺乏的主要原因，可能與**胃酸分泌不足**生理功能老化有關。

◇ 缺乏 B 群**維生素 B₁₂**，可能與老年性聽力喪失（Presbycusis）有關。

◇ 胃炎病患容易導致**維生素 B₁₂** 缺乏（接受胃切除手術的人容易罹患惡性貧血（Pernicious anemia））。

生物素（Biotin）

◇ Pyruvate carboxylase 可催化糖質新生作用（gluconeogenesis）之起始反應，此酵素需 **biotin** 作為輔酶。

◇ <u>嬰兒缺乏 Biotinidase 而無法吸收生物素</u>，是最容易有生物素缺乏族群。

◇ 生雞蛋蛋白的 Avidin 成分與**生物素（Biotin）**具高度親和力，可形成非共價鍵結合使該物質失去活性。

◇ 生物素（Biotin）為丙酮酸羧化酶（Pyruvate carboxylase, PC）的輔酶，會以共價鍵鍵結於酵素的活化位置，此活化位置的胺基酸為：**離胺酸（Lysine）**。

◇ **生物素、維生素 K** 可由腸道微生物合成。

◇ 大量攝取生雞蛋白（每天＞12 顆）可能會抑制<u>生物素</u>的消化吸收。

◇ 生蛋白中的 <u>avidin</u> 成分會阻礙生物素之吸收。

◇ 羧化全酶合成酶（Holocarboxylase synthetase, HCS），此酵素存在細胞質與粒線體，1981 年發現人類有 HCS 基因病變，都會引發代謝問題。相關酵素如，丙酮酸羧化酶（Pyruvate carboxylase, PC）、乙醯輔酶 A 羧化酶（Acetyl CoA carboxylase, ACC）、丙醯輔酶 A 羧化酶（Propionyl CoA carboxylase）、3- 甲基巴豆醯輔酶 A 羧化酶（β-methylcrotonyl CoA carboxylase）都是由 HCS 進行<u>生物素化</u>。

泛酸（Pantothenic acid）

◇ 有關 pantothenic acid 的敘述，**是輔酶 A 的重要成分，與能量產生有關、可將膽素轉變為乙醯膽鹼，是重要神經傳導物質、合成膽固醇**正確。

◇ 維生素 <u>Pantothenic acid</u> 不具 Vitamin antagonist。

◇ <u>Pantothenic acid</u> 為 coenzyme A 之前驅物（Precursor）。

◇ 泛酸為<u>輔酶 A（Coenzyme A）</u>之重要結構。

◇ <u>Pantothenic acid</u> 為構成 Coenzyme A 所需。

膽素（Choline）

◇ 1 顆水煮蛋、1 兩牛肉、1 個橘子、1 片全麥吐司，以 <u>1 顆水煮蛋</u>膽素含量最高。

◇ 營養素<u>膽素</u>的缺乏易造成高同半胱胺酸血症（hyperhomocysteinemia）。

◇ DRIs 中，維生素<u>膽素（mg）</u>之建議量值最大。

◇ <u>葉酸</u>缺乏將阻礙膽素（Choline）的內生成，進而影響膽素參與<u>合成磷脂質與脂蛋白</u>生化代謝反應。

◇ 在成熟健康個體中，<u>肝臟與肌肉</u>是最容易在膽素（Choline）缺乏時易造成傷害之組織器官。

◇ <u>豆魚蛋肉類</u>是富含膽素（Choline）之食物群。

◇ <u>S- 腺核苷甲硫胺酸（S-adenosylmethionine, SAM）</u> 可直接提供甲基以供磷脂醯膽鹼（Phosphatidylcholine）之合成。

◇ 當膳食中缺乏膽鹼（Choline）時，主要會引起<u>脂質（Lipids）</u>代謝異常。

◇ 卵磷脂（Lecithin）經過完全水解後，可產生磷酸、脂肪酸、膽鹼（Choline）以及<u>甘油（Glycerol）</u>。

◇ 適當的膽素（Choline）攝取能夠發揮**降低胎兒神經管缺陷之風險性、避免因膽素缺乏所造成之脂肪肝、調節血中同半胱胺酸濃度**等營養保健功效。

維生素 A（Vitamin A）

◇ 皮膚細胞角質化，可能是缺乏<u>維生素 A</u>。

◇ <u>夜盲＋角質軟化（night blindness + keratomalacia）</u>缺乏症組合是由於飲食中長期缺乏維生素 A 所導致的結果。

◇ 有關老年人視力相關疾病與營養素的關係，**攝取富含葉黃素與玉米黃素的蔬菜水果飲食可預防** age-related macular degeneration（AMD）、高鈉飲食會增加罹患 cataract

的風險、鋅可預防及延緩 AMD 的惡化正確。

◇ 長期缺乏**維生素 A** 會引發夜盲症（night blindness）。

◇ 有關脂溶性維生素的功能敘述，<u>維生素 A 促進眼內感光色素的形成</u>正確。

◇ 皮膚症狀與可能缺乏的營養素，**毛囊性表皮角化症**可能是缺乏**維生素 A**。

◇ α－胡蘿蔔素（α-carotene）、β－胡蘿蔔素（β-carotene）、β－玉米黃質（β-cryptoxanthin）是維生素 A 的先質（provitamin A）。

◇ 脂溶性維生素 <u>Vitamin A</u> 所引起的中毒，會產生 teratogenic（致畸胎）作用。

◇ 在血液中運送 Vitamin A 的蛋白質是<u>視網醇結合蛋白</u>。

◇ 結構類似維生素 A 所合成的藥物 Retin-A，主要是用來治療<u>青春痘</u>。

◇ <u>Xerophthalmia（乾眼症）</u>可能是缺乏維生素 A。

◇ 鋅的缺乏最可能會提升**維生素 A** 缺乏的風險。（註解）：肝臟中合成結合視網醇的蛋白質（Retinol binding protein, RBP）需要鋅。

◇ 在視覺反應中，活化後的視紫紅質（Rhodopsin）會導致傳遞蛋白（Transducing）與 <u>GTP</u> 結合而產生光化學反應。

◇ 脂蛋白 <u>Chylomicron</u> 富含視網醇（Retinol）。

◇ <u>視網酸＋鈣化固醇（retinoic acid + calciferol）</u>之組合具有類似荷爾蒙的效應。

◇ Follicular hyperkeratosis 是缺乏**維生素 A**。

◇ 類胡蘿蔔素 <u>Lutein</u> 不具有產生維生素 A 的能力。

◇ 維生素 A 之參考攝取量的單位是視網醇活性當量（Retinol activity equivalents, RAE），1 RAE 相當於：<u>24 μgβ-cryptoxanthin（β- 隱黃質）</u>。

◇ β- 胡蘿蔔素（β-carotene）經 β-carotene dioxygenase 作用代謝為：<u>視黃醛（Retinal）</u>。

◇ 甲殼類動物含有類胡蘿蔔素，但**類胡蘿蔔素與蛋白質結合**呈現藍色或藍灰色。

◇ *α*-carotene 是維生素 A 的前趨物質。

◇ 肝臟中儲存之視網醇酯（Retinol ester）是由 Retinol 和<u>脂肪酸</u>化合而成。

◇ 類胡蘿蔔素可以在小腸黏膜上被轉化為維生素 A，*β*-carotene 是最佳之先質。

◇ 細胞內維生素 A 過多時會影響到維生素 D 的功能，其可能的原因是，<u>retinoic acid receptor（RAR）與維生素 D receptor（VDR）競爭結合 RXR 以形成活化型 heterodimers</u>（all-*trans* retinoic acid 與視網酸受器 RAR 結合，9-*cis* retinoic acid 與類視網醇受器（Retinoid x receptor, RXR）結合。這些結合態核受器與特定基因啟動子上的視網酸作用序列（Retinoic acid response elements, RARE）結合）。

◇ 我們在光線充足時能看到清晰的彩色影像，主要是由錐細胞（Cone cells）所啟動。**桿細胞（Rod cells）**負責在微弱光線中傳送物體的黑白影像。

◇ 有關視覺在視網膜內的神經傳導過程之敘述，<u>維生素 A 為感光細胞中感光蛋白引發膜電位變化所需</u>。

◇ 關於維生素 A 和類胡蘿蔔素的敘述，<u>攝取過量的維生素 A 會造成肝及腦部的損害</u>。

◇ **葉黃素**屬於類胡蘿蔔素。

◇ <u>油脂</u>是可提高胡蘿蔔素吸收率的因子。

◇ **維生素 A ＋鋅**組合營養素可能可以改善乾眼症之不適。

◇ 魚肝油大量攝取為什麼會造成人體的潛在毒性：<u>維生素 A 攝取過多</u>。

◇ 11-*cis*-retinal 是在視網膜中與視紫蛋白結合而產生視覺的維生素 A 衍生物。

◇ 維生素 A 的衍生物 retinoic acid 具有調節細胞分化的能力。

◇ **維生素 A** 與促進細胞分化、減少細胞增生有關,因而可作為治療一些皮膚疾病,例如牛皮癬之用。

◇ 懷孕時服用大量之 retinol 可能導致胎兒畸形。

◇ **菠菜、番茄、紅心番薯**可為維生素 A 之良好來源。

◇ **維生素 A** 具有調控基因表現之作用,進而維持上皮細胞正常分化。

◇ 孕婦攝取過多易導致畸形胎兒為**維生素 A**。

◇ **維生素 A** 主導上皮細胞的細胞分化。

◇ 夜盲症是缺乏**維生素 A**。

◇ Retinol binding protein(RBP)是將**維生素 A** 帶出肝臟之物質。

◇ "Visual cycle" 需要 11-*cis* retinal 參與。

◇ **維生素 A、維生素 C、鋅**對促進傷口癒合效果顯著,建議嚴重燒燙傷、褥瘡患者必須補充。

◇ 飲食生活型態與癌症之發生密切相關,依據 World Cancer Research Fund/American Institute for Cancer Research 收集實證醫學研究報告(2007 年)內容,beta-carotene supplements 最可能增加肺癌發生風險。

◇ 吃各種蔬果,尤其是選擇各種不同的顏色,是預防癌症的好方法,不同顏色也代表富含某種 Phytochemical。西瓜可提供 Lycopene(番茄紅素)。

維生素 D(Vitamin D)

◇ Vitamin D 或副甲狀腺素(parathyroid hormone, PTH)維持血鈣濃度恆定的機制:**血鈣濃度下降時,促進腸道鈣吸收、血鈣濃度下降時,減少腎臟鈣排出、血鈣濃度下降時,增加骨質鈣釋出**。

◇ 骨骼健康與 vitamin D 關係密切,7- dehydrocholesterol 在 skin 被轉換成 cholecalciferol。

◇ **佝僂症(rickets)**是在兒童期因維生素 D 缺乏所導致之臨床疾病。

◇ 維生素 D、維生素 K、維生素 C、葉酸,依據第七版「國人膳食營養素參考建議攝取量」,1～3 歲與 4～6 歲學齡前幼兒相比較,不需要增加**維生素 D** 的攝取量。

◇ **維生素 D** 是骨鈣蛋白 (osteocalcin) 成熟所必需的。

◇ **皮膚生合成維生素 D 減少、蛋白質攝取下降、造骨細胞功能減低**,這些改變與老年人骨質代謝較相關。

◇ 衛生福利部在飲食指標建議,素食者可透過**每天適度日曬時間 20 分鐘**方式補充維生素 D。

◇ 1,25- 二羥化維生素 D(1,25-dihydroxy-vitamin D)可作用在小腸增加鈣的吸收。

◇ **副甲狀腺素+維生素 D** 是參與鈣質恆定的組合。

◇ 有關脂溶性維生素的功能敘述,**維生素 D 促進鈣的吸收**正確。

◇ 老年期的飲食很難達到建議攝取量,特別需注意營養素**維生素 D、維生素 B$_{12}$、鈣**之攝取。

◇ **小腸腔內與膽鹽及脂肪酸結合為乳糜微粒,經被動擴散吸收至腸表皮細胞內**是飲食維生素 D 經由人體消化吸收之途徑。

◇ 癲癇病人服用抗痙攣藥物癲能停(Phenytoin)可能會影響**維生素 D** 在腎臟的代謝,而

　　造成該營養素的缺乏。

◇ Vitamin D 除了參與血鈣恆定調節與骨頭健康外，亦可調節荷爾蒙 **Insulin、Renin** 之分泌。

◇ 25-OH D$_3$ 的血漿濃度可用於評估體內維生素 D 的營養狀態。

◇ **1 份鮭魚＋1 杯全脂強化牛奶＋1 個酪梨食物組群**，能夠提供老人每日維生素 D 最佳適當攝取量。

◇ 依據 2005 ～ 2008 全國營養調查，關於國人維生素 D 的營養狀況，**血清值顯示，19 ～ 44 歲成人缺乏率最高** 敘述正確。

◇ 25-（OH）D$_3$ 較適合評估體內維生素 D 營養狀況。

◇ 人體中主要的活化維生素 D 形式為：Calcitriol。

◇ 1α-hydroxylase 是在腎臟中活化形成 1,25（OH）$_2$D$_3$ 的酵素。

◇ 經日照誘導，人體內生性維生素 D 合成的先驅質為：**皮膚下皮脂腺的 7- 去氫膽固醇**。

◇ **O 型腿、串珠肋骨、頭顱前囟門密合慢**等症狀是缺乏維生素 D 所引起的。

◇ 活化的維生素 D（1,25（OH）$_2$D$_3$）主要作用在**腎臟、腸道、骨骼組織**，以提升血鈣濃度。

◇ 2005 ～ 2008 年臺灣國民營養健康狀況變遷調查中，針對國人對維生素 D 營養狀況，**以血清中 25-OH-Vit D 濃度評估維生素 D 營養狀況**敘述正確。

◇ 活化維生素 D 的酵素 1α-hydroxylase，其活性受到**增加副甲狀腺素（Parathyroid hormone, PTH），促進此酵素活性**、**低血鈣濃度，促進此酵素活性**、**高血清 1, 25-（OH）$_2$-Vitamin D$_3$，抑制此酵素活性**等因子的調控作用。

◇ 第七版國人膳食營養素參考攝取量中，因考量維生素 D 的製造能力及日曬時間，可能隨年齡增加而降低；為預防骨質疏鬆症的危險性上升，維生素 D 建議量自 **51 歲**開始提高為 2 倍（10 微克）。

◇ 有關副甲狀腺素（Parathyroid hormone, PTH）在腎臟的作用，**促進 1,25- 雙羥維生素 D$_3$（1,25-（OH）$_2$D$_3$）之形成**。

◇ 25- 羥膽促鈣醇（25-hydroxycholecalciferol, 25-OH D$_3$）係在**腎臟**被轉化成 1, 25-dihydroxycholecalciferol（1,25（OH）$_2$ D$_3$）。

◇ 飲食中所含的維生素 D，在**肝臟**與**腎臟**轉換成活化態（維生素 D$_3$ 在此二組織轉化為具有活化型維生素 D）。

◇ **脂肪**會幫助維生素 D 在消化管道中的吸收。

◇ 皮膚經過紫外線照射後，其中會轉變成維生素 D 原（Provitamin D）的成分為 **7- 去氫膽固醇（7-dehydrocholesterol）**（維生素 D 被稱「陽光維生素」）。

◇ **副甲狀腺素（PTH）**會促進骨溶蝕（Bone resorption）而減少骨質。

◇ 能夠反應飲食維生素 D 攝取量與日照效應，代表個體維生素 D 營養狀態之生化檢測指標為：**血清 25-（OH）D$_3$ 濃度**。

◇ **軟骨症（Osteomalacia）**是成人個體產生維生素 D 缺乏之臨床疾病。

◇ 有關過量維生素 D 產生毒性的敘述，**過量攝取維生素 D 補充劑產生高血鈣症之毒性**。

◇ 荷爾蒙**副甲狀腺素**參與 25（OH）D$_3$ 轉換成 1,25（OH）$_2$D$_3$。

◇ 脂溶性維生素**維生素 D**，可部分內生成並具有類內分泌激素之功能。

◇ 為防止骨質疏鬆症的發生，可建議增加**維生素 D 和 K** 營養素組合的攝取。

◇ 飲食中維生素 D 攝取過多是血管壁中有過多鈣沉澱的主要原因。

◇ 關於維生素 D 的單位換算，1 microgram = 40 international unit（IU）。

◇ 7-dehydrocholesterol 是皮膚中合成維生素 D 的原料。

◇ 居住於安養院之腎臟病老人患者、缺乏戶外活動量之黑皮膚孩童族群、具脂痢症（Steatorrhea）之病患為維生素 D 缺乏之敏感族群。

◇ 維生素 D 的主要功能是維持鈣的恆定。

◇ 維生素 D 過量與造成鈣沉積在軟組織有關。

◇ 在補充鈣的攝取時，也應考慮到維生素 D 是否充足才能有效吸收鈣（維生素 D 與鈣質的吸收在預防骨質疏鬆被認為是重要的議題）。

◇ Rickets 為維生素 D 的缺乏症。

◇ 維生素 D 對血鈣的調節為，增加小腸對鈣的吸收。

◇ 老年人製造維生素 D 的能力約僅為年輕時的 20%。

◇ 過量攝取維生素 D 會造成高血鈣症、軟組織轉移性鈣化以及憂鬱、厭食、噁心、嘔吐等症狀。我國國人膳食營養素參考攝取量中建議 18 歲以上成人之維生素 D 上限攝取量為：50 μg。

◇ 慢性肺部阻塞疾病（COPD）病人需額外補充維生素 D、K（當使用糖皮質固醇抗發炎時，應採低鈉、高鉀、高蛋白飲食，而長期治療時會引起骨質疏鬆症，需補充維生素 D。而補充維生素 K 預防消化性潰瘍或出血）。

維生素 E（Vitamin E）

◇ Vitamin E 缺乏會造成 hemolytic anemia（溶血性貧血）。

◇ α-tocopherol 是最具生物活性之天然維生素 E。

◇ 小麥胚芽油富含 Vitamin E。

◇ 有關脂溶性維生素的功能敘述，維生素 E 抗氧化正確。

◇ 早產兒族群最容易罹患維生素 E 缺乏症。

◇ 高量維生素 E 攝取可能造成的副作用，干擾維生素 K 的吸收與維生素 K 的凝血活性，導致出血性疾病。

◇ 早產兒、抽菸者、脂質吸收不良病患，是維生素 E 不足的高危險群。

◇ 長期服用降血脂藥物 Cholestyramine 容易產生，脂溶性維生素如：維生素 E 之缺乏。

◇ 食品的加工與儲存最容易造成維生素 E 之流失。

◇ 過量攝取維生素 E 會干擾維生素 K 之功能。

◇ 攝取大量富含 PUFA 的植物油，會提高維生素 E 的需要量。

◇ 維生素 E 於腸道消化吸收後，以結合於乳糜微粒方式運輸至肝臟。

◇ 天然植物油，如葵花籽油與紅花籽油是富含維生素 E 的食物群。

◇ 缺乏維生素 E 可能經由增加氧化壓力，造成溶血性貧血產生臨床症狀。

◇ 小腸腔內與膽鹽及脂肪酸結合為微粒體（Micelle），經被動擴散吸收至腸表皮細胞內是飲食維生素 E 經由人體消化吸收之途徑。

◇ Alpha-tocopherol 型式的維生素 E 具有最強的生理活性。

◇ 維生素 E 主要的作用在於維持細胞膜的完整性。

◇ Hemolytic anemia 為維生素 E 的缺乏症。

◇ 脂肪組織是維生素 E 主要儲存的場所。

◇ 維生素 E 與減少氧化 LDL、降低 foam cell 和動脈粥樣硬化斑塊的形成有關。

◇ 以紅血球溶血試驗（Erythrocyte hemolysis test）評估維生素 E。

維生素 K（Vitamin K）

◇ **長期服用抗生素**會提升維生素 K 缺乏的風險。

◇ 長期服用抗生素較容易造成維生素 K 之缺乏。

◇ 維生素 K 缺乏所引起的凝血不全，是因為許多凝血因子都需要 γ-Carboxylation 修飾。

◇ 服用抗凝血藥（Warfarin）的病患，大量攝取維生素 K 會造成藥物失效。

◇ 服用抗凝血藥（Warfarin）時，要注意維生素 K 之攝取量。（註解）：抗凝血藥物如 Warfarin 的作用是抑制維生素 K 之循環利用機制中 Quinone reductase 活性，以降低維生素 K 的活性，以減少凝血的速度。

◇ 維生素 K 缺乏時，成骨細胞中 Osteocalcin 的 Glutamate 殘基無法進行 Gamma-carboxylation。（註解）：Vitamin K 主要參與鈣結合蛋白上 γ-carboxyglutamic acid 的生化反應，催化酵素為 Vitamin K-dependent γ-glutamyl carboxylase。

◇ 正常血管的內皮細胞可分泌**環前列腺素（Prostacyclin）**，以抑制凝血反應。

◇ **缺乏鈣離子**情況會延長凝血時間（Coagulation time）。

◇ **新生兒**族群最容易罹患維生素 K 缺乏症。

◇ 長期服用抗生素最容易影響**維生素 K** 之營養狀態。

◇ 骨鈣素（Osteocalcin）的合成需要**維生素 K** 的參與。

◇ 第七版國人膳食營養素參考攝取量中，建議維生素 K 的攝取單位為：**微克（μg）**。

◇ **Thrombin** 可促使血液凝固。

◇ 嬰兒出生後，建議應立即補充**維生素 K**（維生素 K 不易通過胎盤）。

◇ **長期抗生素治療**之情況，成人易出現維生素 K 缺乏。

◇ 新生兒因腸道無菌之故，通常補充的營養素為**維生素 K**。

◇ 葉菜類為維生素 K 最豐富的食物來源。

◇ 維生素 K 參與 prothrombin 的合成。

◇ **新生兒**族群最容易有維生素 K 缺乏的情形（初生嬰兒為維生素 K 容易缺乏之敏感族群（Susceptible population））。

◇ 由植物性食物來源所獲得之維生素 K 為：phylloquinone。

◇ 測量凝血酶原時間，可以評估**維生素 K**。

◇ **紫斑症（Purpura）**最可能因缺乏**維生素 K**。

第七章
礦物質

趙文婉　編著

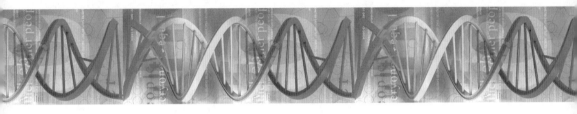

礦物質 （Minerals） **簡介**

礦物質是指利用高溫將食物燃燒成灰燼後所殘餘的部分，也稱為灰分，屬於無機物質，人體無法自行合成，必須從飲食中攝取。同時礦物質在動、植物組織中之含量，受到其生長土壤與水質的影響甚劇，有些金屬物質會在食物鏈中累積，使人體產生重金屬中毒的現象、部分礦物質對人體的毒性極高，是日常飲食中必須注意的。

人體中所需的礦物質可分為兩大類，一為「**巨量礦物質（Macro minerals or major minerals）**」：每天的需要量大於 100 mg 以上，且在人體內含量較多，約佔體重0.01%以上者，例如鈣（Calcium, Ca）、磷（Phosphorous, P）、鈉（Sodium, Na）、鉀（Potassium, K）、氯（Chloride, Cl）、鎂（Magnesium, Mg）、硫（Sulfur, S）等。其二為「**微量礦物質（Micro minerals or minor minerals）**」：每日的需要量小於 100 mg，在體內含量較少，佔體重0.01%以下者，如鐵（Iron, Fe）、鋅（Zinc, Zn）、銅（Copper, Cu）、錳（Manganese, Mn）、碘（Iodine, I）、硒（Selenium, Se）、氟（Fluoride, F）、鉻（Chromium, Cr）、鉬（Molybdenum, Mo）等（圖1）。

礦物質僅佔人體中的組成約 4～5％，和維生素相同，身體對其需要量屬微量，其不能提供能量，但在醣類、蛋白質和脂質的代謝上不可或缺，且在許多生化與生理反應扮演絕對必要的角色。雖然人體需要礦物質的量極少，但礦物質主要是構成身體細胞的原料、參與細胞代謝、作為酵素反應的輔因子、調節生理機能、協助氧氣的運送、參與骨骼和牙齒的形成、幫助肌肉收縮與放鬆、神經衝動的傳導、血液的形成與凝集反應、調節體內水分、電解質、酸鹼平衡、抗氧化作用、增強免疫功能和基因調節等作用。

食物中所含的礦物質都是經由小腸吸收，大多數是利用主動運輸的方式，但也有以被動運輸的方式被吸收。礦物質之間有相似的電荷與價數，因此在吸收時會彼此相互競爭，影響生體利用率（Bioavailability）和生化代謝作用。由圖2中可看出許多影響礦物質生體利用率的因素，如：溶解性、結構型式、其他礦物質的競爭吸收、食物成份中的促進因子（乳糖幫助鈣的吸收、維生素C幫助鐵的吸收）或抑制因子（茶、咖啡中的單寧和咖啡因、過量的膳食纖維、植酸、草酸會降低鐵的生體可利用率）、腸道的酸鹼值、食物攝取量、個人的營養需求狀況等。另外；因疾病導致病患無法經由腸道進食，改採用全靜脈營養注射（Total parenteral nutrition, TPN）時，其配方若不添加微量礦物質，經長期使用後會發生缺乏症。臨床研究報告指出，TPN所導致的微量礦物質缺乏症如：鋅、銅、鉻、硒、錳、鉬；故現在的配方都已經添加改善。

目前國人膳食營養素參考攝取量（DRIs）中所列的營養素，如鈣、磷、鋅、氟，只有足夠攝取量（AI）；鎂、鐵、碘、硒為建議攝取量（RDA）表示之。此外；銅、錳、鉻、鉬尚未列入DRIs。同時也針對鈣、磷、鎂、鐵、鋅、碘、硒、氟有訂出其上限攝取量。

圖1. 人體中礦物質含量（約60 Kg計算）

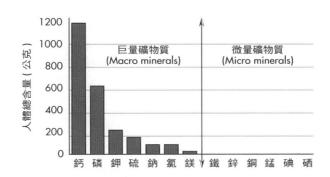

圖2. 影響礦物質生體利用率的因子

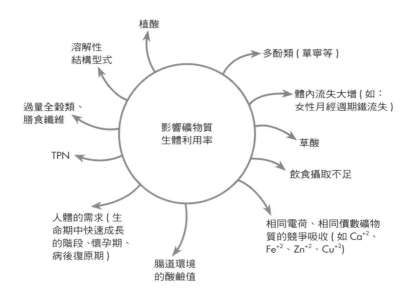

+ 知識補充站

生體利用率（Bioavailability）：飲食中可供吸收利用的比例變異很大，因礦物質種類而不同，如鉀、鈉、碘、氟約 90%、磷約 60%、鈣約 30%、鐵約 2～30%。

7-1 鈣（Calcium, Ca^{+2}）

鈣是人體內含量最多的礦物質，有99%的鈣，主要與磷酸結合成磷酸鈣的形式，沉積在由膠原蛋白（Collagen）所形成的結構上，形成骨骼、牙齒；約1%分佈於各組織與血液中；理想健康狀態的鈣與磷比為1：1。鈣離子是細胞內重要的訊息傳遞成份之一，由攜鈣素（Calmodulin）－其構造上具有四個鈣離子的結合位置，來負責攜帶（圖1），調節細胞中許多酵素的作用。

食物來源： 如乳製品、乾酪（cheese）、優酪乳、板豆腐、大骨湯、小魚乾、櫻花蝦、黑芝麻、海帶、海藻、香椿、紫蘇、芥藍菜、紅莧菜、高麗菜、油菜等，平均吸收率約30%，以牛奶鈣質的生體利用率最高。菠菜含大量草酸會抑制鈣吸收，約5%吸收率，且易出現草酸鈣結石；食物中若有大量的植酸、膳食纖維、過多磷（加工食品），也會抑制鈣吸收；胃酸不足、使用抗酸劑、抽菸、喝酒、咖啡因過量也會抑制鈣吸收；充足的維生素D與蛋白質則可幫助鈣吸收。

生理、生化功能與代謝作用機制： 鈣的吸收主要在十二指腸（Duodenum）及空腸（Jejunum），吸收機制為被動擴散（Passive diffusion）和主動吸收（Active absorption），主動吸收除需消耗ATP，也需維生素D的參與。另外；在腸細胞內主要的鈣結合蛋白是calbidin 9K（D9K），已知維生素D、生長激素（Growth hormone）、睪固酮（Testosterone）、雌激素（Estrogen）等可促進其合成，隨年紀增長因腸細胞合成calbidin 9K（D9K）的能力下降，而影響腸道對鈣的吸收能力。鈣的生理功能：1.建構骨骼及牙齒的主要成分，人一生中，骨骼持續進行破壞吸收與重建生成，緻密骨、海綿骨內成骨（造骨）細胞（Osteoblast, OB）和蝕骨（破骨）細胞（Osteoclast, OC）維持正常的骨重塑（Bone remodeling）過程，在25～30歲達到尖峰骨質量（Peak bone mass）的平衡狀態（圖2）。2.血鈣恆定的調控，受副甲狀腺素、1,25-(OH)$_2$D$_3$（請見維生素D圖2）及抑鈣素（Calcitonin）三者所調節，抑鈣素由甲狀腺細胞分泌，促進骨鈣與磷的沉積，而降低血鈣維持血漿鈣濃度在正常生理範圍9～12 mg/dl。3.參與多種凝血因子蛋白質的活化，幫助血液凝固（請見維生素K圖2）。4.幫助肌肉的收縮及調節心跳，骨骼肌在去極化作用時，細胞外的鈉離子會流入細胞內，而貯存於肌漿網內的鈣離子則會經由鈣離子通道釋出至細胞質，並與具收縮性的蛋白質－旋轉素（Troponin）結合，才能啟動肌動蛋白（Actin）與肌凝蛋白（Myosin）的收縮。5.參與訊息傳遞，作為細胞內第二傳訊者角色，細胞膜上磷脂酶C（Phospholipase C）會催化磷脂肌醇二磷酸（Phosphatidylinositol diphosphate, PIP$_2$）形成肌醇三磷酸（Inositol triphosphate, IP$_3$），進而使內質網的鈣離子通道打開，鈣離子釋放成為第二傳訊者，進行激素的作用。6.維持人體內神經正常的傳導作用。

缺乏症： 長期嚴重缺鈣會導致『骨質疏鬆症（Osteoporosis）』，全身性骨量減少、骨密度下降，易骨折，停經期（Menopause）女性為好發族群，女性終其一生都應注意鈣攝取。另外；缺鈣與「妊娠高血壓（Gestational hypertension）」及「子癇前症（Preeclampsia）」的發生有關。**成年人DRIs：** 1000 mg/day，UL = 2500 mg。

圖 1. 攜鈣素（Calmodulin）與鈣離子結合

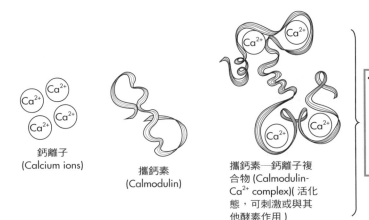

鈣離子
(Calcium ions)

攜鈣素
(Calmodulin)

攜鈣素—鈣離子複
合物 (Calmodulin-
Ca^{2+} complex)(活化
態，可刺激或與其
他酵素作用)

- 細胞中受其調節的酵素：腺苷環化酶、鈣依賴蛋白激酶、肝醣合成酶、肌凝蛋白激酶、一氧化氮合成酶、磷脂酶 A2、丙酮酸激酶、丙酮酸去氫酶、丙酮酸羧化酶。

圖 2. 骨重塑循環

骨重塑 (骨骼溶蝕與骨骼生成的動態平衡) 的五階段
維生素 D 與鈣質在預防骨質疏鬆被認為是重要議題，但仍受許多其他因素影響。

- 維生素 C 可促進腸道對鈣質的吸收，有助於骨基質 (Matrix) 膠原蛋白的合成。

- 氟可以促進造骨細胞增生，增加海綿骨密度。

- 鈣補充劑中常會再添加維生素 D 或酪蛋白磷酸胜肽 (Casein phosphopeptide, CPP) 可促進腸道對鈣的吸收，乳糖也可幫助鈣吸收。

- 補充鈣片時應避免與鐵劑共同使用，避免高劑量鈣與鐵在腸道干擾吸收。

- 避免過多鈉攝取。

- 限制過量飲酒。

- 避免抽菸。

- 適度運動、適量晒太陽。

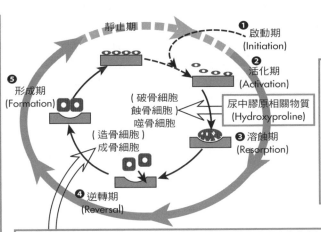

- 骨質密度檢測，我國對骨質疏鬆症之診斷原則是依據世界衛生組織 (WHO) 之規定，以雙能量 X 光吸收測定法 (DEXA) 來測定，檢查腰椎及兩側髖骨為診斷依據，並以 T-score 檢查結果為指標。

- 血清鹼性磷酸酶 (Alkaline phosphatase) 作為骨骼代謝的生化指標。

- 靜坐少動者，尿鈣排出增加。運動可增加造骨細胞活性；但運動選手可能導致雌激素分泌減少，反而容易骨質流失。

- 長期使用利尿劑、類固醇、四環黴素 (Tetracycline)、制酸劑、氫氧化劑 (Al(OH)₃)、降血膽固醇藥物可利舒散 (Cholestyramine)、抗肺結核藥物 (INH)、脂肪瀉疾病都會干擾鈣的吸收、利用。

7-2 磷 (Phosphorus, P)

磷在人體中是含量第二多的巨量礦物質，約85%會存在於骨骼中，多數的磷會與鈣形成磷酸鈣，約14%存在肌肉、內臟組織；約1%存在血液與組織液。磷於體內存在的主要化學形式是負電性的磷酸根，可與陽離子、脂質、蛋白質、核酸等有機分子結合，稱為有機結合態。另外；無機態則為磷酸鹽、植酸（Phytic acid）（圖1）。**食物來源：**各種食物中都含有豐富的磷，尤其是蛋白質含量豐富的食物，如：牛奶、乳製品、起司、肉類、蛋、魚類、全穀雜糧類（糙米、胚芽米、全麥麵包），且以磷酸鹽作為食品添加物使用於食品加工、汽水、可樂、巧克力、火鍋高湯、雞精都含有高量的磷。維生素D可促進磷的吸收，植酸及過量的鈣、鎂和鋁則會抑制磷的吸收。

生理、生化功能與代謝作用機制：結合態有機磷化合物，在小腸中水解生成無機態磷酸根，此過程需鋅依賴型酵素鹼性磷酸酶（Alkaline phosphatase）及磷脂解酶 C（Phospholipase C）進行水解，飲食中的磷大多數是以無機磷酸形式被吸收，主要發生在十二指腸及空腸，利用耗能之主動運輸，受鈉濃度影響，且鈣三醇（1,25(OH)$_2$D$_3$）促進其吸收。腎臟對磷的再吸收是身體調控磷恆定的主要機制，維生素D、生長激素、糖皮質固醇（Glucocorticoid）可以增加腎小管對磷的再吸收；而雌激素、甲狀腺素（Thyroxine）、副甲狀腺素則會抑制磷的再吸收，故血磷的恆定是受荷爾蒙所調節，血清磷生理範圍為2.5～4.7 mg/dL。磷的生理功能：1.磷與鈣結合成為骨骼及牙齒主要的礦物質成分。2.磷酸是許多生化分子的組成分，如細胞內能量攜帶者腺核苷三磷酸（Adenosine triphosphate, ATP）的成分、AMP、核酸（DNA和RNA）的重要成分，是細胞分裂和生長所必需（圖2）。3.熱量代謝需要磷酸化合物參與，能量、三大營養素代謝過程的中間產物，都需要磷酸化合物，如糖解作用（Glycolysis）中葡萄糖6-磷酸（Glucose 6-phosphate）、果糖1,6-二磷酸（Fructose 1,6-bisphosphate）、1,3-二磷酸甘油酸（1,3-bisphosphoglycerate）、磷酸烯醇丙酮酸（Phosphoenolpyruvate）等。4.蛋白質分子以磷酸化（肝醣磷酸化酶a（Glycogen phosphorylase a）才具有高度催化活性）或去磷酸化（肝醣合成酶a（Glycogen synthase a）才具活性）修飾，改變其生理活性或酵素活性。5.磷酸根離子可維持細胞內pH恆定，磷酸根是血漿中的重要緩衝（Buffer）成分，可維持血液之酸鹼平衡。6.構成細胞膜的脂質即磷脂類（Phospholipid）的必需成分，也是血液中脂蛋白（Lipoprotein）的重要成分。7.細胞內訊息傳遞分子環狀腺核苷單磷酸（Cyclin AMP, cAMP）的組成分。

缺乏症：磷不易缺乏；但某些情形如『**再餵食症候群（Refeeding syndrome）**』為病人在中、重度營養不良情況下，積極且過度施予腸道或靜脈營養治療，使血清中電解質（磷、鎂、鉀及鈣）的濃度快速降低，所導致的突發併發症包括心律不整、呼吸衰竭，甚至死亡，其中以血磷的變化最為顯著，會出現低血磷。

成年人DRIs：高磷的攝取將使得原本攝取量不高的鈣，吸收更不易，故國人DRIs成年男、女性建議為800 mg/day；上限攝取量為4000 mg。

圖 1. 植酸（Phytic acid）的化學結構

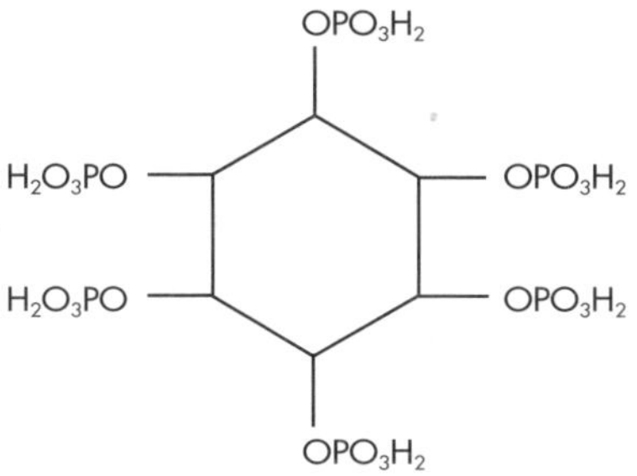

OPO₃H₂

H₂O₃PO　　　　　　　OPO₃H₂

H₂O₃PO　　　　　　　OPO₃H₂

OPO₃H₂

- 植物性食物中如全穀類、豆類、堅果類食物中磷多以植酸形式存在。

- 高磷血症 (Hyperphosphatasemia) 原因：通常是腎臟疾病 (末期腎病患者) 無法排除過量的磷所致。目前臨床上使用之口服磷結合劑如：Renagel(磷能解)、Fosrenol(福斯利諾)、碳酸鈣、鋁片等，需在用餐時平均分布於食物中並充分混合，才能降低腸道對磷的吸收。

- 低磷血症 (Hypophosphatasemia) 原因：維生素 D 缺乏，副甲狀腺機能亢進，過量使用含鈣、鎂和鋁的制酸劑。

圖 2. 腺核苷三磷酸（Adenosine triphosphate, ATP）作為細胞內能量傳遞的分子，儲存和傳遞化學能

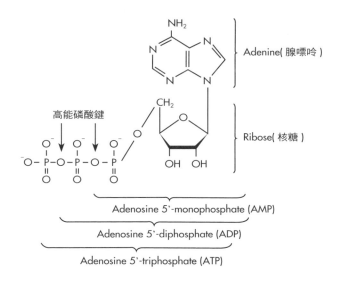

- ATP 是生物體內一個重要含磷酸的分子，其結構上接了 3 個磷酸。當水解破壞其鍵結時，會釋出比一般化學鍵斷裂更高的能量，故稱其為高能磷酸鍵。

7-3 鉀 (Potassium, K⁺)

　　鉀是體內含量第二多的陽離子，僅次於鈣。鉀主要存在於細胞內，是細胞內濃度最高的陽離子，為細胞內液的主要陽離子電解質之一。

　　食物來源：鉀廣泛存在於各類生鮮蔬菜如：莧菜、紅鳳菜、空心菜、菠菜、金針菇、草菇、木耳、銀耳、番茄，各類生鮮水果，如：哈密瓜、木瓜、香蕉、奇異果、蘋果、葡萄、楊桃、桃子、棗子、柳橙、釋迦、榴槤、芭樂、龍眼和果汁等，肉類、豆類、乳類。美國心臟病學會研究曾提出，長期吃香蕉的人群比不吃香蕉的人群中風比例低。其他還包括巧克力、咖啡、茶、運動飲料、梅子汁、水果乾、雞精、人蔘精、代鹽（氯化鉀取代氯化鈉）。鉀在水中可以完全溶解成鉀離子，清洗及水煮食材時皆可能造成鉀的流失。

　　生理、生化功能與代謝作用機制：鉀主要在小腸和大腸部位進行吸收，吸收機制未明，有吸收蛋白 K^+/H^+-ATP_{ase} pump、Na^+/K^+-ATP_{ase} pump，用餐後，透過胰島素（Insulin）刺激 Na^+/K^+-ATP_{ase} pump 將鉀離子送入細胞內，又受到醛固酮（Aldosterone）的調節，鉀離子的排除透過主動分泌至遠側彎曲小管，鉀的排泄由腎臟負責，正常血鉀為 3.5～5 mmol/L。鉀的生理、生化功能：1. 鉀離子與鈉離子配合作用，參與骨骼肌的收縮。2. 鉀離子參與心肌電位傳導與心率調節（圖1）。3. 鉀離子參與神經訊號傳導。4. 鉀離子維持血液、體液之酸鹼平衡、水分和滲透壓平衡。5. 參與糖解作用中的丙酮酸激酶（Pyruvate kinase）活化，也參與丙醯輔酶A羧化酶（Propionyl-CoA carboxylase）的生化反應，是奇數碳脂肪酸和部分胺基酸代謝所需，因此鉀為醣類和蛋白質代謝過程之重要成分。6. 鉀離子參與調節血壓，「得舒飲食（Dietary approaches to stop hypertension, DASH）」（表1）為針對高血壓的一種防治飲食，是藉由調整飲食內容，攝取大量新鮮的蔬菜和水果、全穀類、選擇低脂乳製品、低飽和脂肪肉類、堅果等，證明平均可以降低收縮壓8～14 mmHg，對大部分高血壓病人而言，多攝取新鮮蔬果以增加鉀離子之方式是有益的；但不適合慢性腎臟病（Chronic kidney disease, CKD）患。

　　缺乏症：會因飲食中攝取不足、酗酒、神經性厭食症（Anorexia nervosa）、從事大量流汗的勞動工作或是激烈運動，造成鉀的缺乏。『**低鉀血症（Hypokalemia）**』：嚴重嘔吐、腹瀉、利尿劑使用、庫辛氏症（Cushing's disease）等，會造成肌肉無力、心律不整，嚴重時神經與呼吸麻痺；『**高鉀血症（Hyperkalemia）**』：慢性腎衰竭、愛迪生氏症（Addison's disease）、代謝性酸中毒、嚴重創傷感染、血管收縮素轉換酵素抑制劑（Angiotensin converting enzyme inhibitor, ACEI）與 β-受體阻斷劑（β-blocker）類的降血壓藥也可能導致血鉀濃度升高，干擾心肌節律，使心跳停止。研究顯示慢性腎臟病腎絲球過濾率（Glomerular filtration rate, GFR）低於15～20 ml/min/1.73 m² 時，腎臟已無法維持鉀離子的代謝，易出現高鉀血症，患者需限制飲食中鉀的攝取，美國國家腎臟基金會 K/DOQI 指引的建議量為2～4 g/day。**成年人DRIs：**沒有鉀的建議量。

圖1. 心室內心肌細胞的動作電位（鉀進出細胞的流動，所造成膜電位的變化，是肌肉和神經衝動傳遞的基礎之一）

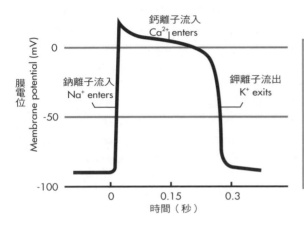

- 心肌動作電位開始於受電壓調控之 Na^+ 通道的開啟，產生快速地去極化

- 這種高原期源自於透過慢速 Ca^{2+} 通道造成的 Ca^{2+} 向內擴散，來平衡緩慢的 K^+ 向外擴散

- 慢速 Ca^{2+} 通道關閉且受電壓調控的 K^+ 通道開啟，K^+ 快速擴散到細胞外，而產生極化

表1. 得舒飲食（DASH diet），高鉀飲食已知具有降血壓的效果

食物類別	每日份數	每份量	食物選擇	營養成分
全穀類	7～8	1片麵包 半杯熟飯或麵食	全麥麵包、燕麥、胚芽米、十穀米、糙米、紫米	熱量與纖維素
蔬菜	4～5	1杯生菜 半杯熟菜 3/4杯蔬菜汁	番茄、馬鈴薯、胡蘿蔔、波菜、莧菜、紅鳳菜等各種新鮮蔬菜類	鉀、鎂、纖維素
水果	4～5	3/4杯鮮果汁 1個中型水果	香蕉、小番茄、蘋果、奇異果、桃子、棗子、楊桃、葡萄等各式水果	鉀、鎂、纖維素
低脂或脫脂乳製品	2～3	1杯牛奶 1杯優格 40公克乳酪	脫脂或低脂奶 低脂或脫脂優格或乳酪	鈣、蛋白質
肉類	2或更少	80公克熟肉	瘦肉、去皮雞肉、魚肉	蛋白質、鎂
堅果類	1～2	40公克、1/3杯或2湯匙的種子類	杏仁果、核桃、葵花子、腰果等堅果類	熱量、鎂、鉀、蛋白質、纖維素

*DASH diet 除 K^+ 外，Mg^{+2} 含量亦很豐富

* 比 2011 年版每日飲食指南供應蔬菜、水果（天天五蔬果）份數更多

7-4 硫（Sulfur, S⁻²）

　　硫可分為有機態與無機態，體內有機態硫主要來源為甲硫胺酸（Methionine）、半胱胺酸（Cysteine），其在蛋白質結構中形成雙硫鍵（Disulfide bond）扮演重要角色。而無機態為硫酸根，參與血液酸鹼平衡，及在細胞內合成活化態硫酸根供應者3'硫酸腺苷酸5'磷酸硫酸（3'-phosphoadenosine-5'-phosphosulfate, PAPS）（圖1），其在許多藥物的亞硫酸化是一個重要的反應。

　　食物來源：在自然界經常以硫化物或硫酸鹽的形式出現，富含蛋白質豐富的食物均為硫的主要食物來源，如：蛋（蛋白中含有許多硫離子，與蛋黃的鐵結合所生成暗綠色之硫化亞鐵（FeS））、肉類、魚、牛奶、大蒜內含硫成份－大蒜素（Allicin）等。大蒜是蔬果中含硫比例最高的，大蒜的氣味也和這些含硫的分子有關，大蒜素含有丙烯基及氧化硫基，會和蛋白質的硫醇（thiol）作用，抑制一些酵素的活性，因此有殺菌的效果。

　　生理、生化功能與代謝作用機制：硫為體內蛋白質的主要成分，無機態的硫無法被人體利用，需以有機態的含硫物質，才能被人體吸收；在大腸中會被細菌代謝還原產生二氧化硫。硫主要以無機硫化物形式經腎臟排泄。硫的生理、生化功能：**1.合成生物體內重要的含硫化合物，**硫存在於毛髮及指甲中，同時也是體內肝素（Heparin）、胰島素、維生素B₁、生物素的構成成分之一（圖1）。**2.穩定蛋白質的結構，**半胱胺酸提供硫醇（-SH）官能基，可合成雙硫鍵以穩定蛋白質的結構。**3.硫酸根離子參與調控酸鹼平衡。**

4.為含硫胺基酸甲硫胺酸的組成份，甲硫胺酸在生物體的重要角色，除了是必需胺基酸（Essential amino acid, EAA），身體不能自行合成，一定要由飲食中攝取，若飲食缺乏時身體會產生缺乏症之外，甲硫胺酸也是生成S-腺苷甲硫胺酸（S-adenosyl methionine, SAM）的成份，而SAM則是主要的甲基供應者。甲硫胺酸還可以轉化代謝生成半胱胺酸與提供甲基以合成各種中間代謝物（圖2）。**5.為含硫胺基酸半胱胺酸的組成份，**半胱胺酸可合成麩胱甘肽（Glutathione, GSH）。半胱胺酸也可代謝生成Cysteine sulfinate，轉化成牛磺酸（Taurine），並與膽酸結合成牛膽酸（Taurocholic acid）及牛二羥膽酸（Taurochenodeoxycholic acid）（圖2）；魚貝類水產品中牛磺酸含量非常豐富，牛磺酸的主要功能具有抗氧化、保護視網膜的感光細胞、並為抑制性神經傳導物質（Inhibitory neurotransmitter）角色。

　　缺乏症：飲食必須同時缺乏含硫胺基酸與硫酸根，才有可能出現缺乏情形，但事實上很少發生，並沒有缺乏症狀。亞硫酸鹽為被廣泛使用的食品添加物，可用來作為食品的漂白，具有殺菌功效以及抑制氧化作用，可防止酵素性與非酵素性褐變反應，如使用在乾燥金針的處理上；但是過量的亞硫酸鹽會對身體造成不同程度的過敏反應，易使患者產生呼吸困難、氣喘或氣喘發作，嚴重時甚至會造成死亡。因此；有對亞硫酸根、過量二氧化硫有不良反應的氣喘患者，需避免食用含硫添加物處理過之加工食品。另外；硫酸鎂在臨床上常作為瀉劑使用，主要用於治療便祕。

　　成年人DRIs：國人膳食營養素參考攝取量並沒有訂定。

圖 1. 含硫化合物的化學結構

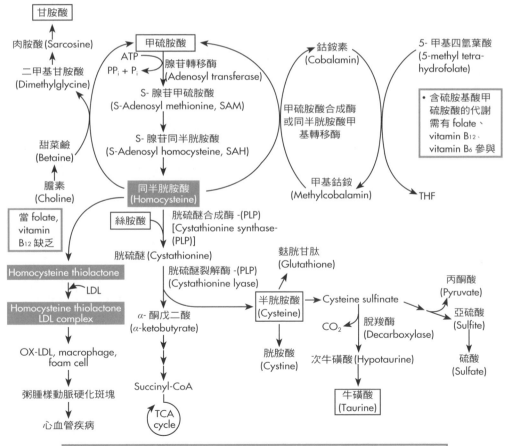

| 甲硫胺酸
(Methionine) | 半胱胺酸
(Cysteine) | 硫酸根
(Sulfate) | PAPS
(3'-Phosphoadenosine-5'-phosphosulfate) |

圖 2. 含硫胺基酸甲硫胺酸與半胱胺酸的代謝及麩胱甘肽（Glutathione, GSH）和牛磺酸（Taurine）的生合成

- 在肝臟中結合型膽酸，約75%膽酸與甘酸(Glycine)結合，而25%與牛磺酸(Taurine)結合形成牛膽酸(Taurocholic acid)及牛二羥膽酸(Taurochenodeoxycholic acid)

7-5 鈉 (Sodium, Na+)

鈉為細胞外液之主要陽離子，也是體內含量第三高的陽離子，僅次於鈣和鉀離子。鈉與維持細胞內外之滲透壓、水分、酸鹼平衡及血壓的調控有關。已知鈉攝取量與血壓具正相關性，與「原發性高血壓（Essential hypertension）」相關，且高血壓與冠狀動脈心臟病、心肌梗塞、心臟衰竭、腦中風、腎臟病密不可分。

食物來源：鈉在天然食物中含量不高，但紫菜、海帶和芹菜是比較高者；鈉主要來自於食鹽（NaCl）、醬油、烏醋、沙茶醬、番茄醬、烤肉醬、豆瓣醬、豆腐乳、味噌、泡菜、榨菜、雪裡紅、筍乾、蘿蔔乾、酸黃瓜、玉米罐頭、泡麵、麵線、火腿、臘肉、培根、醃牛肉、燻雞、鹹魚、滷味、洋芋片、披薩、蜜餞、運動飲料等。飲食建議量以不超過 6 g/day 的食鹽（相當於約 2400 mg 的鈉）為原則。而防治高血壓的「得舒飲食（DASH diet）」內容與特色是豐富的鉀、鈣、鎂及膳食纖維、低脂和控制鈉的攝取，以期達到降低血壓的防治效果。

生理、生化功能與代謝作用機制：鈉的吸收機制在小腸有 Na+/glucose 共運系統，協助葡萄糖的吸收（圖1），在小腸和大腸前段有 Na+/Cl- 共運系統，在大腸有電能性鈉吸收機制；鈉主要由尿液與汗液排泄。鈉的生理、生化功能：1. 參與肌肉及神經細胞的靜止膜電位（Resting electric potential），細胞膜上鈉－鉀幫浦（Na+/K+-ATP$_{ase}$ pump），能將 3 個鈉離子送出細胞外，同時將 2 個鉀離子送入細胞內，引發去極化（Depolarization）／再極化（Repolarization）現象，故鈉與鉀在肌肉收縮和神經細胞傳導上扮演重要角色。2. 參與腸道主動運輸功能，Na+/K+-ATP$_{ase}$ pump 在腸道細胞對葡萄糖、胺基酸的主動運輸扮演重要角色。3. 參與調節肌肉的收縮，肌肉細胞內有鈉－鈣反運輸幫浦（Na+/Ca+2 antiport），將鈉送出並送入鈣，啟動肌肉收縮，鈉－鉀幫浦與鈉－鈣反運輸幫浦共同調控肌肉活動。4.「腎素 - 血管張力素 - 醛固酮系統（Renin-angiotensin-aldosterone system）」的調節機制，體內鈉濃度受到內分泌系統的嚴格調控，而血鈉濃度更是調控細胞滲透壓及體內水分平衡的重要因素。鈉的恆定由腎臟控制，當鈉攝取量過高時，由腎臟排泄；而當血鈉濃度下降時，會經由啟動「腎素 - 血管張力素 - 醛固酮系統」的機制，增加腎臟對鈉的再吸收。人體內當其血壓降低時，腎絲球外的近腎絲球細胞（Juxtaglomerular cell, J cell）受到的張力減少，會引發腎素（Renin）的分泌，腎素將肝臟製造的血管張力素原（Angiotensinogen）水解成血管張力素 I（Angiotensin I），再經血管張力素轉化酶（Angiotensin converting enzyme, ACE）水解成血管張力素 II（Angiotensin II），血管張力素 II 會刺激腎上腺皮質細胞分泌醛固酮（Aldosterone），促進近側彎曲小管對鈉離子和水份的再吸收，以增加總血液量，使血壓上升（圖2）。因此；調控血壓的治療藥物中，有一類是屬於血管張力素轉化酶抑制劑（Angiotensin converting enzyme inhibitors, ACEI），即可達到降低血壓的作用。

缺乏症：疾病造成的長期腹瀉、嘔吐會導致鈉的流失，或利尿劑類降血壓藥物使用，可能會造成低血鈉症（Hyponatremia）。

成年人 DRIs：沒有鈉的建議量。

圖 1. 鈉的吸收與鈉 - 鉀幫浦（Na⁺/ K⁺ - ATP$_{ase}$ pump）的作用

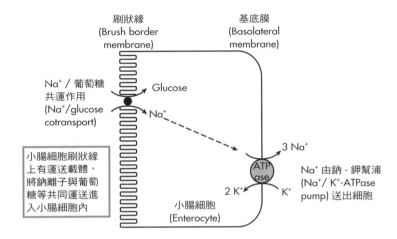

圖 2. 腎素 - 血管張力素 - 醛固酮系統（Renin angiotensin aldosterone system, RAAS）調控人體血壓和水份平衡

參與調控的內分泌:（當血鈉降低時）
- 腎素 (renin)：負責催化不具活性的血管張力素原轉化為血管張力素 I。
- 血管張力素轉化酶 (angiotensin converting enzyme, ACE)：負責催化血管張力素 I 轉化為血管張力素 II。
- 血管張力素 II：血鈉低時，會刺激腎上腺皮質細胞分泌醛固酮，使近側彎曲小管對 Na⁺ 和水的再吸收。另外會刺激血管收縮使血壓上升。
- 醛固酮 (aldosterone)：會促進腎臟對 Na⁺ 的再吸收，增加 K⁺ 的排泄。
- 抗利尿激素 (antidiuretic hormone, ADH) 或稱血管升壓素 (vasopressin)：會增加遠側彎曲小管與集尿管對水的通透性，促進水份再吸收。

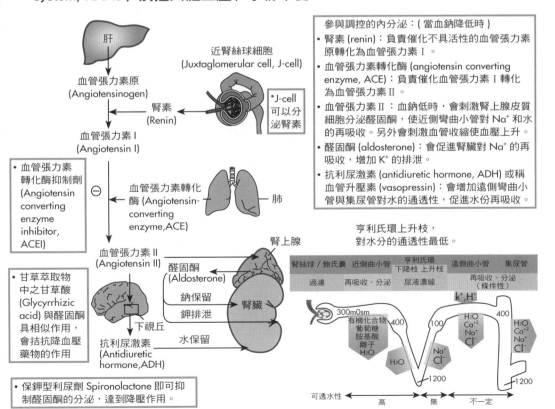

7-6 氯 (Chloride, Cl⁻)

氯是細胞外液中含量最多的陰離子，在人體內氯離子也是構成胃酸（HCl）的主要成分。氯在水中可以完全溶解成 Cl^-，與鈉共同維持細胞外液的體積、電解質、滲透壓與酸鹼平衡。

食物來源：氯為食鹽（氯化鈉 NaCl）的組成分子之一，飲食中皆含有食鹽，因此並無氯缺乏問題；氯的來源還包含自來水為了消毒所添加的氯。另外；各種醬料、醃製食品、海鮮，肉類、牛乳、蛋都是氯的良好來源。食物中氯的含量很豐富，且氯通常伴隨著鈉的攝取進入體內。

生理、生化功能與代謝作用機制：氯的吸收與鈉緊密配合，小腸黏膜上皮細胞主動吸收鈉，氯則以被動擴散進入上皮細胞內。氯的吸收率很高，超過需要量時由腎臟排泄，主要由尿液排出，一部分的氯則隨著汗液排出體外。氯的生理、生化功能：**1. 胃酸（HCl）的主要成分**，胃酸主要是由胃部的壁細胞（Parietal cell）所分泌，壁細胞分泌胃酸的機制，可見圖 1 詳細的說明。而胃黏膜上亦有主細胞（Chief cell）會分泌胃蛋白酶原（Pepsinogen），胃蛋白酶原必需再經胃酸作用後才能活化成為具有活性的胃蛋白酶（Pepsin），才可分解食物中的蛋白質。**2. 殺菌**，胃酸中含有氫離子和氯離子，會造成胃內的酸性環境，有助於殺滅病原菌。**3. 參與礦物質的吸收效率**，胃內的酸性環境，可幫助消化及溶解食物中的礦物質，有利於礦物質如鈣、鐵等之吸收。**4. 參與維生素 B_{12} 的吸收利用**，胃的壁細胞分泌胃酸和一種稱為內在因子（Intrinsic factor, IF）的黏蛋白，可與維生素 B_{12} 結合，在迴腸部位以胞飲作用進行吸收。胃酸分泌不足時，除了會減少礦物質的吸收效率，也會造成蛋白質消化不良現象，另外也會使食物中與蛋白質結合的維生素 B_{12} 無法吸收利用，而造成惡性貧血等症狀。**5. 參與吞噬細胞內活性氧的產生途徑**，嗜中性白血球（Neutrophils）是血液中數量最多的免疫細胞，當嗜中性白血球遷移到感染部位時，會啟動呼吸氧爆（Respiratory burst），此時嗜中性白血球因為吞噬細菌的關係所以耗氧量會大增，故會引發產生很多自由基及過氧化物，包括次氯酸（$H_2O_2+Cl^-+H^+ \rightarrow HOCl+H_2O$），氯會被釋出以消滅外來物質。**6. 參與二氧化碳的運送**，身體組織所產生的二氧化碳進入紅血球後，被碳酸酐酶（Carbonic anhydrase）轉變成碳酸（H_2CO_3），碳酸進一步水解成氫離子和重碳酸根離子（HCO_3^-），重碳酸根離子可以自由通透紅血球細胞膜進入血液，運送至肺臟，並以二氧化碳的形式由肺呼出。

此外；運輸其他離子跨越細胞膜常需要鈉與氯依賴共運或反運輸（Na^+/Cl^- dependent cotransporters or antiporters）。一種遺傳性外分泌腺的疾病『纖維囊腫症（Cystic fibrosis, CF）』屬於體染色體隱性基因遺傳疾病，是因為基因突變造成呼吸道黏膜的氯離子通道發生變異，使得氯離子、鈉離子和水皆保留在細胞內，因氯分泌異常，使得水份穿過上皮細胞的頂面，此異常的水份運輸，使黏液因水分減少而濃稠，對消化道和呼吸系統的影響最嚴重，造成肺、腸、肝和胰臟的功能異常。其診斷主要依據汗水中氯離子濃度變化指標。

缺乏症：嚴重腹瀉、嘔吐造成缺乏問題。

成年人 DRIs：沒有氯的建議量。

圖1. 胃腺之壁細胞分泌胃酸的機制與其參與蛋白質的消化作用

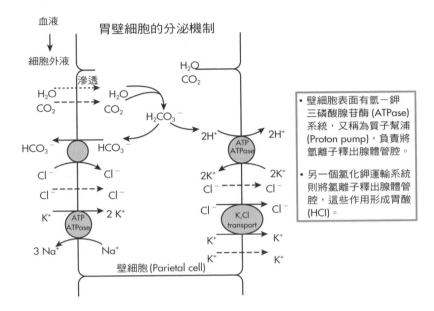

- 壁細胞表面有氫－鉀三磷酸腺苷酶 (ATPase) 系統，又稱為質子幫浦 (Proton pump)，負責將氫離子釋出腺體管腔。
- 另一個氯化鉀運輸系統則將氫離子釋出腺體管腔，這些作用形成胃酸 (HCl)。

+ 知識補充站

刺激胃酸分泌的因子：

1. 胃泌素（Gastrin）：由 G 細胞釋出，進入血液再刺激胃壁細胞。
2. 乙醯膽酸（Acetylcholine）：由迷走神經釋出，直接作用在壁細胞。
3. 組織胺（Histamine）：由胃黏膜釋出，與壁細胞上的組織胺受器（Histamine receptor）結合後，刺激胃酸釋出。

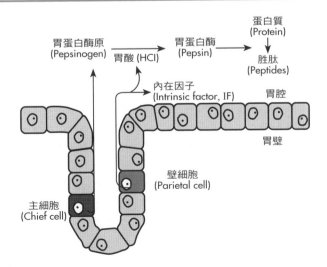

7-7 鎂（Magnesium, Mg⁺²）

鎂離子幾乎都存在細胞內液，是細胞內含量第二高的陽離子，僅次於鉀。在人體內主要以磷酸鎂或碳酸鎂的型式存在於骨骼中，再來是存在於肌肉及血液中。在植物中，鎂離子可和葉綠素的中心分子結合；在動物中，鎂是參與能量代謝最主要的離子，生物體內非常多的生化代謝反應皆需要鎂作為輔因子參與。

食物來源：堅果、乾豆類、全穀類、燕麥、各種綠色蔬菜（青花菜、菠菜、萵苣、茼蒿等）、肉類、咖啡、茶、可可都是鎂的良好來源。綠色蔬菜於烹調時容易發生脫鎂反應，是由於植物組織中的有機酸釋出，使分子中之鎂離子被氫所取代，而形成脫鎂葉綠素，由綠色變為橄欖色。另外；鎂也很容易在水煮過程中流失，需多加留意。此外；飲食中若膳食纖維、鈣、磷過多時，也會干擾鎂的吸收。防治高血壓的「得舒飲食（DASH diet）」，也特別強調堅果、種子類每日攝取量1～2份，如核桃、杏仁果、開心果、葵瓜子、南瓜子、花生等，以增加鎂的攝取，期能達到預防與防治高血壓之功效。鎂充足可以預防高血壓、腦中風與心血管疾病。

生理、生化功能與代謝作用機制：鎂在空腸和迴腸被吸收，攝取量少時，以飽和性耗能的運送系統（Transient receptor potential, TRPM6）；攝取量多時，則以被動擴散方式進行吸收。鎂可藉由膽汁分泌進入小腸，並利用腸肝循環再回收，腸道中無法再吸收的鎂則隨糞便排出，主要的排泄路徑是經由尿液。鎂的生理、生化功能：**1.為轉移或水解磷酸根**以及ATP-依賴酵素作用所必需，參與醣類、脂質、蛋白質、核酸、能量代謝，帶二價正電荷之鎂離子可與ATP結合（圖1），可幫助ATP上的磷酸基團轉移到受質上，如**六碳糖激酶（Hexokinase）、葡萄糖激酶（Glucokinase）**，在鎂的幫助下，可以催化形成磷酸化的葡萄糖-6-磷酸（Glucose-6-phosphate, G-6-P），此為糖解反應（Glycolysis）的第一步驟（圖2）；糖解反應的第三步驟**磷酸果糖激酶-1（Phosphofructokinase-1, PFK-1）**的反應也需要鎂的存在。而在糖解反應中唯二屬受質層次之磷酸化作用（Substrate level phosphorylation），**磷酸甘油酸激酶（Phosphoglycerate kinase）與丙酮酸激酶（pyruvate kinase）**所催化的反應皆需要鎂離子的參與。**2.參與肝醣合成作用（Glycogenesis）中葡萄糖-1-磷酸（Glucose-1-phosphate, G-1-P）**的生成，由葡萄糖-6-磷酸轉變為葡萄糖-1-磷酸，是一個磷酸基團的轉位作用，由**磷酸葡萄糖變位酶（Phosphoglucomutase）**所催化。**3.與肌肉收縮以及神經細胞之傳導有關**，鎂與鈉、鉀、鈣共同維持心臟、肌肉脈衝（Muscle impulse）與神經傳導（Nerve transmission）的正常功能，肌肉收縮需要鈣、肌肉放鬆需要鎂。

缺乏症：因疾病而引起缺乏，如因長期酗酒而導致肝硬化、腎臟病或長期使用利尿劑，才會發生。症狀有肌肉無力、眼球及臉部肌肉會不自主的抽搐、以及吞嚥困難和心跳異常。若長期服用大量氧化鎂制酸劑和硫酸鎂瀉劑，則可能引起下腸胃道疾病。**成年人DRIs：**19～50歲男、女性分別為380、320 mg/day；51～70歲為360、310 mg/day，71歲以上為350、300 mg/day。UL＝700 mg/day。

圖 1. 鎂與 ATP 的結合方式

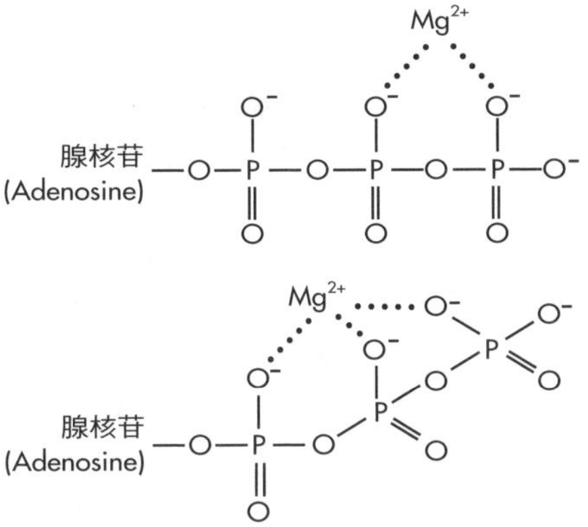

腺核苷
(Adenosine)

Mg²⁺

- 細胞中鎂的主要形式是 Mg²⁺
- 90% Mg²⁺ 與 ATP 結合

Mg²⁺

腺核苷
(Adenosine)

圖 2. 糖解作用（Glycolysis）之第一步驟，磷酸化葡萄糖需要鎂的參與

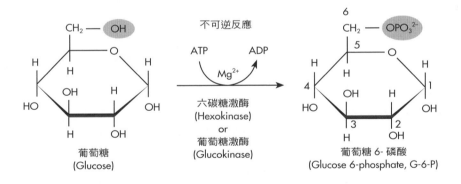

不可逆反應

ATP → ADP

Mg²⁺

六碳糖激酶
(Hexokinase)
or
葡萄糖激酶
(Glucokinase)

葡萄糖
(Glucose)

葡萄糖 6- 磷酸
(Glucose 6-phosphate, G-6-P)

+ 知識補充站

1. 糖解作用指葡萄糖在有氧或無氧狀態下，於細胞質中分解產生丙酮酸（Pyruvate）或乳酸（Lactate）過程，此作用為 Embden 及 Meyerhof 二位學者發現，故又名 EM pathway。
2. 在國際系統分類系統中，根據酶所催化的反應類型，將酶分為六類，其中 glucokinase 或 hexokinase 屬於轉移酶（Transferase），即催化受質之間官能基團轉移反應。
3. Hexokinase 存在所有組織，km 值小；Glucokinase 只存在肝臟和胰臟 β-cell，km 值大。

7-8 水與電解質
(Body fluid and electrolyte balance)

身體約有50～70%由水分所組成，人體內水分存在的空間可以區分為細胞內液（Intracellular fluid, ICF）與細胞外液（Extracellular fluid, ECF）兩種，水分可以溶解許多礦物質而成為電解質。細胞內液約占人體水分的2/3，細胞外液則包含細胞間液和血管內水分，至於細胞內液與細胞外液的電解質則包括陽離子和陰離子。細胞外液主要的陽離子和陰離子分別為：鈉、鈣、氯、重碳酸根；細胞內液主要的陽離子和陰離子分別為：鉀、鎂、磷酸根、硫酸根，如圖1所示。

水是人類必需的營養素之一，因為身體細胞的生化代謝反應皆需要水做為媒介才能進行。在整個生命期中，水分佔身體組成的比例，以嬰兒期的比例最高，而老年期的比例為最低。

水分的來源：包含來自食物與飲料中所含的水分，還有少量代謝產生的代謝水。建議能以每日8杯開水為原則，若根據體重做換算，則是每公斤體重約30～35毫升的開水。2011年我國新版「每日飲食指南」改為扇型圖案，中間多一個騎單車人像，放入「水」字，代表「要吃也要動」，多喝白開水而非飲料。此圖像意涵主要傳達飲食均衡、勤運動、多喝水等健康重要概念。

水份的生理、生化功能與代謝作用機制：包括1. **調節體溫**，體溫可以藉由呼吸作用、排汗作用及尿液的排泄達到體溫的調節作用。2. **促進排泄**，水分可以稀釋和溶解體內的含氮廢物，促進排泄作用。3. **參與體內生化代謝反應**，水也是體內重要的溶劑，可以做為醣類、蛋白質、脂質、維生素及礦物質等生化反應之媒介，以幫助反應的進行。同時體內酵素所催化的各種生化反應也需要水分做為介質。4. **身體體液的主要成分**，人體中細胞內液、外液及間液均以水為主要的成分，如：唾液、胃液、膽汁、腸液、血液、淋巴液、尿液及汗液等皆含有水分。5. **水參與酸鹼平衡恆定機制**，身體內的主要緩衝系統為碳酸氫根及重碳酸根，當體內二氧化碳溶解於血液當中，二氧化碳與血液中的水反應形成碳酸（$CO_2+H_2O \rightarrow H_2CO_3$），碳酸在水中解離成氫離子與重碳酸根離子（$H_2CO_3 \rightarrow H^+ + HCO_3^-$），而氫離子則可以調控血液中的酸鹼值。

滲透壓、水分攝取量與排泄量是影響水分平衡的重要因素。滲透壓直接影響細胞外液的體積，而細胞外液的體積變化則成為調節滲透壓的訊號，因此；當水分缺乏時，細胞外液鈉濃度的增加會刺激下視丘的滲透壓接受器，此調控由「**下視丘 - 腎素 - 血管張力素 - 醛固酮系統**」與腎臟共同負責（詳細可參考鈉的圖2），促進水分再吸收。水分的排出經由尿液、肺、皮膚和糞便，經由調節水分的攝取和排出，維持最理想的體液容積。

在漸進式脫水時，流失的水分佔體重百分比，1～2%時出現口渴、失去食慾，3%時出現血量降低，6%時出現體溫、心跳、呼吸速率上升，11%時出現血量不足、腎衰竭，甚至死亡（圖2）。一旦出現脫水時，主要的症狀如：頭昏、昏睡、心跳過快、便秘、皮膚乾燥及無出汗等，此時需快速地補充水分；嚴重脫水時則需利用靜脈注射生理食鹽水的方式補充水分。

圖1. 人體的細胞內液與細胞外液和其間的主要電解質分布

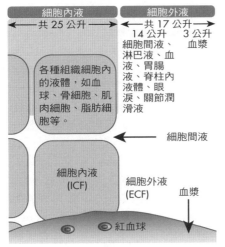

細胞內液與細胞外液中的電解質	
細胞內液	細胞外液
主要陽離子	主要陽離子
鉀 (K⁺)	鈉 (Na⁺)
鎂 (Mg²⁺)	鈣 (Ca²⁺)
主要陰離子	主要陰離子
磷酸根	氯 (Cl⁻)
硫酸根 (SO₄²⁻)	重碳酸根 (HCO₃⁻)

- 鈉的主動吸收會帶動氯、重碳酸根與水分的被動性再吸收，氯濃度隨鈉而變化。

- 醛固酮 (Aldosterone)：促進鉀的分泌。

- 鈣和鎂在近側彎曲小管，與鈉和磷酸根一同再吸收。

圖2. 漸進式脫水的程度

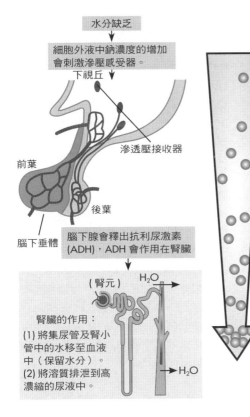

流失的水分占體重百分比（％）

0%

1% 口渴

2% 口渴加劇、失去食慾

3% 血量降低

4% 噁心、活動力降低、皮膚泛紅

5% 難以集中注意力、四肢搔癢

6% 體溫、心跳及呼吸速率上升、熱衰竭

7% 走路歪斜、頭痛

8% 頭昏眼花、呼吸困難、發紺

9% 虛弱、意識不清

10% 肌肉抽搐、血液容積減少

11% 腎衰竭、血量不足造成循環不佳、瀕死狀態

7-9 鐵 (Iron, Fe⁺²)

　　鐵有二價的亞鐵離子（Ferrous, Fe^{+2}）和三價的鐵離子（Ferric ion, Fe^{+3}），食物中主要以 Fe^{+3} 存在，Fe^{+3} 吸收率差，因此食物中之鐵需先經過胃酸及維生素C之還原，以利 Fe^{+2} 吸收。鐵在人體內約 2/3 存在血紅素（Hemoglobin, Hb）、肌紅素（Myoglobin, Mb）及含鐵酵素中。另外；肝臟可以儲存鐵質，男性的儲存量較高。

　　食物來源：血紅素和肌紅素所含的鐵為「**血基質鐵（Heme iron）**」，存在於牛肉、豬肝、豬血、鴨血、魚類、蛤蜊、牡蠣、家禽（畜）等動物性食品，人體對於血基質鐵吸收率較佳，其吸收不受其他飲食成分的影響，吸收率約 10～30%。而存在於各種植物性食品的鐵統稱為「**非血基質鐵（Non-heme iron）**」，如：菠菜、紅莧菜、紅鳳菜、豆類、穀類、黑芝麻等，非血基質鐵的吸收會受到草酸、植酸、單寧酸、多酚類和大量膳食纖維等影響，與鐵產生錯化合物，而不利人體的吸收。且當飲食中同時有高劑量的鈣與鐵存在時，也可能會抑制鐵的吸收。

　　生理、生化功能與代謝作用機制：鐵主要在十二指腸吸收，平均鐵質吸收率約為 10%。當鐵需求量增加如懷孕或捐血，小腸黏膜細胞會增加鐵吸收率，小腸吸收的鐵由血漿之運鐵蛋白（Transferrin）負責運送到各組織利用，或在肝臟中由儲鐵蛋白（Ferritin）負責儲存。肝臟儲鐵多時，肝臟會分泌抑鐵素（Hepcidin），作用於小腸而抑制鐵吸收。鐵的生理、生化功能：**1. 參與血基質的生合成**，在此途徑中琥珀酸輔酶A（Succinyl-CoA）與甘胺酸（Glycine）在胺基左旋糖酸合成酶（Amino levulinic acid synthase, ALAS）的催化，與維生素 B_6 作為輔酶的參與下生成 ALA，接著在需要鋅作為輔因子的ALA 脫水酶（ALA dehydratase）、氧化酶（Oxidase）、亞鐵螯合酶（Ferrochelatase）等催化下生成血基質，為構成血紅素及肌紅素的主要成分。紅血球破壞後，釋出血基質，經分解成膽紅素（Bilirubin），經膽汁排除（圖1）。**2. 參與氧與二氧化碳的運輸。3. 參與粒線體中電子傳遞鏈的反應**，泛醌-細胞色素c氧化還原酶（$CoQH_2$-cytochrome c oxidoreductase），此酵素含有血基質，另外也有一個鐵-硫蛋白幫助傳遞電子。**4. 參與含鐵之細胞色素及酵素的氧化還原反應**，如過氧化酶（Catalase）之反應。**5. 鐵是促氧化劑（Pro-oxidant）**，鐵過量時會由儲鐵蛋白中釋出成為游離鐵離子，能與過氧化氫經由 Fenton 反應，產生羥自由基（Hydroxyl radical）造成細胞氧化傷害。

　　缺乏症：『**缺鐵性貧血（Iron deficiency anemia）**』（漸進性的缺乏階段請詳見圖2），也稱為「**小球性低血色素貧血（Microcytic hypochromic anemia）**」，因鐵的吸收率差，鐵缺乏為常見的營養缺乏症。嚴重時會出現疲倦、皮膚蒼白、食慾不振、虛弱、頭暈目眩、怕冷、對感染的免疫力降低、指甲凹陷薄脆及湯匙狀指甲等。青少女、育齡婦女、孕婦、嬰幼兒、早產兒、素食者都是容易缺乏鐵的族群。鐵過量通常是因為重症地中海型貧血患者連續輸血，及遺傳性的血鐵質沉積症（Hematochromatosis）而造成。**成年人 DRIs**：對鐵之建議量於成年男女性分別為 10 mg/day、15 mg/day，51 歲以上的男女性則同為 10 mg/day；懷孕第三期與哺乳期各增加 30 mg/day；上限攝取量為 40 mg/day。

圖 1. 血基質（heme）的生成途徑

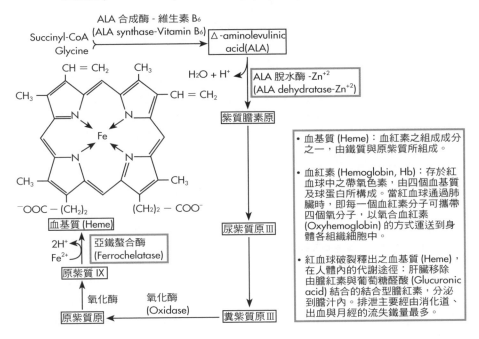

粒線體 (Mitochondria)　　細胞質 (Cytoplasm)

ALA 合成酶 - 維生素 B₆
(ALA synthase-Vitamin B₆)

Succinyl-CoA
Glycine → Δ-aminolevulinic acid(ALA)

$H_2O + H^+$

ALA 脫水酶 $-Zn^{+2}$
(ALA dehydratase-Zn^{+2})

紫質膽素原

尿紫質原III

糞紫質原III

血基質 (Heme)

$2H^+$　亞鐵螯合酶
Fe^{2+}　(Ferrochelatase)

原紫質 IX

氧化酶　氧化酶
(Oxidase)

原紫質原

- 血基質 (Heme)：血紅素之組成成分之一，由鐵質與原紫質所組成。

- 血紅素 (Hemoglobin, Hb)：存於紅血球中之帶氧色素，由四個血基質及球蛋白所構成。當紅血球通過肺臟時，即每一個血紅素分子可攜帶四個氧分子，以氧合血紅素 (Oxyhemoglobin) 的方式運送到身體各組織細胞中。

- 紅血球破裂釋出之血基質 (Heme)，在人體內的代謝途徑：肝臟移除由膽紅素與葡萄糖醛酸 (Glucuronic acid) 結合的結合型膽紅素，分泌到膽汁內。排泄主要經由消化道、出血與月經的流失鐵量最多。

圖 2. 體內缺鐵的三個發展階段

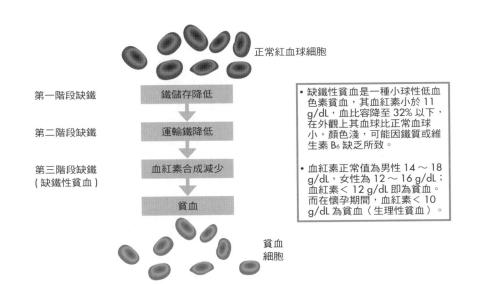

正常紅血球細胞

第一階段缺鐵　鐵儲存降低

第二階段缺鐵　運輸鐵降低

第三階段缺鐵
(缺鐵性貧血)　血紅素合成減少

貧血

貧血
細胞

- 缺鐵性貧血是一種小球性低血色素貧血，其血紅素小於 11 g/dL，血比容降至 32% 以下，在外觀上其血球比正常血球小，顏色淺，可能因鐵質或維生素 B₆ 缺乏所致。

- 血紅素正常值為男性 14～18 g/dL，女性為 12～16 g/dL；血紅素＜ 12 g/dL 即為貧血。而在懷孕期間，血紅素＜ 10 g/dL 為貧血（生理性貧血）。

7-10 鋅 (Zinc, Zn^{+2})

90%的鋅存在於肌肉與骨骼，其他則分佈於肝、腎、胰臟、腦、皮膚、前列腺等，與硫醇蛋白（Thionein）結合形成金屬硫醇蛋白（Metallothionein）儲存，鋅在生物體之發育、成長、生殖及免疫的維持極為重要。**食物來源：**海鮮、牡蠣、生蠔、蛤蜊、蟹貝類、龍蝦、肝臟、肉類、堅果類、穀類胚芽等皆富含鋅，而食物中的鋅常與蛋白質或核酸結合在一起，在消化道中分解消化後可釋放出鋅，但因飲食中含有草酸、植酸與大量膳食纖維，大約只有30%的鋅能被吸收，圖1為草酸、植酸與鋅的化合物結構。

生理、生化功能與代謝作用機制：鋅在胃與小腸與蛋白質、核酸分解釋出，由運送蛋白Zrt- & Irt-like protein（ZIP4）負責吸收，主要經由消化道排泄。鋅的生理、生化功能：1. 金屬酵素（Metalloenzyme）及金屬蛋白質（Metalloprotein）需要鋅當作輔因子，生物體內含鋅酵素如：碳酸酐酶（Carbonic anhydrase）、酒精去氫酶（Alcohol dehydrogenase）、羧肽酶A（Carboxypeptidase A）、鹼性磷酸酶（Alkaline phosphatase）、磷酸脂解酶C（Phospholipase C）、蛋白激酶C（Protein kinase C）、膠原蛋白酶（Collagenase）、固醇類荷爾蒙受體（Steroid hormone receptor）、視網酸受體（Retinoic acid receptor）、維生素D受體（Vitamin D receptor）等，鋅參與無數的生化代謝反應。2. 鋅手指（Zinc fingers）的結構，含鋅手指結構的蛋白質具有DNA結合能力，稱為含鋅的DNA結合蛋白（Zinc-containing DNA-binding proteins），是哺乳類細胞常見的蛋白質模體（Motif），此種蛋白是以其組成中的半胱胺酸（Cysteine）與組織胺酸（Histidine）與鋅離子連接，可與特定的DNA序列作用，以調節基因表現，鋅手指具有轉譯因子的功能（圖2）。3. 為胰島素的組成成分之一，每一個胰島素可和2～4個鋅結合形成複合體，可能和胰島素的分泌有關。4. 鋅會影響細胞性免疫反應（Cell-mediated immunity），缺鋅在人體免疫系統會造成TH1及TH2細胞功能不平衡、血清胸腺激素（Thymulin）活性降低、自然殺手細胞（Natural killer cell, NK cell）數目減少、輔助型T細胞（Helper T cell, T_H）分泌之介白素－2（Interleukin-2, IL-2）減少，干擾素－γ（Interferon-γ, IFN-γ）活性降低等。5. 鋅為參與細胞抗氧化機制的微量元素之一，抗氧化酵素超氧化物歧化酶（Superoxide dismutase, Cu-Zn SOD）的組成成分之一，可清除自由基。6. 鋅為睪丸正常功能及精子的生成所需。7. 促進傷口的癒合。8. 味覺的維持。

缺乏症：伊朗及埃及過去曾發生，飲食只有麵包及豆類，穀類蛋白中的植酸抑制鋅及鐵的吸收，而造成生長遲緩、性腺功能低下、性成熟延遲與貧血。其他缺鋅可能是酗酒者、燒傷、手術、全靜脈營養配方缺鋅、消化道疾病、老年人、素食者。鋅的缺乏症為味覺遲鈍、免疫功能受損、傷口癒合不良、影響生殖能力。嬰兒嚴重缺鋅會發生『**腸性支端皮膚炎（Acrodermatitis enteropathica）**』，為小腸刷狀緣上吸收蛋白ZIP4基因病變所致之遺傳性疾病。**成年人DRIs：**成年男女鋅的建議量分別為15 mg/day、12 mg/day；懷孕三期與哺乳期各增加3 mg/day；UL = 35 mg/day。

圖 1. 草酸、植酸與鋅的化合物結構

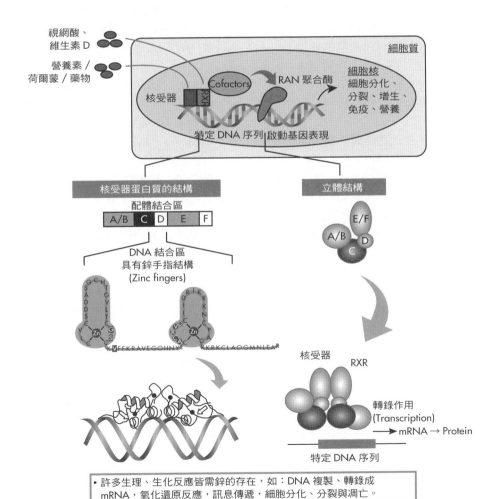

草酸 (Oxalate) 植酸 (Phytate)

圖 2. 核受器蛋白質的結構及鋅手指的結構作用

視網酸、維生素 D

營養素 / 荷爾蒙 / 藥物

核受器

Cofactors

RAN 聚合酶

細胞質

細胞核
細胞分化、分裂、增生、免疫、營養

特定 DNA 序列 啟動基因表現

核受器蛋白質的結構

立體結構

配體結合區

A/B | C | D | E | F

DNA 結合區
具有鋅手指結構
(Zinc fingers)

E/F

A/B D

C

核受器 RXR

轉錄作用
(Transcription)
→ mRNA → Protein

特定 DNA 序列

• 許多生理、生化反應皆需鋅的存在，如：DNA 複製、轉錄成
  mRNA，氧化還原反應，訊息傳遞，細胞分化、分裂與凋亡。

7-11 銅（Copper, Cu）

銅離子有二價（Cu^{+2}）和三價（Cu^{+3}）兩種形式，也具有氧化還原的功能。銅約50～70%存在於肌肉及骨骼，20%存在肝臟，5～10%存在血液。銅也是許多酵素的組成分之一，參與許多生化代謝反應的進行，銅的主要作用是作為酵素的輔因子。**食物來源**：海產類、貝類、淡菜、蝦類、肝臟、全穀類、豆莢類、豆類、種子、堅果、葡萄乾、啤酒、蕈類、可可、黑巧克力等都是富含銅的食物。飲食中其他二價的礦物質會與銅競爭吸收，如：鋅、鐵、鉬、鈣、磷，而維生素C、植酸、攝取過量的制酸劑與高 pH 值環境皆會降低銅的吸收。小腸對銅的吸收率大約50%。

生理、生化功能與代謝作用機制：食物中的銅與有機成分結合，在胃與小腸中釋出，主要在十二指腸經由二價陽離子運送蛋白（Divalent cation transporter 1, DMT1）吸收，進入小腸細胞內與胺基酸、蛋白質、護送蛋白（Chaperones）如 GSH、Atox1、CCS、COX17 結合而儲存，再經基底膜上運送蛋白 ATP7A，以主動運輸方式將銅釋出小腸細胞（圖1），從食物吸收的銅進入肝門靜脈（Hepatic portal vein），在血漿中銅與白蛋白結合，運送至肝臟內儲存利用，在肝臟內與金屬硫蛋白結合，傳遞給藍胞漿素原（Apoceruloplasmin），可與6個銅原子結合，生成藍胞漿素（Ceruloplasmin），藍胞漿素負責將銅運到各組織利用，95%以上隨膽汁排泄，參與分子 ATP7B，是 P-type ATPase 之一。銅的生理、生化功能：1.**銅參與血紅素之形成**，藍胞漿素是一種含銅的藍色蛋白質，作為銅的運輸，也扮演催化肝臟中儲存的二價鐵氧化成三價鐵，使得三價鐵離子釋出並進入血漿中與去鐵蛋白（Apotransferrin）結合，形成運鐵蛋白（Transferrin），而被攜帶至網狀紅血球以合成血紅素，因此銅與鐵皆是人體合成血紅素所必需的營養素。2.**參與粒線體中電子傳遞鏈細胞色素c氧化酶**（Cytochrome c oxidase）**的反應**，電子從還原態細胞色素c依序傳遞給 Cu_A/Cu_A 中心，再經過血基質 a、a_3 與銅離子（Cu_B）中心，將氧還原成水（圖2）。3.**抗氧化酵素Cu-Zn SOD的組成分之一**，存在細胞質中能把超氧陰離子轉換為過氧化氫，再由麩胱甘肽過氧化酶轉變成水，以防止細胞受到氧化傷害。4.**參與以銅為輔因子之酵素反應**，如多巴胺單氧酶（Dopamine monooxygenase）、離胺酸氧化酶（Lysyl oxidase）、多巴胺 β 氫氧化酶（Dopamine β hydroxylase）（請見維生素C的圖3）等。

缺乏症：鋅攝取過量、早產兒及體重不足的嬰兒、全靜脈營養（TPN）者較常發生銅缺乏。銅缺乏症狀有貧血、嗜中性白血球活性下降、免疫力降低、傷口癒合緩慢、骨質脫礦化、關節疼痛、骨質疏鬆及增加HMG-CoA reductase的活性，使血中膽固醇濃度升高與動脈瘤和頭髮扭曲打結等現象。此外，『**遺傳性缺銅症（Menkes' disease）**』，是基底膜運銅蛋白 ATP7A 基因突變，使銅堆積在小腸細胞無法供組織利用，是先天性銅吸收不良，患者壽命通常低於10歲。『**威爾森氏症（Wilson's disease）**』是遺傳性銅排泄不良，因ATP7B基因突變，使銅無法從膽汁排出，大量堆積在肝、腎、脾、腦和角膜，角膜周邊有一圈Kayser-Fleischer rings褐色銅沉積，通常 6～20 歲發病。**成年人DRIs**：尚未將銅列入DRIs中。

圖 1. 小腸細胞對銅的消化、吸收、代謝和運送

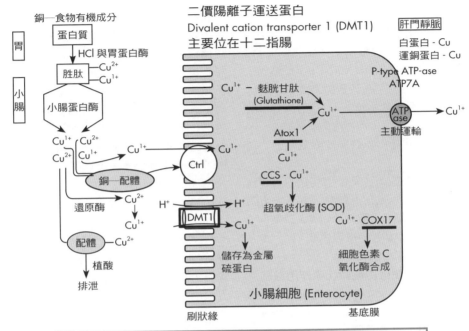

- 遺傳性缺銅症 (Menkes' disease)，乃基底膜運銅蛋白 ATP7A 基因突變，使銅堆積在小腸細胞。

- 參與以銅為輔因子之酵素反應：離胺酸氧化酶 (Lysyl oxidase)：參與在膠原蛋白和彈性蛋白進行交叉結合。多巴胺 β 氫氧 (羥) 化酶 (Dopamine β-hydroxylase)：參與在催化多巴胺轉化成正腎上腺素的反應 (請詳見維生素 C 圖 3)。

圖 2. 電子傳遞鏈

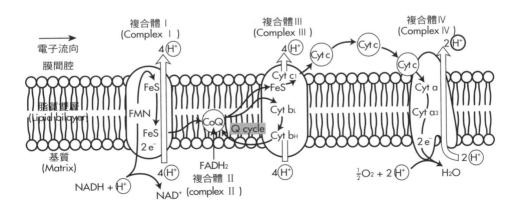

7-12 錳（Manganese, Mn）

錳離子有二價（Mn^{+2}）和三價（Mn^{+3}）兩種形式，其中以三價較易被螯合，是形成錳超氧化物歧化酶（Mn superoxide dismutase, Mn-SOD）的輔因子所必需。錳，存在於各器官中，以肝、腎、胰、腦和骨骼較多，主要存在細胞的粒線體中。錳是人體所需的營養素之一，主要的功能是作為許多酵素的輔因子角色。

食物來源：飲食中主要錳的來源為菠菜、萵苣、鳳梨、藍莓、豆莢、全穀類、胚芽、糙米、堅果、咖啡、茶葉以及內臟。大量草酸、植酸與纖維、鈣、鐵、銅都會干擾錳的吸收。

生理、生化功能與代謝作用機制：錳主要由高親和力的運送蛋白，二價陽離子運送蛋白（Divalent cation transporter 1, DMT1）負責吸收，吸收率不高，而未被腸道吸收的部分則隨糞便排出體外。錳的生理、生化功能：**1. 錳是粒線體（Mitochondria）中抗氧化酵素Mn-SOD的構成成分**，在生物體內電子傳遞鏈、藥物代謝、免疫細胞的呼吸氧爆（Respiratory burst），此時嗜中性多形核白血球因為吞噬細菌所以耗氧量會大增，也會產生很多自由基及過氧化物，同時在去顆粒化作用的過程中，釋出蛋白脂解酶、超氧化物（Superoxide）、過氧化氫（Hydrogen peroxide, H_2O_2）以及活性氧物質（Reactive oxygen species, ROS）毒殺外來物質。以上這些過程中都會產生超氧自由基，而Mn-SOD則能把超氧陰離子自由基（Superoxide radical, $\cdot O_2^-$）代謝轉變為過氧化氫，再接著由含硒的抗氧化酵素麩胱甘肽過氧化酶（Glutathione peroxidase, GSH-Px）轉化成水，以防止細胞受到氧化傷害，具有抗氧化能力；此外近年來Mn-SOD的研究也被發現，可避免過氧化氫作為第二訊息傳遞者，促進乳癌細胞的遷移、浸潤和生長（圖1）。參與細胞抗氧化機制的微量元素除了錳之外，還有銅、鋅和硒等；微量元素（Trace minerals）與細胞的抗氧化機制有著相當密切的關係。**2. 作為丙酮酸羧化酶（Pyruvate carboxylase, PC）的酵素輔因子**，將糖解作用的終產物丙酮酸（Pyruvate）催化形成草醋酸（Oxaloacetate）之反應，是糖質新生作用（Gluconeogenesis）中唯一在粒線體內進行之反應步驟。**3. 參與乙醯輔酶A羧化酶（Acetyl-CoA carboxylase, ACC）的生化反應**，催化乙醯輔酶A（Acetyl-CoA）轉變成丙二醯輔酶A（Malonyl-CoA），是脂肪酸合成的調節，控制著整個脂肪酸合成的速度。**4. 作為精胺酸酶（Arginase）的酵素輔因子**，尿素（Urea）循環路徑中，在肝臟細胞質進行的部分，精胺酸經由精胺酸酶的催化下，水解產生尿素及鳥胺酸（Ornithine），尿素被排出體外，而鳥胺酸則被運輸回粒線體基質，再進行下一個尿素循環。

缺乏症：肝臟功能衰竭者、全靜脈營養的新生兒較易缺乏。動物錳缺乏會造成骨骼形成不良、睪丸退化、精子不足等。由於食物中錳含量不高，因此少見毒性，但過去在俄國、北非、智利、印度等地從事以錳作為銲接的工人或礦工吸入大量含錳的粉塵造成錳中毒的案例，則可能出現肌肉僵硬、四肢震顫、面部表情呆滯等症狀。**成年人DRIs：**尚未將錳列入DRIs中。

圖 1. 錳是粒線體內抗氧化酵素 Mn-SOD 的構成成分

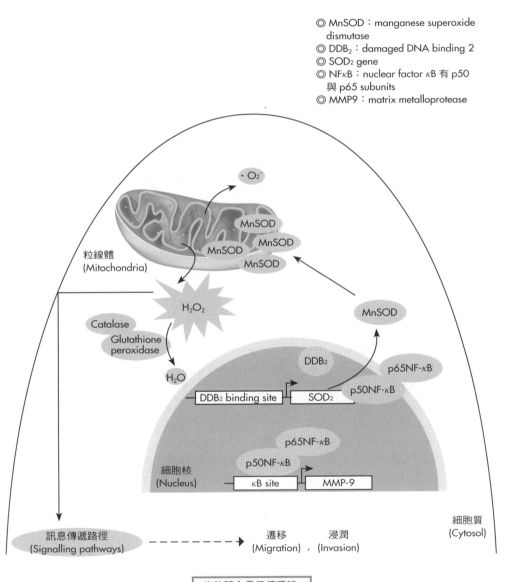

◎ MnSOD：manganese superoxide dismutase
◎ DDB₂：damaged DNA binding 2
◎ SOD₂ gene
◎ NFκB：nuclear factor κB 有 p50 與 p65 subunits
◎ MMP9：matrix metalloprotease

7-13 碘 (Iodine, I)

飲食中的碘主要是陰性碘離子（I^-）或碘酸根型式，以離子型式較易於吸收，進入血液循環送至全身各組織利用。而飲食中所攝取的碘約 80% 進入甲狀腺，主要用以合成甲狀腺激素（Thyroid hormone），負責調控體內各種細胞代謝與發育。

食物來源：海鮮、貝類及海藻、海帶、紫菜、昆布、碘化食鹽等皆富含碘。1958年陳拱北先生於新竹地區進行加碘食鹽預防甲狀腺腫實驗，效果顯著，因此 1967 年臺灣全面實施食鹽加碘，此舉是臺灣在公共衛生營養政策上的里程碑；但近年來進口鹽並未加碘，需多留意。另外；十字花科、甘藍類蔬菜、花椰菜、蘿蔔、豆類中含有甲狀腺腫素（Goitrogens），會干擾碘的利用與甲狀腺素的分泌與代謝，而引發甲狀腺腫大，所幸加熱可以破壞甲狀腺腫素。

生理、生化功能與代謝作用機制：碘主要由有機態經消化轉為自由態，吸收迅速，在血液中以自由態運送，負責運送者為甲狀腺素結合蛋白（Thyroxine-binding globulin）、運送蛋白（Transthyretin）、白蛋白（Albumin）等，而過多的碘主要透過腎臟隨尿液排出體外。碘在體內只有一種生理功能，**碘是構成甲狀腺素（Thyroxin, T_4）及三碘甲狀腺素（Triiodothyronine, T_3）之必要成分**，下視丘－腦下垂體系統（Hypothalamus-pituitary system）對甲狀腺素分泌的調控，當甲狀腺細胞受到腦下垂體前葉所分泌的促甲狀腺激素（Thyroid-stimulating hormone, TSH）的刺激，使甲狀腺球蛋白（Thyroglobulin, TG）中的酪胺酸（Tyrosine）釋出，在碘過氧化酶（Iodine peroxidase）的催化下，使碘離子與酪胺酸結合而形成三碘甲狀腺素（Triiodothyronine, T_3）與甲狀腺素（Thyroxine, T_4），進入血液中與甲狀腺素結合蛋白（Thyroid-binding protein）結合，運送至全身各組織器官，進入標的細胞後，由含硒的 5' 去碘酶（5' deiodinase），將甲狀腺素移除一個碘離子形成 T_3，真正有活性的是 T_3（圖 1），控制人體的基礎代謝率（Basal metabolic rate, BMR）。

蘇聯車諾比核電廠爆炸、日本 311 大地震，導致核能電廠的輻射外洩，放射性碘（碘 131）是鈾元素進行核反應的分裂產物之一，核子事故外洩的碘 131 放射性同位素（無放射性碘 127）被人體吸收後聚積在甲狀腺中，造成甲狀腺傷害。碘片的主要成分是碘化鉀（KI），服用碘片的目的是使甲狀腺吸收沒有放射性的碘，引發競爭效果，讓放射性的碘 131 排出體外。

缺乏症：碘缺乏症狀稱為碘缺乏症候群（Iodine deficiency disorder, IDD），若是嬰幼兒缺碘會影響生長發育及智能發展，一旦傷害腦部會有智能障礙、聾啞、麻痺癱瘓等症狀，稱為『**呆小症（Cretinism）**』；若成人缺碘則會出現甲狀腺機能不足、怕冷、『**甲狀腺腫（Goiter）**』，其中甲狀腺腫是缺碘的典型症狀之一，因合成甲狀腺素的甲狀腺濾泡上皮細胞過度增生、肥大所致。缺碘所引起的甲狀腺腫，在臺灣全面供應加碘食鹽後，已罕見。**成年人 DRIs:** 碘的建議量於成年男女性均為 150 μg/day；懷孕三期各增加 75 μg/day；哺乳期增加 100 μg/day。針對懷孕期碘需要量增多，主要考量孕婦甲狀腺素合成增多、碘經由胎盤供應胎兒需求量增加及腎臟排碘速率升高等因素。碘的上限攝取量為 1000 μg/day。

圖 1. T₃ 和 T₄ 形成的詳細步驟

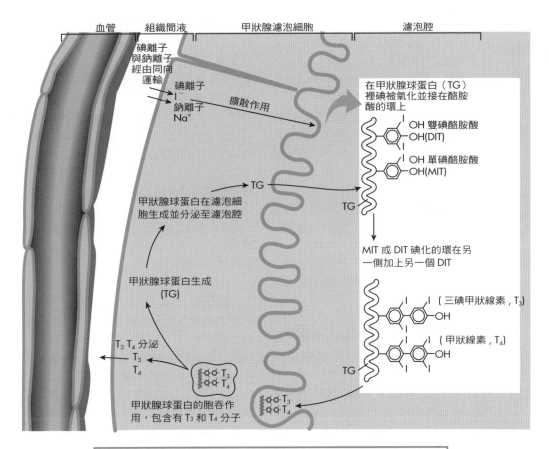

- T₃ 和 T₄ 是在甲狀腺濾泡內腔的甲狀腺球蛋白上，經由連續的碘化作用合成，甲狀腺球蛋白上的碘化酪胺酸互相結合，形成 T₃ 或 T₄。

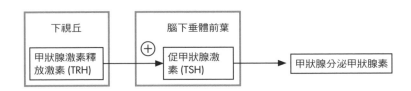

+ **知識補充站**

甲狀腺素的作用

1. 甲狀腺素會增加代謝率，促進熱量的消耗。
2. 甲狀腺素對胎兒及幼兒正常的生長發育是必須的，特別是神經系統。

7-14 硒 (Selenium, Se)

硒可分為無機態硒與有機態硒,食物中的硒為有機態,與胺基酸結合,硒甲硫胺酸(Selenomethionine)和硒半胱胺酸(Selenocysteine)是食物中天然形式。硒可以三種價型參與硒化物或硒酸(Selenate)的形成,在有機化合物硒甲硫胺酸和硒半胱胺酸中為 Se^{-2},亞硒酸(Selenite)中為 Se^{+4},硒酸中為 Se^{+6}。

食物來源:植物性食品的硒含量受土壤含硒量的影響很巨大,含硒量豐富的食物主要為肉類、內臟類、海鮮、魚貝類、全穀類、麥片、堅果、巴西堅果。研究顯示飲食中硒含量較高時,心血管疾病和癌症的發生率較低。

生理、生化功能與代謝作用機制:含硒胺基酸,吸收方式與胺基酸同,以主動運輸方式在小腸上段被吸收,食物中的硒幾乎均可被腸道所吸收,被腸道吸收後的硒則藉由極低密度脂蛋白(Very low density lipoprotein, VLDL)和低密度脂蛋白(Low density lipoprotein, LDL)在血液中運送至標的器官。在血液中硒存在於血漿和細胞內,含硒量高之組織有肌肉、甲狀腺、肝、腎、心、胰、肺、腦、紅血球。以糞便和尿液形式排出約各占一半。硒的生化功能是形成硒半胱胺酸,是含硒酵素與硒蛋白 P(Selenoprotein P)不可或缺的成分。同時在血漿中,硒蛋白 P 負責硒的運送。硒的生理、生化功能:**1. 參與抗氧化防禦機制,為麩胱甘肽過氧化酶**(Glutathione peroxidase, GSH-Px)的必**要成分**,可以把細胞中過多的過氧化物如:過氧化氫還原成水和氧。硒(麩胱甘肽過氧化酶的輔因子)是細胞抗氧化機制的微量元素,與脂溶性抗氧化物質維生素E、水溶性抗氧化物質維生素C、銅、鋅、錳相輔相成,協同抵禦體內氧化壓力(圖1)。**2. 參與甲狀腺素生合成反應**,含硒的 5' 去碘酶(5'-deiodinase)會把 T_4 轉換為具有活性的 T_3,因此;硒與碘之間有著密切的功能性。**3. 硒是生物體中重要的輔酶和還原劑角色**,硒為硫氧化還原蛋白還原酶(Thioredoxin reductase)的成分,可將氧化態的硫氧化還原蛋白中之雙硫鍵還原成硫氫基(-SH),而將氫原子提供給其他化合物。

缺乏症:1972 年證實硒是構成抗氧化酵素的成份,動物缺硒會造成「肌肉白化症(White muscle disease)」。硒缺乏所造成的疾病為『克山病(Keshan disease)』,此乃因土壤中硒含量低,而發生在中國大陸黑龍江省克山縣一帶的心臟和肌肉的病變。另外;在全靜脈營養的病人或嚴重的營養缺乏症病人身上也可能出現硒的缺乏。硒缺乏的症狀主要為肌肉疼痛、關節僵硬、心律不整、心肌擴大等,嚴重時會因心臟衰竭而死亡。

成年人 DRIs:硒的建議攝取量,成年男女性均為 55 μg/day,懷孕期婦女各期均增加 5 μg/day,而哺乳期婦女則是增加 15 μg/day。上限攝取量(UL)= 400 μg/day。硒的中毒症狀有噁心、嘔吐、毛髮脫落、皮膚炎、指甲變形等。

圖1. 硒主要的功能在於構成人體內的抗氧化酵素麩胱甘肽過氧化酶（Glutathione peroxidase,GSH-Px）的主要組成分，用來預防體內的過氧化物的產生。

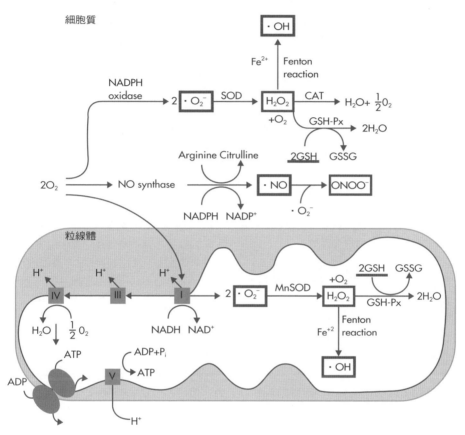

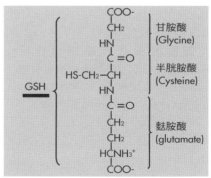

γ-麩胺醯基循環（γ-glutamyl cycle）是細胞運送胺基酸的機制，此系統的載體為 Glutathione

• Glutathione (GSH) 是由 Glutamate,Cysteine、Glycine 三個胺基酸所組成的三胜肽，其還原態為 GSH，氧化態為 GSSG，是生物體內重要的抗氧化物質，可清除自由基。

7-15 氟 (Fluoride, F-)

氟在自然界中以離子態氟存在。大部分的氟存在於骨骼，以氟化磷灰質（Flouroapatite）為主要形式，其對骨骼及牙齒琺瑯質的硬化、礦物化扮演重要角色，在人體中，氟的攝取量較高者，蛀牙率較低、且骨質密度亦較高。血中氟為離子態或氟化氫形式。

食物來源： 飲水、漱口水和牙膏中添加的氟、穀類、帶骨海魚、海鮮、海藻、茶葉等都是重要來源。溶解在水中的氟可以被完全吸收，但如果與牛奶或其他食物共食，吸收率會降低。也會與鈣、氯、鎂等營養素間有交互作用。

生理、生化功能與代謝作用機制： 食物中約80%以上的氟可以被人體吸收，氟在消化道中吸收率很高，是以被動擴散的方式吸收，氟主要吸收的部位在胃，胃部酸性環境可促進其吸收，但其在小腸的吸收率較低。吸收的氟經由血漿運送，約50%會隨尿液排出，因氟與鈣的親合力很強，沒被排出剩餘的氟會保留在骨骼與牙齒等組織中（圖1）。

氟的生理、生化功能：
1. 幫助牙齒的再礦物化作用（Remineralization）。牙齒最外層是由堅硬多孔性的琺瑯質所構成，口腔中細菌滋生所產生的有機酸，會侵蝕琺瑯質稱之為去礦物化作用（Demineralization），如果受到有機酸的腐蝕，而溶解破壞琺瑯質與象牙質，就會導致齲齒的發生；氟的功用主要可以強化琺瑯質的礦物質晶體與修補抗拒有機酸的腐蝕，氟會降低琺瑯質的去礦物化作用，加強牙齒的再礦化作用，可防止齲齒（圖2）。故對學齡前幼兒和兒童提供適量的氟，或是牙齒表面塗氟都可抑制口腔中齒斑細菌的產酸作用，藉此可以降低蛀牙的發生率。

2. 促進鈣及磷在骨骼中的礦質沉積，氟取代磷灰質中的OH基團，生成氟化磷灰質，沉積在骨骼的有機質中。

缺乏症： 氟有效濃度是1 ppm（每公升水中加入1毫克之氟），可以用來預防蛀牙的發生，氟的缺乏與『齲齒』增加有相當大的關係。飲水中有效的氟濃度是1 ppm，若超過2 ppm會導致氟中毒，長期每日2.5 ppm的氟攝取雖能強化骨骼及牙齒琺瑯質，但也會使牙齒產生永久性的牙斑，稱為慢性氟中毒（Fluorosis）之『斑齒症』。

此外；飲水加氟是重要的公共衛生政策，但可能也是公衛爭議，「氟化物可防止蛀牙」是普遍的認知，曾有研究顯示，過度使用氟反而對牙齒和骨骼有害，甚至可能造成腦及內分泌系統的損傷。

成年人DRIs： 國人膳食營養素參考攝取（Dietary reference intakes, DRIs）中氟的足夠攝取量，於成年男、女性均為3 mg/day。上限攝取量（UL）= 10 mg/day。

圖 1. 氟的吸收、代謝

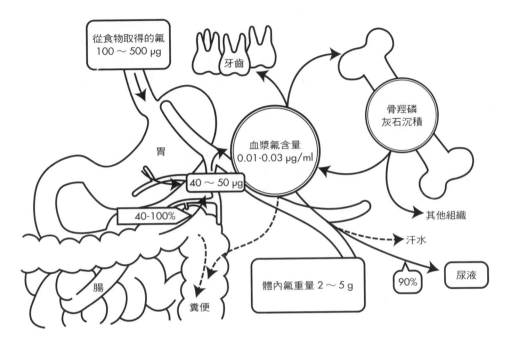

從食物取得的氟
100～500 μg

牙齒

骨羥磷
灰石沉積

血漿氟含量
0.01-0.03 μg/ml

胃

40～50 μg

40-100%

其他組織

汗水

體內氟重量 2～5 g

90%

尿液

腸

糞便

圖 2. 齲齒成因與氟的保健功效

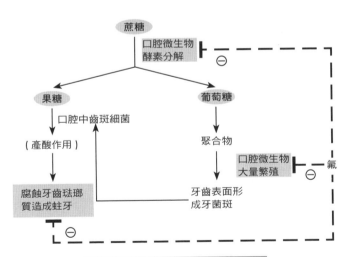

蔗糖

口腔微生物
酵素分解 ⊖

果糖

葡萄糖

口腔中齒斑細菌

聚合物

（產酸作用）

口腔微生物
大量繁殖 ⊖ 氟

腐蝕牙齒琺瑯
質造成蛀牙

牙齒表面形
成牙菌斑

⊖

- 氟的功用主要可以強化琺瑯質的礦物
  質晶體與修補抗拒有機酸的腐蝕。

- 氟會降低琺瑯質的去礦物化作用，加
  強牙齒的再礦化作用，可防止齲齒。

7-16 鉻 (Chromium, Cr)

以三價鉻（Cr^{+3}）最穩定，也是人體中所必需的微量營養素。六價鉻（Cr^{+6}）鉻的毒性主要來自於工業污染和從事製鉻工業如：不鏽鋼製造和皮革加工，吸入鉻化合物，六價鉻具有基因毒性，有引發突變和致癌性的危險，尤其肺癌。

食物來源：食物中所提供的鉻以三價鉻（Cr^{+3}）為主，含鉻較多的食物為肝臟、全穀類、堅果種子類、釀造酵母（Brewer's yeast）、啤酒、海產類、乾酪、草菇、蘑菇、蘆筍、綠花椰菜、胡椒、葡萄汁等。現今市售的許多糖尿病人專用營養品配方，也會額外添加鉻。

生理、生化功能與代謝作用機制：在胃部酸性環境中，三價鉻（Cr^{+3}）溶解並形成錯化合物，鉻主要在空腸進行吸收，以擴散作用方式吸收，或可能也有運送蛋白參與。胺基酸和維生素 C 可促進其吸收；制酸劑、中性或鹼性環境、鋅和植酸會抑制其吸收。在血中三價鉻（Cr^{+3}）與運鐵蛋白結合，與鐵共同運送，也會和白蛋白、球蛋白與脂蛋白等結合而運送。鉻儲存在肝、腎、脾、心、胰、肌肉與骨骼。主要隨尿液排泄。

鉻的生理、生化功能：
1.鉻主要的功能是作為葡萄糖耐受因子（Glucose tolerance factor, GTF）的成分，GTF是由啤酒酵母中分離出來，是由一種含有鉻（Cr^{+3}）、菸鹼酸和GSH（由Glutamate, cysteine, glycine）等三胜肽所組合成的複合物，參與葡萄糖、脂質的代謝。

2.鉻可強化胰島素對目標細胞的作用，由圖1所示：（1）三價鉻（Cr^{+3}）與運鐵蛋白結合，經細胞膜上運鐵蛋白受器送入細胞內。（2）三價鉻（Cr^{+3}）在細胞內與運鐵蛋白分離釋出。（3）一分子攝鉻素（Chromodulin）可和四個三價鉻（Cr^{+3}）結合。（4）飽和狀態的攝鉻素可增強胰島素受器（Insulin receptor）上β次單元的激酶活性。故GTF能促進胰島素（Insulin）的作用，幫助葡萄糖進入細胞內進行生化代謝反應。

在生物體內維持血糖恆定的角色中，胰島素扮演重要的調控要角，胰島素可經由啟動葡萄糖激酶（Glucokinase）的活性及抑制肝醣磷酸化酶（Glycogen phosphorlyase）的活性等，將葡萄糖快速運送到骨骼肌或是其他細胞內，並且加速將葡萄糖轉化成肝醣（Glycogen）和抑制肝醣分解，以及促進糖解作用，達成降低血糖濃度的功用。此外；鉻也被報導能改善胰島素抗性（Insulin resistance），可穩定人體血糖濃度。

缺乏症：鉻缺乏問題主要來自於全靜脈營養（TPN）、嚴重創傷與壓力。鉻缺乏的症狀很類似「**糖尿病（Diabetes mellitus, DM）**」，是由於胰臟分泌胰島素的量不足或無法作用，使體內新陳代謝發生障礙，而引起的慢性疾病。會出現胰島素靈敏度降低，血糖與胰島素濃度均升高，血糖控制不良及血脂異常等。

成年人DRIs：尚未將鉻列入DRIs中。

圖1. 鉻與攜鉻素（Chromodulin）共同作用，強化胰島素對目標細胞的作用

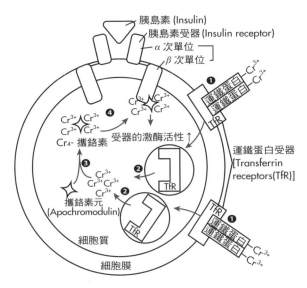

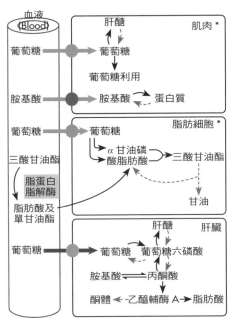

- 葡萄糖轉運蛋白 (Glucose transporters, GLUT)，其中 GLUT4 屬於對胰島素敏感性，主要作用肌肉和脂肪組織幫助葡萄糖的運送。

- 鉻是葡萄糖耐受因子的成份，能增進胰島素的作用，並參與醣類與脂肪的代謝，有助於減緩胰島素抗性（insulin resistance），以及減少心血管疾病的發生。

- 胰島素對標的細胞的主要生化作用實線箭頭（⟶）顯示受到胰島素的刺激；而虛線箭頭（---▶）則表示受到胰島素的抑制。

7-17 鉬（Molybdenum, Mo）

　　鉬有四種價態（＋3、＋4、＋5、＋6），以＋6較為普遍，但以＋4及＋6兩種是主要參與酵素作用的輔因子，輔酶形式為甲基磷酸化的喋呤-鉬喋呤（Molybdopterin），如圖1所示。

　　食物來源： 穀類胚芽是最理想的食物來源之一，其餘來源包括全穀類、蕎麥、燕麥、綠色豆類、小黃瓜、葵花子、葉菜類、堅果類、豬肉、羊肉和牛肝等動物性食物。當植物性穀物越精製化，其內所含的鉬也隨之大量損失。

　　生理、生化功能與代謝作用機制： 鉬可能是以被動運輸方式吸收。營養素間的交互作用，鎢是鉬的拮抗劑、硫與銅會干擾鉬的吸收；其他還有鐵、鋅、錳、鉛、維生素C、甲硫胺酸、半胱胺酸、蛋白質都會影響鉬的生體利用率，但作用機制不明。血液中運送形式為鉬酸根（MoO_4^{+2}），通常與白蛋白結合，存在肝、腎、骨骼。主要的代謝途徑是經腎臟以尿液形式排出，少量隨膽汁、汗液、頭髮排泄。

　　鉬的生理、生化功能：

　　1.黃嘌呤氧化酶（Xanthine oxidase）的輔酶，主要參與嘌呤的代謝，作用在次黃嘌呤（Hypoxanthine）代謝成黃嘌呤（Xanthine）和尿酸（Uric acid）的生化反應過程（圖2）。原發性痛風（Gout）是最常見的一種，研究指出，嘌呤或稱普林（Purine）的過度生成可能是源於某些酵素的異常。病人可能先天性缺乏次黃嘌呤-鳥糞嘌呤磷酸轉移酶（Hypoxanthine-guanine phosphoribosyltransferase）的基因，致使此酵素缺乏，因而改變了尿酸的平衡。繼發性痛風導因於藥物的使用，如使用利尿劑或化學藥物治療等，或病人本身的健康狀況，如腎功能不佳亦可能引起尿酸偏高，引起痛風。後天的飲食過度及酗酒，通常是痛風發作的重要導火線。尿酸合成抑制劑，如allopurinol（Xanthine oxidase inhibitor），若經「低普林飲食」（Low purine diet）控制後尿酸仍在9 mg/dl以上時，就必須使用降尿酸藥物。

　　2.醛氧化酶（Aldehyde oxidase）的輔酶，主要參與兒茶酚胺的降解反應。

　　3.亞硫酸氧化酶（Sulfite oxidase）的輔酶，主要參與含硫胺基酸降解作用。此外，在大腦、心臟、腎臟、紅血球中，鉬也具有活化腺苷酸環化酶（Adenylate cyclase）的作用，此酵素可催化ATP轉化成cyclic AMP（cAMP）的作用。

　　缺乏症： 鉬的缺乏會造成上述三種主要需利用鉬作為輔因子的酵素，因而無法正常運作。鉬缺乏問題主要來自於全靜脈營養（TPN）和先天遺傳性缺陷疾病『**鉬輔酶缺乏症（Molybdenum cofactor deficiency）**』，是一種體內無法合成鉬喋呤的遺傳疾病，造成血中尿酸和亞硫酸濃度升高，並對嬰幼兒的神經系統造成傷害。

　　鉬的毒性方面，過量鉬攝取會使黃嘌呤氧化酶活性增高，反而產生類似痛風的症狀。

　　成年人DRIs： 尚未將鉬列入DRIs中。

圖1. 鉬喋呤的化學結構

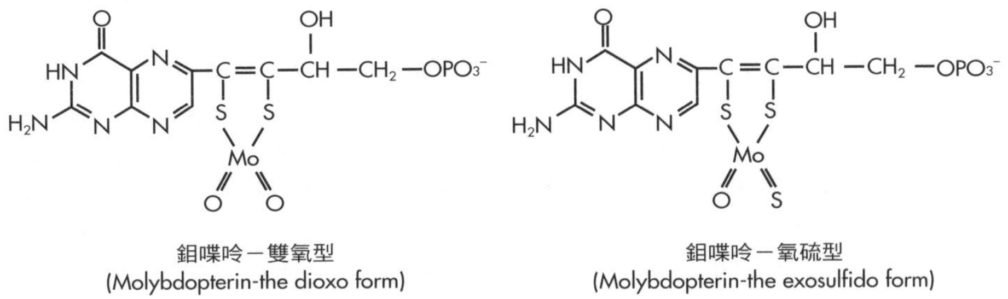

鉬喋呤－雙氧型
(Molybdopterin-the dioxo form)

鉬喋呤－氧硫型
(Molybdopterin-the exosulfido form)

• 鉬蝶呤或稱鉬輔因子，需鉬的酵素有三種：黃嘌呤氧化酶、醛氧化酶、亞硫酸氧化酶。

圖2. 黃嘌呤氧化酶（Xanthine oxidase）所參與的生化反應

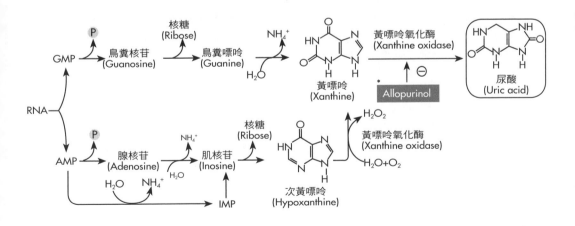

• 人、靈長類、鳥類、爬蟲類及大多數昆蟲，尿酸即是嘌呤代謝的最終產物。

* Allopurinol 抑制尿酸生成的藥物

7-18 **超微量元素**
(Ultratrace elememt)

砷 (Arsenic, As)

無機砷和三價有機砷化合物，毒性最強，砷易氧化成三氧化二砷（As_2O_3）是毒藥之王。海產的含砷量較高，吸收以被動擴散為主，生理功能與甲基代謝有關，參與甲硫胺酸生成 S-腺苷甲硫胺酸（SAM）反應。主要經由腎臟隨尿液排泄。1950 年代，台灣西南沿海居民飲用深井水曾發生砷中毒事件『烏腳病』。

硼 (Boron, B)

酪梨、花生、花生醬、巴西胡桃、葡萄、葡萄乾、葡萄酒、蘋果、蘋果汁、啤酒、番茄都是主要食物來源。以被動擴散吸收，血中運送形式為硼酸（Boric acid）、正硼酸（Orthoboric acid）與單價陰離子（$B(OH)_4^-$）。儲存在骨骼、牙齒、指甲、頭髮，功能可能與胚胎、骨骼發育、細胞膜功能與穩定性、代謝調節、免疫反應有關，主要經尿液排泄。

鎳 (Nickel, Ni)

穀類、堅果、豆類、巧克力為食物來源。以被動擴散方式吸收，血中結合於白蛋白運送。儲存在甲狀腺、腎上腺、頭髮、骨骼，功能未明，只知其參與尿素酶（Urease）的輔因子，其與鐵、銅、鋅競爭配體結合位置，主要經尿液排泄。

矽 (Silicon, Si)

食物來源以植物性食品含量較高。吸收機制不明，血中主要是自由態的正矽酸 $Si(OH)_4$。與骨骼、軟骨和結締組織的形成、發育有關，主要經尿液排泄。由空氣吸入的矽會造成嚴重的『矽肺病』。

釩 (Vanadium, V)

食物來源以貝類、菠菜、芹菜、草菇、黑胡椒、蘋果汁等為主。五價的釩酸根（Vanadate）結構似磷酸根，可由磷酸根運送蛋白攜帶運送。五價釩利用麩胱甘肽（GSH）、NADH、維生素 C 幫助還原成四價，在血中四價釩與白蛋白或運鐵蛋白結合運送，儲存在骨骼、牙齒、肺與甲狀腺等組織中。主要經尿液排泄。

可能具有多種藥物作用：

1. **模擬胰島素功能**，促進細胞獲取與代謝葡萄糖、抑制脂肪組織的荷爾蒙調節性脂肪分解。釩也被認為能減緩胰島素對脂肪細胞之作用，以及抑制內生性膽固醇之合成。

2. **抑制鈉離子幫浦**（Na^+/K^+-ATPase）。

3. **影響小腸黏膜的胺基酸運送。**

4. **促進腺核苷酸環化酶**（Adenylate cyclase）活化。

鈷 (Cobalt, Co)

在肉類和內臟中，鈷以構成維生素 B_{12} 的形式存在。目前已確認的鈷、鈷胺素生理功能即為構成維生素 B_{12}（請詳見水溶性維生素 B_{12} 圖 1 化學結構）。必須藉由攝取動物性食物以獲取所需的維生素 B_{12} 以及鈷。完全素食者常見維生素 B_{12} 缺乏而造成『惡性貧血（Pernicious anemia）』。鈷主要經由腎臟隨尿液排泄。

附錄　十年內營養師高考參考題

礦物質簡介

◇　微量礦物質的定義為：**每日所需攝取量少於 100 毫克。**

◇　穀類食物中含有大量植酸，會結合礦物質而導致營養素的吸收下降。

◇　關於微量礦物質（Micro mineral）的敘述，**於食物中的含量，與其在土壤裡的含量有關。**

◇　一歲以下嬰兒不可餵予全脂牛奶，主要是因全脂牛奶中**蛋白質和礦物質太高**不適合。

◇　**在體內的（儲存）量**，可用以區分巨量礦物質與微量礦物質。

◇　有關人體微量元素（Microelement）的敘述，**在人體內含量低於人體礦物質總量的 1%。**

鈣（Calcium）

◇　心肌細胞的正常收縮，在心電圖 QRS 波至 T 波期間由胞外進入胞內的鈣離子，大部分會藉由鈉－鈣交換蛋白（Na^+/Ca^{2+}antiporter）排出至胞外。

◇　**提供牙齒和骨骼建構之材料**是人體硬組織鈣質之主要功能。

◇　有關腎骨病變 (renal osteodystrophy) 的敘述，**是一種慢性腎衰竭所併發之代謝性骨病變、包括骨軟化症、囊性纖維性骨炎、轉移性鈣化及無動力性骨病、血液中副甲狀腺素濃度通常偏高**正確。

◇　因癌症轉移導致 Hypercalcemia 的成因及處置方式，**骨質被破壞後，鈣離子釋放至血中所導致、補充液體並使用抗高血鈣之藥物、限制含鈣的膳食補充劑或制酸劑類藥物**正確。

◇　綠色葉菜、魚蝦、乳製品、全穀類，每 100 公克的食物中，**乳製品**的鈣營養密度最高。

◇　**檸檬酸鈣**是人體最容易吸收的鈣型式。

◇　有關營養素的拮抗作用（antagonism），**鈣與鎂。**

◇　**鈣**會與維生素 K 依賴的凝血因子結合，以調控凝血作用。

◇　**Calcitriol** 可增加磷的吸收。

◇　有關藥物與營養素的交互作用，**輕瀉劑會導致鈣和鉀吸收不良。**

◇　有關藥物與營養素的交互作用，**制酸劑會影響鈣、維生素 B₁₂ 及鐵的吸收。**

◇　鈣結合蛋白（calcium binding protein）的合成，主要於**小腸。**

◇　**達到每天所需之鈣質**飲食策略可降低腸道草酸之吸收，有助於減低草酸鈣腎結石之風險。

◇　**副甲狀腺素**的上升會造成骨質的流失。

◇　**大約 30 歲時**，為女性骨骼質量達到顛峰之時期（peak bone mass）。

◇　抗癌化療藥物順鉑（Cisplatin）對血液電解質的影響，引起 **hypocalcemia（低鈣血症）** 正確。

◇　根據 2005 ～ 2008 年臺灣國民營養健康狀況變遷調查，提供國人鈣最主要的食物來源為**乳品、黃豆類及其製品、深綠色蔬菜** 。

◇　國人膳食營養素參考攝取量（Dietary Reference Intakes, DRIs）對 13 ～ 18 歲的健康青少年，鈣的建議量為每日 **1200** 毫克。

◇ 抑鈣激素（Calcitonin）之正常生理作用為抑制骨吸收（Bone resorption）。

◇ 副甲狀腺激素（Parathyroid hormone, PTH）在正常生理濃度下會促進骨吸收（Bone resorption）。

◇ 在正常情況下，攝食 1000 毫克的鈣，約有 300 毫克可以被吸收。

◇ 鈣離子降低，造成肌凝蛋白輕鏈（Myosin light-chain）磷酸化程度降低，是促使平滑肌放鬆的主要原因。

◇ 我國每日飲食指南手冊中定義「高鈣豆製品」，是每 7 公克蛋白質鈣質含量至少大於 75 毫克之豆製品。

◇ 三磷酸基醇（IP3）會直接促使鈣離子由內質網釋出。

◇ 身體中含量最多的礦物質為：鈣。

◇ 碳酸鈣，鈣補充劑含有最高單位的鈣含量。

◇ 血漿中的鹼性磷化酶（Alkaline phosphatase）為評估骨質形成（Bone formation）之最佳指標。

◇ 攝取符合 Dietary Reference Intakes（DRIs）之鈣質為預防骨質疏鬆症主要方法之一。對胃酸分泌較少的中老年人，已知平均每天從食物攝取鈣質約 400 毫克，以每天午晚餐後，各補充一次含有 300 毫克元素鈣之檸檬酸鈣（Calcium citrate）鈣片組合，相對而言，鈣質的吸收度效果較好。

◇ 攝食過多的鈣質補充劑可能造成：腎結石。

◇ 宣稱可改善骨質疏鬆功效的牛乳，是因為其內富含：鈣。

◇ 根據目前的國人膳食營養素參考攝取量（DRIs），13～15 歲的青少年，鈣質建議攝取量為：不分性別，均為 1200 毫克。

◇ 根據「學校午餐食物內容及營養基準」，建議國民中學提供午餐之鈣含量為 400 毫克。

◇ 鈣離子需與旋轉素（Troponin）結合才能啟動骨骼肌肌細胞收縮。

◇ 鈣離子在細胞內的濃度是維持平滑肌張力（Smooth muscle tone）的主要因素。

◇ 肌動蛋白（Actin）、肌凝蛋白（Myosin）二種物質的結合才能直接啟動肌細胞收縮。

◇ 有關降鈣激素（Calcitonin）作用的敘述，何者正確：可抑制蝕骨細胞（Osteoclast）活性。

◇ 人體骨骼中主要是由鈣、磷、鎂等礦物質組成。

◇ 牛奶的鈣質生體利用率（Bioavailability）最高。

◇ DEXA 是一種測量身體組成及骨骼礦物質密度的方法，其能量來源是：雙能 X 光。

◇ DEXA（Dual-energy X-ray absorptiometry）scan 主要是用來偵測骨密度。

◇ 流行病學研究指出鈣的補充可以降低妊娠高血壓及子癇前症的發生率。

◇ 骨質疏鬆症患者尿液可檢測出增加 hydroxyproline 濃度，可作為骨質疏鬆症的生化指標。（骨骼分解指標有尿中骨膠原蛋白代謝物濃度，如羥脯胺酸（hydroxyproline）、氮末端胜鏈（N-telopeptide）、pyridinoline 與 deoxypyridinoline 等）

◇ 酪蛋白磷胜肽具有促進鈣吸收的保健功效。

◇ 適量蛋白質＋維生素 D 營養素組合會促進鈣質的吸收。

◇ 碳酸鈣是一種常見的鈣補充劑，老年人對碳酸鈣的吸收率較差是因為：胃酸分泌減少。

◇ 分別參與肌肉收縮及鬆弛的礦物質為：鈣、鎂。

◇ 體內鈣質的平衡會受到維生素 D、降血鈣素、副甲狀腺素之影響（人體維持血液鈣質的恆定（Calcium homeostasis））。

◇ 青春期女性運動選手最容易缺乏的營養素為：鈣質、鐵質。

◇ 更年期婦女每日鈣質建議攝取量為：1000 mg。

◇ Lactose 可以幫助腸道中鈣質的吸收。

◇ 一般而言，人的一生中對 Ca、Fe 及維生素 D 的需要量最多的階段是：**青春期**。

◇ **鈣與鐵**於懷孕期間因應孕婦的需求，使得吸收率會大幅增加。

◇ 高蛋白質飲食會促進 Ca 從尿液流失，加重腎臟的負擔。

◇ 糙米飯（200 g）＋五香豆干（80 g）＋芥藍菜（100 g）＋低脂鮮奶（240 mL）組合的學校午餐可提供較高的鈣質。

◇ 「國人膳食營養素參考攝取量（DRIs）」表中，鈣質的建議量，13～18歲年齡層最高。

◇ 衛生福利部（原行政院衛生署）公告之現行「國人膳食營養素參考攝取量」中建議 13～18 歲青少年每日鈣質之足夠攝取量（Adequate intake）為：1200 毫克。

◇ 末期腎臟病（End-stage renal disease, ESRD）患者的營養治療目標為：**攝取足夠的蛋白質及熱量、攝取足夠的維生素、控制水腫及電解質不平衡、補充鈣質及維生素 D**。

◇ 降血鈣素（Calcitonin）的注射，最有可能是治療**骨質疏鬆**。

◇ 癲癇患者使用藥物治療（Anticonvulsant therapy 如 Phenobarbital、Phenytoin）時，會干擾營養素**鈣**的吸收。

磷（Phosphorus）

◇ **長期使用含鋁的制酸劑**易有磷缺乏的問題。

◇ **白米飯、蘋果**為低磷及低鉀之食物組合。

◇ 長期服用制酸劑治療胃酸逆流，會刺激礦物質 P 由骨骼移出而造成軟骨病（Osteomalacia）。

◇ 洗腎病人每餐須搭配鈣片或鋁片攝取，其目的在於螯合**磷**。（註解）：磷結合劑（phosphate binders），用餐時平均分布磷結合劑並與食物充份混合，才能有效降低磷的吸收。

◇ 存在於骨骼中最主要的礦物質為：Phosphorus, Calcium。

◇ 我國 DRIs 建議 60 歲者，每日應攝取鈣質 1000 毫克，每日磷的建議量為 800 毫克。

◇ 腎病患攝食太多的磷，使得過量的磷無法排泄，導致血液中磷濃度提高時，會促進 Parathyroid hormone（PTH）分泌，造成骨質流失。

鉀（Potassium）

◇ **鉀離子**在正常情況下，其細胞內濃度大於細胞外。

◇ 多攝取含鉀高的食物可以預防**高血壓**。

◇ 體內九成以上的鉀離子需從腎臟排除，當急性腎損傷發生導致病人高血鉀時，**血液透析、靜脈注射葡萄糖、胰島素和重碳酸鹽、使用離子交換樹酯（sodium polystyrene sulfonate）**是常用的臨床治療方式。

◇ 有關心肌細胞維持在高原期之電位，**鈣離子流入細胞，鉀離子流出細胞**敘述正確。

◇ 腎上腺皮質最外層之小球層（zona glomerulosa）所分泌的激素，最容易造成血漿中**鉀離子**下降。（註解）　腎上腺位於腎臟上方，由皮質和髓質組成，髓質佔 90%，分泌兒茶酚胺類荷爾蒙（Catecholamine）如：多巴胺（dopamine）、正腎上線素（norepinephrine）、腎上線素（epinephrine）。另外；腎上腺皮質分三層，外層

Zona glomerulosa，分泌醛固酮（aldosterone）、中層 Zona fasiculata，分泌皮質醇
（cortisol）、內層 Zona reticularis，分泌性腺皮質酮（androgenic steroid）。

◇ 鉀為細胞內液主要的陽離子。

◇ 高麗菜、小黃瓜、莧菜、洋蔥，每 100 公克生重蔬菜中以莧菜含有較高的鉀。

◇ 胃分泌氫離子要靠 H^+ / K^+- ATPase 運輸蛋白。

◇ 細胞的穿膜蛋白質（Transmembrane proteins）可藉由鉀及鈉離子進出細胞，以控制
細胞體積大小。

◇ 飲食中缺乏鉀，可能造成肌肉無力症狀。

◇ 蘋果含有豐富的鉀離子。

◇ 體內鉀離子總量測定可以反映身體瘦肌肉群組成成分。

◇ 鉀離子對神經細胞的靜止膜電位（Resting membrane potential）影響最大。

◇ DASH 飲食之「S」是 stop 的縮寫。

◇ 得舒飲食（DASH Diet）可用以預防高血壓（Hypertension）疾病（研究顯示得舒飲食
有預防與治療高血壓之功效）。

◇ 有關鉀的敘述，為細胞內液主要的電解質。

◇ DASH 飲食中的「H」係指 hypertension。

◇ 當細胞外液中鉀含量過高且導致心律不整的情形稱為：Hyperkalemia。

◇ 美國推行之 DASH 飲食與高血壓疾病有關。

◇ 有關血清中電解質的正常值，鉀 3.5～5 mEq/L。

◇ 在急性腎衰竭寡尿期最常造成血中鉀離子過高。

◇ 為避免再餵食症候群（Refeeding syndrome），在早期餵食時應注意礦物質鉀、磷、
鎂的補充。

◇ 腎臟疾病患者有可能會購置低鈉食品或調味料使用，但必須注意其中可能含有高量的
鉀，因此必須謹慎使用。

◇ 重症創傷病人在異化作用（Catabolic phase）流失瘦體組織的生理狀態下，亦會同時
增加礦物質鉀、鎂、磷的流失。

◇ 換腎手術後，若使用環孢靈（Cyclosporine）作為免疫抑制劑，則該患者飲食中應注
意限制鉀（常因使用 Cyclosporine A、FK506 等抗排斥藥而易發生高血鉀，故需配合
限鉀飲食）。

◇ 高血壓患者同時出現末期腎臟病（End-stage renal disease, ESRD）狀況時，最不宜完
全依循 DASH 飲食計畫。

◇ 甘草具有和醛固酮相似的作用，即加強腎臟對鉀之排泄。

硫（Sulfur）

◇ 營養素與其中心金屬元素之配對 Lipoic acid & sulfur 正確。

◇ 飲食中硫的主要來源為豆魚蛋肉類。

◇ 大蒜的保健成分大多數具刺激味，其屬於含硫化合物。

◇ 含硫胺基酸同半胱胺酸（Homocysteine）在血液中濃度上升，會增加罹患心血管疾病
的風險。

◇ 大蒜含有 Organosulphides（有機硫）植物化學成分，具有免疫調節、降血脂、降血糖、

◇ 降血壓及抗癌等保健效能。

◇ 礦物質 Sulfur 出現在細胞外液，以離子狀態參與人體酸鹼平衡，也在藥物解毒過程中擔任重要角色。

鈉（Sodium）

◇ 關於 DASH diet 的敘述，**是一種 low sodium diet** 正確。

◇ 鈣、鎂、鋅、鈉，當迴腸大量切除病人出現脂肪瀉（steatorrhea）時，往往導致礦物質的吸收降低，**鈉較不受影響**。

◇ 白醋、醬油、味精、胡椒鹽，食用低鈉飲食時，調味料**白醋**可以不須限量。

◇ Colon and rectum cancer 癌症手術治療，最容易造成鈉、鉀、鎂、鈣的吸收不良。

◇ 健康成人如果攝取過多的鈉，身體將**由腎臟排出**調控。

◇ 鈉、鋅、碘、硒等礦物質，**鈉**不在「國人膳食營養素參考攝取量（DRIs）」表中。

◇ 馬拉松比賽的選手擔心自己會脫水，因此補充了大量的水，但卻在比賽中發生痙攣與意識不清的現象，這時候除了給予利尿劑之外，應再給予**氯化鈉溶液**作為適當的治療。

◇ 有關藥物與營養素的交互作用，**利尿劑會增加鈉、鎂及鉀從尿液流失**。

◇ **鈉和鉀**與體液平衡最有關聯。

◇ **鈉離子移出細胞外**，為鈉鉀幫浦利用能量所產生的作用。

◇ 根據 2015 ～ 2020 第八版美國飲食指標（Dietary Guidelines for Americans），對健康成年人一日鈉攝取量建議不高於 **2300** 毫克（mg）。

◇ 攝食大量的香蕉與楊桃，**增加留鈉素（Aldosterone）分泌**最有可能發生。

◇ 大量喝水會造成**低血鈉症**。

◇ **鈉離子通道不活化（Sodium channel inactivation）**是造成神經細胞動作電位之絕對不反應期的最主要原因。

◇ 臺灣第七版的國人膳食營養素參考攝取量（DRIs）不含礦物質**鈉**。

◇ **鈉**為決定循環血量以調節水分恆定最重要之元素。

◇ 礦物質**鈉**攝取過多會增加白內障的罹患風險。

◇ 末期肝硬化病人因過度使用利尿劑或抽取腹水而出現低血鈉時，其營養治療方針：**補充適量鈉、限制水分**。

◇ 臺灣國民小學販售之每份飲品或點心，鈉含量應在 400 mg 以下。

◇ Furosemide 為臨床上常用的利尿劑之一，其主要的作用機轉為**抑制鈉離子在亨利氏環上行支後段之運送**（Furosemide 此藥物作用在亨利氏環的上行段，抑制鈉、氯的再吸收，也會作用在近側和遠側腎小管，而排出大量的鈉、氯、鉀、氫離子和大量的水）。

◇ **近腎絲球細胞（Juxtaglomerular cell, J cell）**可分泌腎素（Renin）。

◇ **亨利氏環上行支**對水分的通透性最低。

◇ 腎小管每分泌一個氫離子至管腔中時，等於同時釋出一個**重碳酸根離子（HCO_3^-）**至血液中。

◇ 血管張力素（Angiotensin）的前驅物 angiotensinogen，主要是**由肝臟**所產生的。

◇ **腎素（Renin）**是一種荷爾蒙，由腎臟所分泌。

◇ 醛固酮（Aldosterone）可提高 K^+ 的清除率。

◇ **醃火腿**含有大量的鈉。

◇ 當吃了高鹽飲食後，體內調節腎臟降低對鈉的再吸收以維持血鈉於正常濃度。

◇ 所謂 DASH 飲食需要特別控制 Sodium 之攝取量。

◇ 纖維囊腫（Cystic fibrosis）嬰兒病患需做增加鈉攝取飲食修正。

◇ 增加抗氧化營養素攝取可能與延緩老人白內障發生有關。白內障（Cataract）是老年人常見的眼疾之一，而飲食中鈉攝取過量可能增加其發生的危險性。

◇ 10 公克食鹽含鈉量約相當於：4 公克。（1 g 食鹽 = 400 mg 鈉）

氯（Chloride）

◇ Chloride shift 是指氯離子與 HCO_3^- 相互交換，以進出紅血球之細胞膜。

◇ 氯其殺菌機制為氧化反應，對活細胞產生毒性，達到殺菌效果。

◇ 有關微量元素與生理功能關係之敘述，Cl^- 可以維持胃液的酸性。

◇ 纖維性囊腫（Cystic fibrosis）是一種基因缺陷疾病，對肺部的肺泡細胞的影響最大。

◇ 氯是決定水分泌的主要離子，是造成每天有大量的水由血液進入腸腔的因素。

◇ 維持胃於強酸性的狀況為氯（Chloride）在身體內所扮演的角色。

◇ 有關氯的敘述，長期嘔吐及營養貧乏的病人，會造成氯的流失。

◇ 纖維性囊腫（Cystic fibrosis）是一種遺傳疾病，主要是 Chloride 無法通過細胞膜所導致。

鎂（Magnesium）

◇ 營養素與其中心金屬元素之配對：Chlorophyll & magnesium 正確。

◇ 硫、鋅、鎂、鉀，根據 102 ～ 105 年國民營養健康狀況變遷調查結果，礦物質鎂是國人飲食攝取量最不足的第二位。

◇ 綠色蔬菜、堅果、豆類，每份食物中，白米的鎂含量最少。

◇ 由補充劑攝取高劑量的礦物質鎂，易導致腹瀉。

◇ 礦物質鎂（Mg），會參與骨頭成分黏多醣（mucopolysaccharides）的合成。

◇ 人體內的鎂主要儲存於骨頭。（註解）：骨骼磷酸鈣結晶層（70%）。

◇ 鎂＋鈣礦物質組合可以預防骨質疏鬆症。

◇ ADP 進行磷酸化分解時需要礦物質鎂。

◇ 補充礦物質 Magnesium 可紓緩孕婦發生 leg cramps 的情況。

水與電解質

◇ 患者的動脈 pH7.35，且其血氧分壓 (PO2) 55 mmHg，血二氧化碳分壓（PCO2）52 mmHg，此患者最可能是屬於呼吸性酸中毒（respiratory acidosis）失衡現象。

◇ 有關體內水分含量的敘述，約三分之二的體液在細胞內液正確。

◇ 體重 18 公斤的幼兒每日約需攝取 1,400 毫升的水分。

◇ 抗利尿激素（antidiuretic hormone, ADH）主要是影響腎小管的集尿管這一段水分重吸收。

◇ 血管加壓素（vasopressin）又稱抗利尿激素（antidiuretic hormone, ADH）可增加腎臟集尿管對水分的通透性。

◇ 影響微血管和組織液體交換的關鍵因素：微血管之靜水壓（hydrostatic pressure）、血

液膠體滲透壓（osmotic pressure）、組織液之膠體滲透壓。

◇ 有關腎臟功能的敘述，調節全身水分及無機離子之平衡、能進行糖質新生作用（gluconeogenesis）、為維持身體酸鹼平衡之重要器官正確。

◇ 荷爾蒙 renin、agiotension II、aldosterone 參與腎臟調節血壓。

◇ 血液中的 CO_2 大部分以重碳酸根離子（bicarbonate）型態存在。

◇ 某病患的動脈血 pH = 7.23、〔HCO_3^-〕= 15 mEq/L、PCO_2 = 37 mmHg，則代謝性酸中毒為該病患最可能之情況。（註解）：重碳酸根離子（Bicarbonate）是血漿中最豐富的緩衝溶液，由腎臟調節，HCO_3^- 是酸鹼平衡的代謝成分。

◇ 某病患的動脈血之 pH = 7.53、〔HCO_3^-〕= 36 mEq/L、PCO_2 = 40 mmHg，則代謝性鹼中毒為該病患最可能之情況。（註解）：正常值 pH = 7.35~7.45、〔HCO_3^-〕= 22~26 mEq/L、PCO_2 = 35~45 mmHg。

◇ 身體在缺水的情況下，遠側腎小管之起始端的管液仍維持低張（hypotonic）狀態。

◇ 下視丘是體內主要調節細胞滲透壓的組織或器官。

◇ 當血壓降低時，誘發醛固酮（aldosterone）分泌，可增加細胞外液體積，使血壓上升。

◇ 為了維持人體水分恆定而影響腎臟水分排出的激素為：Antidiuretic hormone。

◇ 當血中滲透壓上升，腦下垂體會分泌抗利尿激素以增加腎臟保留水分的功能。

◇ 抗利尿激素作用在腎臟的集尿管。

◇ 正常人在缺水的狀態下，腎小管約可重吸收 99%以上經由腎絲球濾出之水分。

◇ 腎臟髓質組織間的高張性（Hypertonicity），除了由 Na^+、K^+、Cl^- 維持之外，主要尚有尿素參與。

◇ 抗利尿激素（Antidiuretic hormone）經由增加 cAMP，促進水通道子 -2（Aquaporin-2）轉位至腎小管管腔。

◇ 腎臟處理氫離子的機制主要透過調節碳酸氫根（HCO_3^-）的重吸收。

◇ 腦下垂體分泌的荷爾蒙，可以減少水分流失，為抗利尿激素（ADH）的作用。

◇ 水分可隨意通透亨利氏環下行支管壁。

◇ 正常人身體的水分在細胞內液的含量最高。

◇ 當體內水分的流失達到體重之 2%時，即會影響到運動之表現。

◇ 失去體重的 4%之水分時，肌肉會失去強度及耐力。

鐵（Iron）

◇ 有關 hepcidin 的敘述，為肝臟所分泌的荷爾蒙，可以調控鐵質的吸收與運轉正確。

◇ 缺鐵性貧血形成過程中，肝臟中鐵蛋白（ferritin）的量會降低。

◇ 在飲食均衡的狀況下，孕婦在懷孕的第三期需要額外補充鐵質。

◇ 我國國人膳食營養素參考攝取量對鐵質的建議敘述，國人日常膳食中之鐵質攝取量，不足以彌補婦女懷孕、分娩失血及泌乳時之損失、建議婦女從懷孕第 3 期至分娩後 2 個月內，每日另以鐵鹽供給 30 毫克之鐵質、19 ～ 50 歲的建議值有性別上的差異正確。

◇ 當鐵在身體內貯存量用盡，鐵蛋白（ferritin）會首先出現異常。

◇ 鈣、鐵、鎂、鋅，根據 2011 臺灣國民營養健康狀況變遷調查結果，高中生鐵平均攝取已達 DRIs。

◇ 碘、鐵、葉酸、蛋白質，就全球而言，最常見的營養缺乏與**鐵**有關。

◇ 依據第七版「國人膳食營養素參考攝取量」的建議，懷孕婦女每日需增加微量營養素**鐵、碘、硒及鋅**等的攝取。

◇ 礦物質**鐵**在體內的含量最少。

◇ 文蛤、章魚、豬大里肌、雞蛋黃，每 100 公克的食物中，**豬大里肌**的鐵含量最低。

◇ 幽門螺旋桿菌感染可能導致萎縮性胃炎，進而減少胃酸及內在因子的分泌，此一現象最可能引起**鐵、維生素 B₁₂** 缺乏。

◇ 阿斯匹靈有抗凝血作用，長期服用可能會造成**缺鐵性貧血**。

◇ 有關營養素的拮抗作用（antagonism），**鐵與鋅**。

◇ 有關飲食中鐵在小腸的吸收，**肝血蛋白（hephaestin）在小腸細胞的基底膜（basolateral membrane）協助將 Fe^{2+} 轉變成 Fe^{3+}** 正確。

◇ 飲食中的酸，**酒石酸（Tartaric acid）、乳酸（Lactic acid）、檸檬酸（Citric acid）**，通常有助於鐵在腸道的吸收。

◇ 有關金屬蛋白與微量礦物質的關係，**運鐵蛋白（Transferrin）可以協助鐵與鉻在血液的運送**敘述正確。（註解）：血中 Cr^{3+} 與運鐵蛋白（Transferrin）結合，與鐵共同運送存有競爭性。

◇ 成年女性每天微量礦物質的需求量，由高而低依序為：**鐵（15 mg）> 碘（140 μg）> 硒（55 μg）**。

◇ 身體對鐵的調節方式，**身體約有 90% 的鐵是可再回收利用**敘述正確。

◇ 當微量礦物質**鐵**與鋅在身體囤積過多時，小腸細胞會透過黏膜屏障（Mucosal block）作用，避免該微量礦物質過度吸收。

◇ 具促鐵吸收飲料的指標成分為：**甘胺酸亞鐵**。

◇ 王小弟為足月產且出生時體重正常，自出生起即以全母乳哺育，母親飲食符合哺乳期之 DRIs。六個月大時王小弟仍持續以母奶為主，且另外在飲食開始加入少量米糊、胡蘿蔔泥和蘋果泥，但未再給其他副食品。王小弟最可能缺乏 **Fe**。

◇ 有關鐵營養素的正確敘述：**鐵是肝臟中解毒酵素 P-450 的成分之一，可以協助酒精或藥物的代謝**。

◇ 若長期服用高量的鐵補充劑，則可能會造成**導致心血管疾病或併發症**隱憂。

◇ 做為體內氧氣重要的攜帶者，鐵與銅、維生素 C 等營養素關係密切。

◇ 當體內鐵含量因失血而下降時，人體對鐵的恆定機制為**小腸細胞內鐵蛋白（Ferritin）合成下降**。

◇ 血色素沉著症（Hemochromatosis）之病人不應攝取高劑量的維生素 C，可能是因為維生素 C 參與**鐵**的代謝。

◇ 小芬是一位 16 歲的高中女生，體檢發現她有缺鐵性貧血，則烤肉三明治（里肌肉、番茄片、生菜葉）＋鮮榨柳丁汁 1 杯早餐組合最適合她。

◇ 有關鐵的敘述，**transferrin 在血液中協助鐵運送到骨髓**。

◇ 婦女及幼兒為貧血的高危險群，若長期服用高量的鐵補充劑，可能會造成**大量氧化血漿中的高密度脂蛋白**之不良影響。

◇ 有關食物中非血基質鐵的消化吸收之敘述，**胃酸會幫助鐵離子還原為亞鐵離子，促進其於小腸吸收**。

◇ Low-birth-weight 嬰兒需特別注意礦物質**鐵**的補充。

◇ 人體的鐵營養狀況開始耗損時，最早出現變化的血液指標為：**血清鐵蛋白（Ferritin）濃度下降、運鐵蛋白受體（Transferrin receptor, TFR）濃度上升**。

◇ 有關人體含鐵蛋白質功能之敘述，**鐵蛋白（Ferritin）在小腸絨毛細胞內結合鐵，避免過量的鐵進入人體內**。

◇ **鐵**、維生素 B_6 的缺乏會造成低血色素、小球型貧血。

◇ **人體鐵儲存量低**，會提升飲食中鐵的吸收率。

◇ 茶會抑制非血紅素（Non-heme）鐵的吸收。

◇ 游離礦物質 Iron、Copper 過多時，會增加低密度脂蛋白的氧化而促使心血管性疾病。

◇ 第七版 DRIs 中，對鐵的建議量，在 <u>19 ～ 50 歲</u>年齡層有性別上的差異。

◇ 某 11 歲女孩，平均每天的鐵質攝取量為 12 毫克，根據我國目前的「國人膳食營養素參考攝取量」（DRIs），該女孩每天攝取的鐵質是否足夠？ 11 歲女孩每日鐵質的攝取量應為多少毫克？**不足夠，15 毫克**。

◇ 20 歲至 50 歲年齡層中，女性的 <u>iron</u> 每日建議攝取量高於同年齡層之男性。

◇ **血清鐵蛋白（Ferritin）**濃度是體內鐵缺乏最敏感的指標。

◇ 某項鐵質營養狀況研究想瞭解社區民眾不同階段鐵質缺乏情形，<u>Ferritin</u> 的降低能顯示較早期鐵質缺乏的狀況。

◇ 有關缺鐵性貧血（Iron deficiency anemia）的敘述，**總鐵結合量（Total iron binding capacity, TIBC）上升**。

鋅（Zinc）

◇ 中低收入的國家因缺乏衛生的飲用水，使腹瀉成為嬰幼兒主要死因。世界衛生組織建議這些國家用母乳哺餵，並補充 zinc 來對抗這個問題。

◇ 鋅於小腸的吸收、運送以及儲存需要 Zrt- and Irt-like protein（ZIP）4、cysteine-rich intestinal protein（CRIP）、metallothionein（MT）等蛋白質的協助。（註解） Zrt- and Irt-like protein（ZIP）4 是十二指腸刷狀緣膜上吸收運送鋅的蛋白、cysteine-rich intestinal protein（CRIP）是小腸細胞內鋅的運送蛋白、metallothionein 是小腸細胞內鋅的儲存蛋白。

◇ 皮膚症狀與可能缺乏的營養素，**鱗狀皮膚乾燥症可能是缺乏礦物質鋅**。

◇ 金屬元素鋅常會藉著與組胺酸（Histidine）及半胱胺酸（Cysteine）交互作用，而穩定許多轉錄因子中的蛋白質構形。

◇ 鋅（zinc）為視網醇結合蛋白（retinol-binding protein）所需之元素，**鋅可影響維生素A 在血中運送** 敘述正確。

◇ 有關營養素的拮抗作用（antagonism），**鋅與銅**。

◇ **味覺感受性差、不正常的夜間視覺、傷口癒合差**，是鋅缺乏時的症狀。

◇ 缺乏**鋅**可能會影響味覺。

◇ 碳酸酐脫水酶（Carbonic anhydrase）需要微量礦物質**鋅**，以協助腎臟的酸鹼平衡及紅血球中 O_2/CO_2 的氣體交換。

◇ 基因突變相關的疾病與礦物質代謝異常的關聯，<u>Acrodermatitis enteropathica（腸性支端皮膚炎）</u>與 <u>zinc deficiency</u> 正確。（註解）：小腸刷狀緣膜上有吸收蛋白 ZIP4。

◇ 55 歲以上的男性與女性，每日對營養素的需求（DRIs），**男性（15 mg）比女性（12 mg）需要較多的鋅**，敘述正確。

◇ 攝取過多鋅時會導致的一些副作用：**抑制鐵的吸收、抑制銅的吸收**。

◇ 等量的食物中，**牡蠣**的鋅、銅以及硒含量相對豐富。

◇ 飲食中鋅攝取不足對老年人最可能造成的影響，包括：**免疫功能失調、降低味覺敏感性、傷口癒合延遲**。

◇ 維生素 A、維生素 C、鋅等營養素對促進傷口癒合效果顯著，建議嚴重燒燙傷、褥瘡患者必須補充。

◇ 缺乏礦物質**鋅（Zinc）**時，會造成孩童的生長及性功能發育的遲緩。

◇ 高纖維飲食的 phytate 或 phytic acid，最容易干擾**鋅、銅**等營養素的吸收。

◇ 礦物質**鋅、銅、鐵**的缺乏與引發貧血有關。

◇ 老人的嗅覺障礙，與礦物質 Zn 的攝取不足有關。

◇ 礦物質**鋅**缺乏時，會減少維生素 A 結合蛋白活性因而影響其代謝。

◇ 人體代謝鋅的過程中，金屬硫蛋白（Metallothionein）的功能為：**在小腸絨毛細胞內結合被吸收的鋅，避免過量的鋅進入血管內**。

◇ 完全素食者應攝取**豆類、堅果、全穀**，以避免鋅缺乏的發生。

◇ 有關嬰兒期營養的敘述，**「鋅」是酵素的重要部分，嬰兒期生化代謝速度較快，故鋅需求量多**。

◇ 威爾氏症患者之飲食治療除採用含銅量低的素食飲食外，同時可合併使用礦物質補充劑，以抑制銅於小腸的吸收，以**鋅**最好。

銅（Copper）

◇ 微量礦物質**銅**可經由非酵素催化的 Fenton reaction 產生氫氧自由基（hydroxyl radicals）。

◇ Cyclooxygenase 17 主要協助微量元素銅於細胞內的運送。

◇ **銅與錳**此二種微量元素分別協助膠原蛋白（collagen）與黏多醣（mucopolysaccharide, MPS）的形成，以維持結締組織（connective tissue）的完整。（註解）：黏多醣症（Mucopolysaccharidosis, MPS），黏多醣是一種長鏈的醣類大分子，有許多胺基葡萄糖與葡萄醣醛酸串接而成，因為是多醣類，且又具有黏稠膠狀的特質，因而得名。它是構成我們身體的結締組織，如皮膚、骨骼、韌帶、血管壁、角膜、臟器的支撐結構等的主要成份。為先天缺乏分解黏多醣之水解酵素，導致葡萄糖胺聚醣（Glycosaminoglycans）堆積於內臟、肌肉、關節、呼吸道，是一種遺傳性先天代謝疾病。

◇ 屬於罕見疾病中的 Menkes disease 和 Wilson's disease，都是與礦物質**銅（copper）**有關。

◇ 有關微量礦物質之敘述，銅過多時會造成威爾遜氏症（Wilson's disease）。

◇ 威爾森氏症（Wilson's disease）患者初期需限制**乾豆、巧克力、蛤蜊**等食物。

◇ 銅微量礦物質過多會沉積於眼角膜外圍，形成威爾森氏症（Wilson's disease）的綠褐色角膜色素環（Kayser-Fleischer rings）。

◇ 離胺酸氧化酶（Lysyl oxidase）有助於強化膠原蛋白（Collagen）和彈力蛋白（Elastin），維持結締組織的完整，此酵素的活性受到微量礦物質**銅**調節。

◇ 關於銅缺乏時會造成貧血之敘述，**銅缺乏時血紅素無法合成**。
◇ 銅的吸收會受 Ascorbic acid 所妨礙（維生素 C 將 Cu^{+2} 還原成吸收率較低的 Cu^{+1}）。
◇ 礦物質**銅（Copper）**過剩時，會形成威爾遜氏症（Wilson's disease）。
◇ 有關人體的超氧化物歧化酶（Superoxide dismutase, SOD）之敘述，**在細胞質之 SOD 結構之必要成分為銅與鋅**。
◇ 礦物質 Copper 為超氧化物歧化酶（Superoxide dismutase, SOD）之組成分。
◇ 服用大量鐵補充劑時，會影響銅、鋅等礦物質之吸收。
◇ 補充微量礦物質**銅**，會增加骨頭中膠原蛋白和彈性蛋白交錯結合（Cross linking）結構的穩定性。

錳（Manganese）

◇ 有關錳的代謝或功能之敘述，**身體藉著膽汁排除與小腸再吸收調節體內的錳含量**。

碘（Iodine）

◇ 海帶、深海魚（如鮭魚）、雞蛋及牛奶、白米飯，每一份 (exchange) 食物的碘含量，**白米飯最低**。
◇ 有關碘的生化檢測，**尿碘排泄量可推算碘攝取量**的敘述正確。
◇ 食鹽中添加碘以預防甲狀腺腫大頗具成效，我國添加**碘酸鉀 33.3 ppm**。
◇ 會抑制碘吸收的一種物質 goitrogen（甲狀腺腫素）。
◇ **酪胺酸**參與碘合成甲狀腺素。
◇ 格雷夫氏症（Graves'disease）患者血中甲促素（TSH）與甲狀腺激素的濃度，最可能是**甲促素低於正常，甲狀腺激素高於正常**組合。（註解）：在患者體內會產生抗甲狀腺刺激素受體（TSH receptor）的抗體，這些自體抗體模擬 TSH 功能，造成甲狀腺細胞受到刺激而分泌過多的甲狀腺激素，造成甲狀腺亢進。
◇ **碘、硒、鉬**三種微量礦物質的食物來源較容易受土壤的含量影響。
◇ 碘攝取不足的人最有可能出現**甲狀腺腫大**症狀。
◇ 關於碘攝取缺乏的問題嚴重度，**評估碘狀態的最佳指標是尿碘濃度**敘述正確。
◇ 有關甲狀腺激素（Thyroid hormone）的敘述，**甲狀腺激素的受器對三碘甲狀腺素（Triiodothyronine, T_3）有較高親和力**正確。
◇ 根據世界衛生組織分析，從 2003 年到 2011 年全球碘缺乏的盛行率降低，主要是**食用加碘鹽**營養政策奏效。
◇ 胎兒神經發育時缺乏**甲狀腺激素（Thyroid hormones）**參與，將導致呆小症（Cretinism）。
◇ 如果懷孕母親飲食缺碘，其胎兒易罹患**呆小症（Cretinism）**。
◇ 甲狀腺素是酪胺酸（Tyrosine）殘基碘化的結果。
◇ **十字花科蔬菜**，如花椰菜、青花菜含有 goitrogens，進而影響到碘的生理功能。
◇ 有關碘之代謝的敘述，**硒缺乏會使碘缺乏問題更加嚴重**（含硒的 5'- 去碘酶（5' deiodinase）會把 T_4 轉換為具有活性的 T_3，T_3 是體內調節代謝與正常生長和發育的關鍵荷爾蒙）。
◇ 飲食中採用**加碘鹽**可解決地方性甲狀腺腫（Endemic goiter）。

◇ 食鹽中加碘是我國最早之營養強化政策。

硒（Selenium）

◇ 碘是人體甲狀腺激素（thyroid hormones）的組成成分之一，從 thyroxine（T4）轉換成有生理活性的 triiodothyronine（T3），需要微量元素硒的協助。（註解）：參與 T4 轉換成 T3 所需的酵素為 Iodothyronine 5'-deiodinase。

◇ Keshan disease、glutathione peroxidase 活性不足、無法將 thyroxine（T4）轉成 triiodothyronine（T3），與 selenium deficiency 較相關。（註解）：關於甲狀腺激素（Thyroid hormone）製造與分泌的敘述　大部分的 T4 由甲狀腺製造與分泌、大部分的 reverse T3（rT3）由 T4 轉變而來、甲狀腺的製造與分泌受 TSH 調控。而甲狀腺素（T4）是血漿中濃度最高的甲狀腺素；三碘甲狀腺素（T3）是生理活性最高的甲狀腺素。

◇ 有關微量礦物質之敘述，硒缺乏會發生克山症（Keshan disease）。

◇ 關於硒（selenium）的敘述，首次在中國發現，當缺乏時會導致心臟疾病正確。

◇ 有關微量元素與生理功能關係之敘述，Se 是穀胱甘肽過氧化酶（glutathione peroxidase）的輔因子。

◇ 硒通常以硒半胱胺酸（Selenocysteine）的型態成為體內重要酵素或蛋白質的組成成分，Thioredoxin reductase、Selenoprotein P、5'-iodothyronine deiodinase 皆屬於硒半胱胺酸蛋白質。

◇ 麩胱甘肽過氧化酶（Glutathione peroxidase, GSH-Px），還原過氧化氫或脂質過氧化物。

◇ 硒在硒蛋白質（Selenoproteins）中的型式為硒半胱胺酸（Selenocysteine）。

◇ 有關硒之吸收與代謝的敘述，吸收率可達 50%～100%，過量攝取會中毒。

◇ 有關硒（Selenium）的敘述，藉麩胱甘肽過氧化酶（Glutathione peroxidase）還原過氧化物。

氟（Fluoride）

◇ 氟在預防蛀牙上所扮演的角色：氟會協助形成 fluorapatite，使得骨骼健康及牙齒不易形成蛀牙。

◇ 氟有助於預防兒童與成人齲齒的原因為：形成具氟磷灰石（Fluorapatite）的琺瑯質，避免牙齒受酸之侵蝕。

◇ 為預防兒童齲齒的發生，建議於飲用水加氟之最適當濃度為 1 ppm。

◇ 氟添加過量，可能導致齒斑症的產生。

鉻（Chromium）

◇ 鐵、鉻、鈷、葉酸，貧血與鉻缺乏無關。

◇ 適合糖尿病人攝取的奶粉主要含鉻。

◇ 有關微量元素與生理功能關係之敘述，Cr 與葡萄糖耐受因子（glucose tolerance factor）有關。

◇ 葡萄糖耐受因子（Glucose tolerance factor），是一種含有鉻且可以促進胰島素作用的有機物質。

◇ 礦物質 <u>Chromium</u> 與葡萄糖耐受性不良有關。

砷（Arsenic）

◇ 有關微量礦物質之敘述，飲水中之過<u>量</u><u>砷</u>會引起烏腳病。

矽（Silicon）

◇ 超微量礦物質（ultratrace mineral），<u>**矽**（Si）</u>與骨骼健康及發育有關。

鉬（Molybdenum）

◇ 有關 molybdenum 的敘述，<u>**濃度過高會抑制銅的吸收、補充劑可以用來治療 Wilson's Disease、做為 xanthine oxidase 的輔因子**</u>正確。

國家圖書館出版品預行編目資料

圖解營養生化學／莊正宏等著. --二版. --臺北
市：五南圖書出版股份有限公司, 2021.02
　　面；　公分
　　ISBN 978-986-522-267-3（平裝）
　1. 營養生化學
411.3　　　　　　　　　109013514

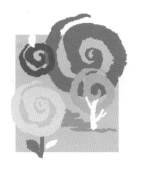

5J68

圖解營養生化學

作　　者 ─ 莊正宏、黃晉修、詹恭巨(326.3)、趙文婉

發 行 人 ─ 楊榮川

總 經 理 ─ 楊士清

總 編 輯 ─ 楊秀麗

副總編輯 ─ 王俐文

責任編輯 ─ 金明芬

封面設計 ─ 姚孝慈

出 版 者 ─ 五南圖書出版股份有限公司

地　　址：106台北市大安區和平東路二段339號4樓

電　　話：(02)2705-5066　　傳　真：(02)2706-6100

網　　址：https://www.wunan.com.tw

電子郵件：wunan@wunan.com.tw

劃撥帳號：01068953

戶　　名：五南圖書出版股份有限公司

法律顧問　林勝安律師事務所　林勝安律師

出版日期　2018年 7 月初版一刷
　　　　　2021年 2 月二版一刷
　　　　　2022年 1 月二版二刷

定　　價　新臺幣400元

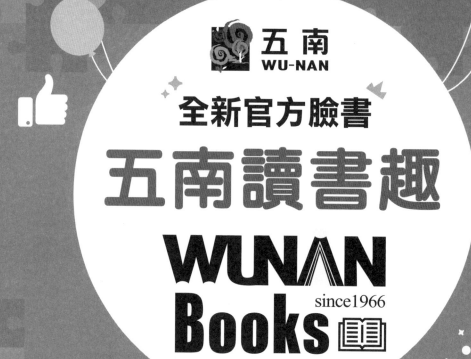

全新官方臉書

五南讀書趣

WUNAN Books since 1966

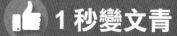

經典永恆·名著常在

五十週年的獻禮——經典名著文庫

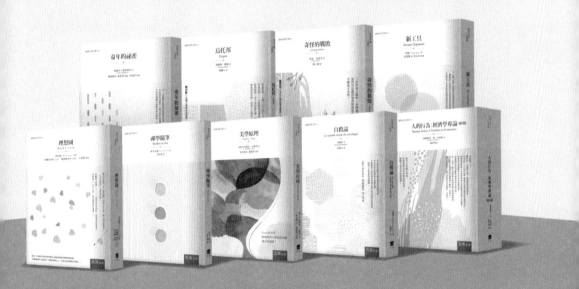

五南，五十年了，半個世紀，人生旅程的一大半，走過來了。
思索著，邁向百年的未來歷程，能為知識界、文化學術界作些什麼？
在速食文化的生態下，有什麼值得讓人雋永品味的？

歷代經典·當今名著，經過時間的洗禮，千錘百鍊，流傳至今，光芒耀人；
不僅使我們能領悟前人的智慧，同時也增深加廣我們思考的深度與視野。
我們決心投入巨資，有計畫的系統梳選，成立「經典名著文庫」，
希望收入古今中外思想性的、充滿睿智與獨見的經典、名著。
這是一項理想性的、永續性的巨大出版工程。
不在意讀者的眾寡，只考慮它的學術價值，力求完整展現先哲思想的軌跡；
為知識界開啟一片智慧之窗，營造一座百花綻放的世界文明公園，
任君遨遊、取菁吸蜜、嘉惠學子！